U0006516

吃動物

大口咬下的真相

Eating Animals

強納森・薩法蘭・弗耳（Jonathan Safran Foer） 著

盧相如 譯

「書中生動喚起人們對工廠化飼養動物的恐懼，而反對工廠化飼主的案例，也令人信服地呈現在讀者面前，因此任何人在閱讀弗耳的書之後，仍繼續消費工廠化飼養的產品，要麼是鐵石心腸，要麼是不受理性影響，或是兩者兼有。」

——J. M. 柯慈（J. M. Coetzee）

「一部引人注目……清晰、有力、充滿熱情的作品。」

——《每日電報》（*Daily Telegraph*）

「針對我們對於吃肉的真正含義進行一趟啟發人心、情感和深入研究的調查。」

——《觀察家報》（*Observer*）

「這種充滿人性與條理清晰的智慧，理應在我們最偉大的哲學家的餐桌上，占有一席之地。」

——《洛杉磯時報》（*Los Angeles Times*）

「《吃動物》這部個人札記不僅向我們提供事實的真相，而且幫助我們消化一件又一件事實……這是一本關於我們是誰，以及我們可以成為什麼樣的人的一本書。」

——《赫芬頓郵報》（*Huffington Post*）

「一劑強心劑。」

——《紐約雜誌》（*New York Magazine*）

「令人信服、振奮人心的道德明晰的呈現。」

——《娛樂周刊》（*Entertainment Weekly*）

「素食主義的弗耳對人類之食肉者寄予同情，他使工廠化養殖業者和食品改革者也替自己發聲，並有著以幽默化解爭論不休之事的才能，令這部作品如此與眾不同。」

——《歐普拉雜誌》（*O, The Oprah Magazine*）

「我大口吃下（如果這個詞夠貼切）這本弗耳的《吃動物》。作者的口氣儘管氣憤，但聽起來頗具耐心，他認真對待令人欽佩的馬克思主義思想，即寫書的目的不是報導這個世界發生何事，而是試圖改變世界。」

——艾倫．狄波頓（Alain de Botton）

「真正的傑作……應該列入必讀清單。推薦大家讀這本書。」
——《文化信息周刊》（*TIME OUT*）

「令人嘆為觀止、屏息、原創。論證、科學與說故事的絕妙結合。有關食用動物這一主題，有史以來最完整的書之一。」
——《泰晤士報文學增刊》（*THE TIMES LITERARY SUPPLEMENT*）

「令人信服與切合時事。」
——《旁觀者》（*SPECTATOR*）

「如果你吃肉也吃魚，你應該讀這本書。即使你不吃這些，你也應該讀讀這本書。它可能會使人們開始改變對於所有生物的看法。」
——喬安娜．拉姆利（Joanna Lumley）

「巧妙地引發讀者好奇。」
——《浮華世界》（*VANITY FAIR*）

「生花妙筆、才華橫溢。」
——《泰晤士報》（*THE TIMES*）

CONTENTS 目錄

推薦序

不願面對的真相

想像你或是你的小孩正要送入嘴裡的雞肉是這樣來的：基因改造過的混種人工雞種，在暗無天日的養殖場長大，兩腳不曾踩過土地，兩眼不曾見過天地，不識自己的兄弟姊妹，也沒有過激情性愛。吃的飼料飽攙各種化學抗生素、生長激素和抗微生物劑，生前疾病垂危，被宰殺時腿斷肢殘，死後泡糞便水增重量，泡氯水殺菌消毒，最後打入各種調味劑或肉汁以增風味。

聽來似乎駭人聽聞，讀來像恐怖小說或驚悚電影的片段，偏偏正是本書嚴肅而認真的議題。作者以實地田野調查和體驗，深度的資料收集，個案的採訪分析，帶點黑色幽默的敘事，好看，同時教人驚心動魄。往往教人翻到一半不忍卒讀而掩卷自問：這是真的嗎？

作者從人與動物，人與食物的關係來探究；從道德、倫理、宗教、社會、經濟……等角度來分析。書本的觀點完整而清晰，鉅細而靡遺：工業化的動物飼養，非人道的宰殺，污染惡劣的環境，被剝削的低廉勞工，日新又新的人工添加物和技術。

作者的論述不僅從人物採訪和實境觀察裡，讓我們看到當今世界的工業生產線和食物消費鏈中各種利益糾葛，同時也將視野和格局拉大到國家政策的無知和顢頇，乃至人類對自然生態資源的破壞與掠奪。

除了肉品來源的思索探究，本書亦論及水產養殖和捕撈。前者同樣涉及到環境汙染、基因改造、寄生蟲、抗生素濫用和非人道宰殺；後者則有破壞生態平衡、毀壞食物鏈結構等問題。

書中也兼及一般人對營養知識的盲點。比如：骨質疏鬆的高發生率常見於乳製品消費最多的國家。或是國家機器為了照顧龐大的養殖產業或是由工業食品直接插手，扭曲改寫營養政策，提供偏向自身營利的攝取建議和消費。當我們想到臺灣媒體經常直接取自美國等國家的研究報告或建議，臺灣也就成為這些錯誤資訊的二手犧牲者。

儘管本書的例子多數是美國的情況，彷彿離我們非常遙遠，可是美國肉品的瘦肉精問題不就近在眼前，正在我們餐桌上嗎？

難得的是，他的頭腦冷靜，語調客觀，文筆帶有情感卻不危言聳聽，避免掉入道德說教的虛假高尚，不但具有極大的說服力，同時讓我們在冒著冷汗追讀之餘，我想每個讀者都會不禁自問：當天然／自然的食品都不再那麼天然自然時，人類何去何從？

書名《吃動物》似乎在預設一個鼓吹素食主義的意識形態，其實不然。作者質疑吃動物的肉食行為，不是為素食者提供良心行善、健康養生或是宗教信仰的立論基礎，而是一個真正嚴肅的議題：廉價可疑的肉品，或是你我的健康。

二〇〇六年美國前副總統高爾拍了一部紀錄片《不願面對的真相》（*An Inconvenient Truth*）。這部探討溫室效應的影片是掀起全球認真面對這個嚴肅議題的起點，啟動節能減碳的世界公民運動的啟蒙。如果可以類比，這本《吃動物》其實也該用同樣的標題：不願面對的真相。

書本文字的影響力或許沒有影片圖像那般具有視覺的震撼力、快速的傳播力和影響力，但是卻能刺激更深層的思索。

就在我閱讀這本書並打字寫這篇推薦序之際，法文版正好在法國出版，已經引起非常熱烈的討論。我的意思不是因為這是本熱門書所以你應該讀。而是該為你自己，為孩子而讀。

美食記者與作家　謝忠道

儘管這部以第一人稱作為觀點的研究著作是在美國進行，許多涉及美國農業的統計數據與英國的畜牧業十分相似。其中若干重要的差別在於：在英國禁止設置母豬夾欄（妊娠定位欄）和小牛欄，在美國此則為標準規範，而幾乎可以肯定的是英國在屠宰家禽方面較為人道。伴隨針對這類議題的討論，其重要性愈發不容小覷，關心本書所提出議題的英國讀者，更不應以身處英國就不去對這類議題重新思考。

每年在英國大約有八億隻雞、火雞和豬隻在工廠化的農場養殖——相當於每個人飼養十隻以上的動物（如果這個數字把牛隻和魚群包括在內，儘管基於不同的原因這類數字很難被量化——那麼這個數字恐怕更龐大）。約莫百分之九十五的家禽和百分之六十的豬隻在工廠化農場所飼養，這些飼養的技術和結果通常與我在書中所描述的相同。

這本書算是一個針對我個人對此議題所做的一個記錄。面對自己身為一個孩子的父親，我想就如何餵養自己的兒子做出明智的決定。在書的最後，我注意到在不同的時間或地點，我可能會做出關於吃動物的不同的決定。我想在英國，這些議題同樣也產生影響。

強納森・薩法蘭・弗耳

獻給

指引我方向的山姆與艾琳諾

1

Storytelling
說故事

美國人所吃的食物種類，
占全球可食用食物的比例不到百分之零點二五。[1]

家族系譜的果實

我的幼年時期，週末經常在外婆家度過。星期五晚上抵達外婆家時，她會將我從地上舉起，熱情地抱緊我。星期天午後返家前，我再次被高舉至半空中。多年後我才明白，外婆此舉是在掂量我的重量。

外婆活過戰火摧殘，戰時靠著撿拾他人棄之不吃的餿食殘羹過活：腐爛的馬鈴薯、被丟棄的肉屑、各類果皮，以及沾黏在骨頭與果核上的殘渣。因此，她從不在意我是否在折價券的邊線外著色，只要我會沿著虛線剪下折價券即可。前往飯店享用自助式餐點時，則是這番景象：當大夥忙著大快朵頤之際，只見外婆忙不迭地將三明治一個個裹在餐巾紙裡，塞進她的提袋準備當作明天的午餐。她曾說過一個茶包能沖泡好幾杯茶，蘋果的每一部分皆能食用。

錢不是重點。（她從未使用我剪下的諸多食物折價券購買東西。）

健康不是關鍵。（她希望我喝可樂。）

家族的晚餐聚會，她從不曾給自己在餐桌旁找個位置坐下。就算廚房的事都忙完了，既沒有湯碗需要加蓋、鍋中沒有食物需要翻攪，也不用時時查看烤箱，她依舊守在廚房裡，宛如塔中克盡職守的獄卒抑或囚犯。就我看來，她並非為了汲取食物的養分而吃。

戰時藏身在歐洲大片森林之中，吃是為了活命，就怕下一餐沒有著落難以續命。五十年後的美國，人們隨心所欲而吃。碗櫃塞滿一時興起購買的食物、高價美食還有垃圾食物。保存期限一過，聞也不聞便扔掉。對現代人的生活而言，吃是一件輕鬆愉快的事。外婆總是給我們最好的生活，然而，她自己卻甩不開過去的困頓。

成長期間，我們兄弟倆都認為外婆是世上最棒的廚子。佳餚端上桌時，我們齊聲歡呼讚美，咬下第一口時，大家同聲發出讚嘆，直到盤底朝天，再次喊道：「妳是世上最棒的廚子。」我們這群世故的小孩當然知道「世上最棒的廚子」除了這道雞肉燉紅蘿蔔之外，還會很多種「美味食譜」，而且不僅只使用這兩種食材。

當外婆諄諄告誡深色食物遠比淺色食物健康，或是大部分食物的養分存在果皮或是外皮裡時，我們何以沒向她提出疑問？（週末吃的三明治是用裸麥黑麵包尾端製作。）她教導我們，食用比自己身形大的動物十分有益健康，食用比自己身形小的動物也對健康很有助益，魚類（並非動物）對身體很好，鮪魚（不算魚類）也很好，然後是蔬菜、水果、蛋糕、餅乾和汽水。沒有一樣食物對你有害。任何脂肪，不論數量多寡，都對身體有益，糖類更是不在話下。孩子養得愈胖愈健康——特別是男生。午餐不只吃一次，而是分成三次進食，分別是早上十一點，中午十二點半，以及下午三點。好像你總是處在飢餓狀態。

事實上，外婆的雞肉燉紅蘿蔔或許是我吃過最美味的一道食物。但這與她的料理方式或食物本身的滋味沒有多大關聯，而是因為我對外婆烹煮的食物肯定美味這件事深信不疑。我們對外婆的拿手菜比對上帝的信仰更加堅定，她高超的廚藝成為家族間茶餘飯後最常聊的話題之一，如同我那從未謀面的外公，或是雙親婚後的爭執一樣，常常被拿來討論。我們依附這些故事，憑恃它們來定義自我。我們一家明智地選擇奮戰，憑藉智慧掙脫束縛，而且都很喜愛外婆煮的菜。

在從前，一個人無論過得如何精彩，也沒法變成故事加以傳述。外婆的故事比起我所知道的任何人都還要精彩——非比尋常的童年生活、千鈞一髮的僥倖存活、生命遭逢重大損失、移民生活與更深的失落，還有融入異國文化過程中的悲與喜——將來有一天，我一定要將故事轉述給我的孩子們聽。因為家人之間幾乎絕口不提這類過往，也沒人會稱呼外婆為「最棒的廚子」，即使這頭銜對她而言顯然當之無愧。

也許其他的故事更加難以啟齒，也或許那些故事已經過她一番挑選，試圖讓人留下她一輩子辛苦付出、刻苦生活的印象。或者她的倖存都包含在付出之中：她與食物之間的關係承載了許多與她相關的故事。對她來說，食物不僅只是食物，還是恐懼、尊嚴、感恩、仇恨、喜悅、屈辱、宗教、歷史，當然，也包括愛。彷彿她提供給我們的果實取自家族系譜枯萎的樹枝上。

一切都可能重新來過

在得知將為人父的那一刻，我有些手足無措。我開始整理家務，換下早已不亮的燈泡，擦洗窗戶，填寫文件。重新配換眼鏡，添購一打白色襪子，在車頂安裝置物架，並在車後座裝設「寵／貨物分隔架」，多年來首度進行身體檢查……並決定撰寫《吃動物》這本書。

初為人父或許是成書的主因，但多年來我早已為這一刻預做準備。兩歲時，床邊故事裡的要角清一色為動物；四歲時，我們在暑假收養表哥的狗，我踹了那隻狗，父親告誡我不准踢動物；七歲時，我為死掉的金魚哀悼，父親將金魚屍體沖進馬桶裡，我向父親頂嘴說，人們才不會把動物往馬桶裡沖。九歲時，家中請了個不想傷害一切的保母，當我問她怎麼不跟我們一起享用雞肉時，她回答：「我不想傷害生靈。」

「傷害生靈？」我問。

「你知道雞肉來自活生生的雞，是吧？」

法蘭克瞅了我一眼：爸媽怎會信任這個蠢女孩看顧他們的寶貝？

她或許並不打算勸服我們成為素食主義者，只是與肉類相關的對話都很容易引起人們緊張，並不是所有吃素者都會勸人改吃素，但她只是一個年輕女孩，還不太懂得說話的技巧——這通常是因為不想交代故事的來龍去脈。於是她自動省略戲劇情節或婉轉修辭，直接做出結論。

哥哥與我四目相望，我們嘴裡正塞滿了遭到傷害的雞肉，我下意識想到：**從前我怎麼想都沒想過，為什麼從沒人告訴過我？**過了一會兒，我放下手中的叉子。法蘭克繼續吃完他的雞肉，說不定這會兒在我打字的當口，他正在大啖美味雞肉呢。

我覺得保母說的有理，不僅因為她說的是實話，而是因為我父母不管在食物與其他方面也是如此教導我們。我們不會去傷害家人，也不會傷害朋友或是陌生人，甚至連家具坐墊都不會破壞。這裡未將動物列入，不表示牠們就被屏除在外。當時我不過是個孩子，對這世界的運作一無所知。直到長大成人，我的人生因為一個轉捩點而有了改變。

我並非一開始便茹素。我的素食主義論調持續了幾年，起初信誓旦旦，接著只聞樓梯響，末了悄然無聲。我從未想過對保母的行為準則加以反駁，卻曾試著想辦法抹除、消去並遺忘這段記憶。一般而言，我從未造成傷害；我努力做對的事；我對得起自己良心。把雞肉遞給我，我**餓**極了。

馬克．吐溫（Mark Twain）曾說，戒菸一點都不難，他經常這麼做。我要在「一點都不難」的事項清單裡加進吃素這檔事。高中時，聲稱自己吃素的次數之多，遠超過現在所記得的，相較他人似乎毫不費力就能在這世界上取得某種身份認同，我則極力主張自己具有某種身分。我想在母親那輛富豪汽車的保險桿上，張貼醒目的標語。在學校放假時，出現在校園點心義賣會上，滿足自我虛榮心半個鐘頭，藉此場合貼近這些熱心公益活動女人們的胸部。（我依舊認為傷害動物是不對的行為。）這並非意味我不吃肉，只是不在公開場合吃肉。私底下，心念其實一直搖擺不定。這些年來，晚餐總以父親的問話起頭：「今晚，有我該知道的飲食禁忌嗎？」

上大學時，吃肉吃得可起勁了。不是說我不再「堅信此道」，不論這意味什麼，而是我執意將問題拋諸腦後了。當時覺得沒必要擁有一個「身分」。周遭沒人知道我吃素，所以不必在人前假裝，或者對自己的改變多做解釋。也許是校園間掀起一股吃素的風潮，反而令我對吃素這件事打退堂鼓，如同街頭藝人面前的賞金看起來如果很多，觀眾掏錢的意願也會跟著降低一樣。

大二那年學期結束，我選擇哲學作為主修，開始學著在想法上裝模作樣一番，也再度加入吃素的行列。存心遺忘自己吃肉的行徑與試圖形塑的智性生活一直相牴觸。生活本應表裡一致，可以想見我為此困擾不已。

畢業之後，持續約兩年時間裡，我嘗遍各種肉類。為什麼呢？因為我難以抵抗肉的滋味。因為早已習慣了我們說服自己與他人的藉口，於是我原諒自己的行為。

之後透過介紹，認識了一個女孩，她後來成為我的妻子。相識短短幾個星期，我們竟討論起令人意想不到的兩個話題：結婚與茹素。

她吃肉的歷史竟與我如出一轍：夜裡輾轉堅信的一套信念，在翌日早晨的餐桌上便出現其他選擇。偶爾出現為期短暫、啃噬人心的罪惡感，最終都因為問題複雜難解，且相信人非聖賢而終歸妥協。她的直覺跟我一樣強烈，但強度顯然還不夠。

人們決定結婚的理由有千百種，但我倆決定步入婚姻的原因卻是對於嶄新開始的期望。猶太教的象徵儀式帶有強烈去舊迎新的意味——最著名的例子莫過於婚禮儀式結束後，踩碎玻璃的橋段。一切將除舊布新，事情將有所轉機，我們將過得更好。

聽起來不錯，但如何過得更好？我能想出無數種方式來加強充實自我，學習外語、培養耐心與努力工作，但這類誓言說多了，連自己都不相信。我還能發想無數令「夫妻倆」生活更加完滿的點子，但兩人對於有意義的、可以增進彼此關係的共識畢竟只在少數。事實上，就連雙方都覺得可行之事，真正成功辦到的也微乎其微。

我和妻子幾乎都忘了茹素這件事其實是個不錯的起頭。我們在這件事上有許多交集和想法，於是兩人在共結連理的那個星期，同時發願吃素。

當然，婚宴的餐飲並非素食，因為我們說服自己提供賓客們動物性蛋白質才公平，有些人可是千里迢迢、遠道前來分享我們的喜悅。（邏輯未免過於牽強？）我們蜜月旅行時吃了魚，因為身處日本該如何抗拒生魚片的誘惑……返回新居後，偶爾吃些漢堡、雞湯、煙燻鮭魚和鮪魚排。但只有偶一為之，只在我們覺得很想吃的時候。

我想這樣其實也無可厚非，而且一點也不礙事。不過是吃素沒吃得那麼乾淨而已。沒有如實遵守規定並不會影響日常生活。我們皆為誠實守信之人，只不過偶爾撒點謊，畢竟再怎麼正經八百的人也難免出現荒誕行徑。沒錯，我們吃素，只是偶爾吃葷解饞。

我的直覺是否與童年殘存的記憶有關不得而知——深入探究的話，我並不是對動物不感興趣。我不瞭解動物是什麼，甚至連動物如何豢養與宰殺也一無所知。這一切令我感到沮喪，但任何人包括我在內，都不應該出現這種感受的。我並不急著、也不覺得有必要去將這一切釐清。

但在我們決定要生孩子之後，又是另外一回事了。

兒子出生半個鐘頭後，我走進家屬等待室，告訴親人這個好消息。

「是個男孩？」

「取名了沒？」

「寶寶長得像爸爸還是媽媽？」

「告訴我們所有細節！」

我盡可能迅速回答他們提出的所有問題，接著走到一旁的角落撥打手機。

「外婆，」我說，「孩子平安出世了。」

外婆家中唯一的電話設在廚房，電話響了一聲她便接起來，這表示她正守在電話旁等待。時間剛過午夜。她是否正在剪折價券？準備將雞肉燉紅蘿蔔冷凍，方便之後宴請其他人？我從未看過或聽過外婆流淚，但當她問起「小傢伙多重時？」我聽見她語帶哽咽。

幾天後，我們從醫院返家，我寄了封信給朋友，附上兒子的照片與初為人父的感想。他只簡單回覆：「一切都可能重新來過。」這番話相當貼切，正符合我的感受。故事可以重新演繹，使其能更完善、更有代表性、更符合期望。也或者，我們將選擇傳遞全然不同的故事，讓世界因此轉變。

吃動物

或許我兒子在牙牙學語前、懵懂無知的狀態下，人生的第一個欲望就是滿足對「吃」的需求。他出生後不久，妻子便開始餵他喝母乳。我驚訝地望著他吸吮的模樣，這是我前所未有的初體驗。無須解釋或經驗，他天生就知道該怎麼做。歷經幾百萬年的進化，人類本能已內化成為他的一部分，隨著他的小心臟噗通噗通地跳，新生的脆弱肺臟也跟著一張一縮。

儘管這經驗前所未有，卻更加凝聚我與其他世代的家族成員之間的緊密連結：父母曾凝望著哺育中的我，如同外婆望著哺育中的母親，以及曾外祖父母望著哺育中的外婆……我的孩子與史前時代的子女一樣嗷嗷待哺。

隨著兒子日漸成長，我興起寫書的念頭，舉凡與他息息相關的事似乎都與「吃」脫不了關係。他不是正在吸吮母乳，便是喝完奶之後安詳入睡，或者餵奶前鬧起了脾氣，要不就是在餵食中突然厭奶。此書完成之際，他已學會說不少詞彙，我們說給他聽的事物，逐漸能與他吃下去的食物一塊消化了。餵養孩子與餵飽自己是兩碼子事——哺育孩子重要得多。食物不僅攸關他的健康，愉悅的用餐過程也同等重要，而與食物相關的軼事更加不容小覷。這些軼事不但凝聚家人之間的情感，也增添家人與他者之間的聯繫。與食物相關的故事就是我們的故事——包含著我們的歷史與價值觀。身處於猶太傳統中，我明白食物含括兩個同等重要的目的：它提供養分，也能幫你找回記憶。飲食與其背後蘊藏的故事密不可分——鹽水同時代表鹹鹹的淚水；蜂蜜不僅嘗起來甜，卻也令人憶起甜蜜過往；無酵餅[2]則是紀念苦難的麵包。

地球上有成千上萬種食物，要解釋何以人類只取用其中少數，真得費上一番口舌。為何盤中的巴西利只能做為裝飾用、通心麵不適合當作「早點」，還有禽類為何只吃翅膀部位不吃眼睛；大啖牛肉卻不吃狗肉等原因，都得詳細說明。這些典故建構了一篇篇故事，也建立了某些飲食的通則。

大多數人經常會忘記這些與食物相關聯的軼事，盡情享用隨處取得的美味食物，認為飲食只要符合天然、有益與健康即可，何需多費唇舌解釋？但對我而言，如此健忘的父母是非常不可取的。

起初，我並沒有成書的打算。為了自己與家人，我只想搞清楚什麼**是**肉？並盡可能具體知道肉品的來源、製造過程、動物遭受何種對待，會造成什麼影響？還有食用肉類的經濟、社會與環境效應為何？個人的疑問不會持續太久。身為一位用心良苦的父親，我無法忽視一個公民應該面對的現實問題；而身為一位作家，我無法對此保持緘默。只不過，面對一連串的現實問題與發揮作家的道德良知，兩者並不相同。

我期盼能有條不紊地釐清問題所在。美國境內高達百分之九十九的食用肉品來自「工廠化經營的農場」，剩餘百分之一的動物農產品來源也同樣重要，我將會以大半篇幅解釋這代表什麼意義，同時說明其對人類的重要性。[3] 儘管談論家庭化農場的最佳代表與其他內容的篇幅不成比例，但仍然反映了我認同其存在的重要性。不過，這同時也證明了，規則一點意義也沒有。

坦白說（在此我將冒著失去此頁內容公信力的風險），在著手研究之前，我明白自己只有概括的輪廓，對於相關細節則毫無頭緒。別人也作如是想。當我向他人透露正在撰寫關於「吃動物」的著作，對方在尚未瞭解我的觀點之前，幾乎毫無例外認定此書是探討素食主義之作。書名洩漏了玄機，對於動物農產品全然質疑的態度不僅暗示著避免食用肉品，且大部分人早已聽聞過此說法。（見到本書書名的當下，你心裡有何想法？）

的確，探討「吃動物」這類著作不免引發讀者對於素食論的聯想。實際上並非如此。素食主義論當然值得書寫，卻不是本書的重點。

動物農產品是個龐大且複雜的主題。這世上不會出現另一個類似的人工養殖動物、農場、農夫或是饕客。回顧堆積如山的書籍、訪談、第一手資訊等研究資料，實在有必要嚴肅思考這類主題，我不禁捫心自問，是否有把握將各自相異的看法做出完整的闡述。或許，「肉類」並不存在。然而，經由農場繁殖飼養的動物，經過屠宰場宰殺、販售，最後送進饕客嘴裡的過程各不相同，我們難以拼湊出完整的原貌。

吃動物與墮胎這類議題一樣，難以確知其中的重要細節（相對於「人」來說，哪個階段的胚胎稱之為人？動物又該如何界定？）而這類細節令人深切感到困擾，經常挑起他人的防禦心，讓人感覺受到侵犯，也是個必須謹慎以對、易引起沮喪或共鳴的主題。問題總是層出不窮，你會發現自己所捍衛的立場，遠比實際相信或遵循的道理更加激進。更糟的是，根本找不到所謂值得捍衛或遵循的立場。

要分辨一件事情帶來的感受並瞭解其背後的成因並不容易。吃動物這類相關論點甚至稱不上論點，不過是對味覺的陳述。事實則是——我們吃進了多少豬肉；有多少紅樹林沼澤地遭破壞；牛隻是如何遭宰殺的？實際上我們能做些什麼。就道德上來說，它們是否具有強制性？公有性與合法性為何？或者，僅僅提供每位食用者見仁見智的資訊？

本書集結大量研究資料，就像新聞報導一樣具客觀性——我採取最保守的統計數字，來源多半為政府機關、學術與商業機構，並另外聘雇兩名校核人員佐證資料——我卻將之視為一本故事集。書中提供的數據資料不勝枚舉，但往往顯得冰冷空洞，變動性高。事實的確重要，卻不具意義，特別是受限於用字遣詞。雞隻對於疼痛的確切感受度為何？這稱之為痛苦嗎？何謂痛苦？就算對「痛苦」相關的生理學有許多認知，諸如知道疼痛持續的時間與產生的徵候等等，依舊得不到任何確切答案。但若在能引發悲憫與中心思想強烈的故事中加進事實，故事便會與我們身處的世界與自我認知建立連結，那麼，談論起吃動物這類議題就顯得有意義多了。

人人身上都有數不盡的故事。我不禁回想起週末午後，待在外婆廚房裡的那些日子。廚房內只有祖孫倆，伴著火紅烤箱裡的裸麥黑麵包，一旁發出嗡嗡聲響的冰箱，以及冰箱上模糊不清的家人照片。我一邊享用著黑麵包三明治與可樂，邊聽外婆描述在歐洲逃難的經過，以及這段經歷中她吃了哪些東西。這是她的人生故事，「聽我說，」她懇求道，我明白她要向我傳遞重要的課題，即使孩提時代的我對此懵懂無知。

現在，我明白這是怎麼回事。儘管對於特殊境遇的描述不致相差太遠，我仍試圖將外婆的訓示忠實地傳承給兒子，這也是本書最誠摯的意圖。書寫初始，因為思緒過度翻攪，經常感到惶惶不安。我得暫時將這些思緒撇在一邊：美國每年有超過百億的陸棲動物遭到屠殺並被當作食物；環境、勞工與饑荒、流行傳染疾病、生物多樣性等直接相關議題，以及自我檢視與他者關係的問題層出不窮。我們不僅是故事的敘述者，同樣也代表著故事本身。倘若妻子與我讓孩子吃素，他將無法品嘗曾外祖母的廚藝，接受不到她獨特與直接的表達愛的方式，也不會產生她是「世上最棒的廚子」的想法。她與家人的故事將會因此改寫。

外婆初次見到曾孫的第一句話是：「我的報應。」她肯定有無數替代的話語可說，卻選擇這一句，又或者，她其實早就選定了。

聽我說：

「我們不是富豪，卻非常富足。我們在星期四烘焙麵包、辮子麵包[4]與捲餅，分量足夠吃上一星期。星期五吃煎餅。安息日總是吃雞肉與湯麵。每次到豬肉販那兒都會多要點肥肉，五花肉是最棒的部分，但是現在可不這麼認為。雖沒有冰箱，但有牛奶與乳酪。蔬菜的種類不多，卻也夠一家子吃了。我們缺乏現代社會理所當然認為該有的食物……但我們很快樂，不知道還有什麼比當下的生活更快樂，對於所擁有的一切同樣感到理所當然。

「接著，一切都變了。戰爭期間，大地宛如人間煉獄，我也變得一無所有。我與家人失散，日以繼夜地逃難，德軍緊緊尾隨在後，稍一停下腳步就死定了。食物嚴重匱乏，好幾天沒有進食的結果，導致我身體日漸虛弱，不僅餓成皮包骨，且渾身痠疼，難以行走。惡劣的身體狀況使我無法以垃圾桶內酸腐的食物果腹，只能選擇吃些別人不吃的部分。人必自救，才有活命的機會。我想盡辦法找尋食物，當時究竟吃了些什麼，你不會想知道的。

「就算在悲慘的處境下，也會遇上好心人的協助。有人教我將褲腳繫緊，這樣就能在褲管裡塞滿偷來的馬鈴薯。我不知走了幾哩，你無法猜測幸運之神何時會再度降臨。曾有個好心人施捨我一把米，我走了兩天，來到一個市集，拿米交換了肥皂，走到下一個市集時，再以肥皂交換了一些豆子。一切全憑好運加上直覺。

「最糟糕的情況發生在戰爭末期。在惡劣的生存條件下，許多人身體撐不住，撐不到戰爭結束便一命嗚呼了，我自己也不知道能否活下去。有個俄國農夫，老天保佑，他見了我的慘狀，進屋內拿些肉給我吃。」

「他救了妳一命。」

「我沒吃那些肉。」
「妳沒吃？」
「那是豬肉，我不吃豬肉。」
「為什麼？」
「為什麼這麼問？」
「因為不符合猶太教規？」
「當然。」
「就算能因此活命都不吃？」
「如果什麼都不在乎，何以值得挽救。」

2

All or Nothing or Something Else

飲食倫理學

現代工業化釣魚線可長達七十五哩——
相當於海平面至太空的距離。[1]

1

ONE

喬治

我的人生當中有二十六年時間是討厭動物的。我覺得動物令人生厭、骯髒、難以親近，無法預測的行徑十分駭人，且是多餘且沒有必要的。我對狗特別沒有好感，這種恐懼大半承襲自母親，而她的恐懼則承襲自外婆。小時候，朋友家的狗唯有拴起來，我才敢到他家去玩。公園裡的狗一靠近我，我就會變得歇斯底里，直到父親將我高舉在他的肩上。我不喜歡觀看以狗作為號召的電視節目。我不明白、也不喜歡人們瘋狂愛狗的程度，甚至對於牽著導盲犬的盲人都有微辭。

然後有一天，我突然愛起狗來，變成愛狗人士。

喬治就這麼突然出現在我的生命中。妻子與我從沒討論過養狗一事，更別提主動去找隻狗。何必呢？我討厭狗呀。就拿這個例子來說，改變我人生的那天是個週末，我與妻子在布魯克林區附近的第七大道漫步，遇見一隻小黑狗睡在路旁，身子蜷縮在一件寫著「領養我」

的背心裡，姿勢宛如一個問號。我不相信有所謂一見鍾情或是命運這種東西，但我從此愛上那隻該死的狗，一切彷彿命中注定。即使我連碰都沒碰到牠。

養狗或許是我做過最出乎意料的事，但眼前這隻漂亮的小動物，就連不愛狗的人也難以抗拒。當然，就算少了溽濕的狗鼻，人們也能找到其他美好事物，但人類與動物之間的愛就是這麼獨特。龐然大狗與嬌巧小狗、長毛狗與皮膚光滑的狗、打鼾的聖伯納犬與發出喘息聲的哈巴狗、滿身皺褶的沙皮狗、一臉沮喪模樣的矮腳長耳獵犬——每種狗都能吸引喜歡牠的主人。賞鳥人士在冷颼颼的清晨盯著天空，搜尋令他們心醉神迷、毛茸茸的鳥兒；愛貓人士則強烈突顯其渴望人性的關懷（謝天謝地）；童書裡點綴了兔子、老鼠、熊、毛毛蟲等角色，更別提蜘蛛、蟋蟀與鱷魚。小時候我們都有過動物絨毛玩偶，但這與集郵迷對郵票的喜愛不同。

我們將小狗帶回家。我抱著牠進入屋內。過程中十根手指毫髮無傷，於是我試著以掌心餵食牠。然後，讓牠舔舔我的手和臉。接著，換我舔起了牠的臉。現在，我什麼狗都愛，從此將會過得幸福快樂。

百分之六十三的美國家庭至少養過一隻寵物。[2]因為新奇，寵物存在的普遍度也令人稱奇。伴隨中產階級興起與都市化，飼養寵物變得普及[3]；也許缺乏與動物親近的其他方式，或者，僅僅因為飼養寵物得花錢，養寵物因此成為奢侈的象徵（美國人每年花費三百四十億美元在飼養寵物上）。[4] 牛津歷史學家基斯・湯瑪士爵士（Keith Vivian Thomas）如今被視為經典的鉅著《人類與自然世界》（*Man and the Natural World*），寫道：

> 近代初期，飼養寵物在都市中產階級間蔚成風氣，有助於社會、心理學與經濟方面的發展……並帶有智性意涵。鼓勵中產階級對於動物的智商，抱持樂觀看法；動物同樣具有智慧的討論不勝枚舉；牠們同時具有個性及獨特性格；對於有些動物能分辨是非，亦有其心理學根據。[5]

與喬治的相處過程中，我沒見識到動物的「智慧」。除了牠的基本需求外，對於牠在想些什麼我一點頭緒也沒有。（儘管在基本需求外，肯定正在醞釀些什麼。）牠的魯鈍與牠的聰明同樣令我感到驚訝。我們之間的差異性較共同處更令人難忘。

喬治的個性並不溫柔可人，只想直接地施予與接受情感的傳遞。事實證明，大多時候，牠簡直令人難以忍受。牠喜歡在賓客面前大搞自娛娛人這一套，啃咬我的鞋子和兒子的玩具，對松鼠趕盡殺絕，在鏡頭前配合周遭景致擺出絕佳姿勢，儼然一副專家姿態，衝向玩滑板的人與哈西德猶太教徒，令正值生理期的女性感到困窘（這大概是哈西德最大的夢魘）。將漲紅的肛門貼向屋內對牠敬而遠之的人。挖起剛種植的植物，抓壞剛添購的物品，對端上桌的菜亂舔一通，偶爾為了報復（原因**何**在？）還會在室內大小便。

我們之間的許多鬥爭——僅僅只為了共存而生的交流、辨認與容忍對方的欲望——迫使我面對全然陌生的某事、某人並與之互動。喬治對許多話語有所反應，選擇對大部分字眼置之不理，但我們之間的溝通方式幾乎不依賴語言，牠似乎有些想法與情緒，有時我自認了解，但多半時候如墜五里霧。就像在看照片一樣，牠無法向我表達牠所見之物，而牠本身就夠奧祕難解了。我對牠來說，肯定也如同照片一般無語。

昨晚，我從書頁間抬頭，見到喬治在房間那頭盯著我瞧。「你什麼時候進來的？」我問。牠垂下眼睛，緩步離開，朝走道前去。儘管我們之間相處的模式較其他人來得固定，牠對我來說依舊難以捉摸。儘管彼此親近，我偶爾仍會受到驚嚇，牠的陌生感甚至令我感到些許震顫。家裡有了孩子後，情況更加惡化，除了某些篤定不會發生的事之外，誰能保證牠不會傷到小孩。

我們之間的差異可以寫滿一本書，但喬治跟我一樣，害怕痛苦，尋求逸樂，不僅渴望食物與玩樂，而且需要人陪伴。我無須知道攸關牠情緒的細節，寧可選擇相信牠也有情緒。彼此擁有不同的精神層面，擁有各自的觀點，經驗各自內在獨特世界的方式。

我不會將喬治烹煮了吃，因為牠是我的寵物。但我為何不吃其他的狗？更確切來說，我不吃狗，但卻吃其他動物的理由何在？

以吃狗為例

吃「人類最忠實的朋友」在美國四十四州完全合法，但說起人類要吃掉自己的摯友可是個禁忌。就連野蠻的食肉動物也不吃狗肉。身兼廚師與藝人身份的戈登・拉姆齊（Gordon Ramsay）會在小動物面前磨刀霍霍展現男子氣概，但你絕對見不到鍋子裡出現小狗探出頭來的畫面。雖然戈登曾說過要是他的孩子們吃素，他肯定會電死他們[6]，如果他的孩子將家裡的狗給水煮了，不知他作何反應。

狗兒忠心，在許多方面都是如此獨特，但牠們在智力與經驗學習方面並沒有特出表現。據說豬比較聰明，感知能力強，雖然不能跳進富豪汽車後座，但若想抓牠們，牠們會頑皮地跑給人追，與人交流情感。這麼說來，牠們為什麼不能蜷縮著趴在火堆邊取暖？何以不能被赦免架在火堆上燒烤的對待？

人們觸犯吃狗肉的禁忌，說明了狗與人不為人知的一面。

法國人愛狗，偶爾吃馬。

西班牙人愛馬，偶爾吃牛。

印度人愛牛，偶爾吃狗。[7]

在另一個文本中，喬治・歐威爾（George Orwell）的《動物農莊》（*Animal Farm*）如此寫道：「所有動物皆平等，有些動物相較之下享有更多平等的對待。」這類強調並非自然法則，而來自於我們所講述與自然有關的故事。

孰是孰非？將狗肉從菜單上剔除的原因為何？根據肉食者篩選的建議：

別吃寵物。但狗兒並非在各地被視為寵物。不飼養寵物的鄰居呢？如果他們將狗肉當作晚餐，我們有權抗議嗎？

好，接下來是：

別吃有顯著思考力的動物。如果我們將狗視為具有「顯著思考力」，的確該饒過牠們一命。但這樣的定義同樣含括豬、牛、雞與其他海生動物，失去意識的人類卻不在此範圍內。

然後：

永恆不變的禁忌——別把玩屎尿、亂倫，或是吃掉夥伴，這些之所以被視為禁忌有其充分的理由。就進化論來說，這些事情對人類有弊無利。然而吃狗這件事在許多地方並非禁忌，也並非對人類有害。烹調得當的話，狗肉並不會較其他肉類更加危害人體健康，人類的基因也不會排斥這類具營養價值的肉類。

吃狗肉的歷史其來有自。四世紀的碑碣曾描繪狗兒與其他作為食物的動物遭到屠殺；[8]語言也透露出端倪，韓文「妍」（yeon）有「美好適切」之意，解讀為「如同烹煮的狗肉般美味」；[9]希波克拉底（Hippocrates）盛讚狗肉為力量的來源。羅馬人吃「哺育中的幼犬」；[10]達科塔印第安人喜歡吃狗的內臟；[11]近代夏威夷人吃狗腦與狗血；[12]墨西哥的無毛犬為阿茲特克人的**主食**；[13]庫克船長（James Cook）吃狗；[14]羅爾德·亞孟森（Roald Amundsen）因吃下替他拉雪橇的狗而受到世人注目（前提是他**真的**餓壞了）；菲律賓依舊存在狗肉能驅趕厄運的說法；[15]在中國與朝鮮皆視狗肉為良藥；[16]狗肉在奈及利亞被認為能夠壯大心智；[17]在世界各地與各大洲間都是因為狗肉鮮美而吃。幾世紀來，中國培育特殊品種的黑鼻狗[18]供食用，歐洲許多國家則明文規定，經過驗屍的狗才能被人類食用。[19]

當然，各地因風俗民情不同採取各種措施，現在沒理由不這麼做。不同於畜牧場出產的食用禽畜需要仰仗照料，狗兒實際上也可以吃。每年約有三、四百萬隻貓狗被安樂死。[20]這意味著每年得因此丟棄數百萬磅的肉。處置遭安樂死的狗兒亦耗費高昂的生態與經濟成本。狗主人捨不得吃自己飼養的寵物，但食用流浪狗、遭人棄養、不討喜與行為乖舛的狗不啻為一石二鳥之計。

就某方面來說，我們已經採取這一方式。將不適於人類食用的動物性蛋白質轉變為適合家畜與寵物的食物來源，廢棄無用的死狗與植物相互作用，轉變為食物鏈的一環。在美國，動物收容所每年得替數以百萬隻貓狗進行安樂死，最後都成為我們的盤中飧。（貓狗慘遭安樂死的數目較領養的動物數字多出兩倍。）[21]讓我們直接刪去不具效率的中間過程吧。

這麼做並不是要挑戰人類文明。我們不會讓動物們多受折磨。嗜吃狗肉的地區普遍相信腎上腺素會令狗肉更加美味，因此傳統宰殺動物的方式為活生生將牠們吊死、用滾水燙死或亂棒打死，但我們都同意，如果要吃動物，應該利用快速、不具痛苦的方式奪取牠們的性命，對吧？舉例來說，夏威夷人的傳統做法是掐住狗鼻令其窒息而死，為此保存血液，此舉就法律與社會風俗來說皆被視為禁忌。或許我們應該把狗納入「人道屠殺法案」（Humane Methods of Slaughter Act）。儘管無法保障牠們是否在生前遭受虐待，或有效受到任何照管，但肯定能藉此要求屠宰業「自律」，就像我們對待其他食用動物那般。

全世界有數十億雜食動物者需要肉類來佐馬鈴薯，只有少數人能體會這項艱鉅的任務。有些人口高度密集區經由倡導食用在地食物而有不錯的成效——沒將狗兒做出最有效的利用，任何一個優秀的生態學家皆應感到慚愧。許多「人道」團體打著虛偽的旗幟，耗費大筆金錢與力氣，試圖降低流浪狗的數量卻徒勞無功，另一方面卻倡導狗肉不該被端上餐桌，這是十分不負責任的做法。如果對於狗的飼養不加干預，我們無須耗費太多成本便能創造一定數量的在地肉品供應，就連效率極佳、以基本牧草飼養的農場也要感到慚愧。以生態學的角度思考，講究實際的環保人士不得不坦承狗肉是最實際的肉品來源。

試著拋開人類的多愁善感。狗兒為數眾多、對身體有益、容易烹煮、味道鮮美，相較於將狗肉變成其他動物的飼料來源這樣繁複的程序，最後我們再將這些吃了狗肉的動物們吃下肚，沒有比直接食用狗肉更合理的了。

以下是一道傳統的菲律賓食譜，提供給接受這番論點的讀者。我自己尚未親自嘗過，但從食譜看來肯定美味。

燉狗肉（宴客風格）

首先宰殺一隻中等大小的狗，在大火中將狗毛燒融。趁熱小心剔除毛皮，放在一旁備用（或在另一道食譜中派上用場）。將狗肉切成一吋大小，把肉浸泡在以醋、乾胡椒、鹽和大蒜混合的醬汁中兩個鐘頭。以大火在鍋中翻炒肉塊，然後加進洋蔥與切塊的鳳梨，直到鍋中的肉變得軟嫩。接著倒進番茄醬汁、熱水，加進青椒、桂葉與辣椒。蓋上鍋蓋，以小火燉煮，直到肉變得軟嫩。最後，加上煮爛的內臟，再多煮五至七分鐘便大功告成。[22]

後院天文學家觀星小常識：倘若看不清楚稍遠距離的物體，眼睛的感光部分（我們藉此觀看暗處物體）則處於正常聚焦的區域。

吃動物就像那看不清的部分。想想狗兒與我們吃下肚的動物之間的關係，儘管可疑、帶著不確定，卻能令看不見的事物浮上檯面。

2

TWO

朋友與敵人

狗和魚向來冤家路窄。狗跟貓、小孩及消防員卻相處融洽。我們跟狗一塊兒分享食物、床鋪，帶牠們上飛機、看醫生，分享牠們的喜悅，哀悼牠們的死亡。魚兒在魚缸裡游著，魚的美味卻令我們食指大動，沾著塔塔醬一口接一口，只因牠們與人類的親密感較為疏遠。魚兒與我們隔水相望，靜靜游著。

狗和魚之間的差異著實懸殊。魚的種類族繁不及備載，海洋裡有超過三萬一千種魚類。[23]相較之下，狗則為獨立存在的個體，每隻狗有屬於牠自己的名字，例如，喬治。有百分之九十五的公狗飼主會跟自己的狗說話，我也是其中之一，而有百分之八十七的飼主相信他們的狗會說話。[24]但我們難以想像魚的內在感知經驗為何，也不曾想去試探。魚群能夠精準適應水壓的改變，接收其他海底動物釋放的大量化學物質，最遠能對十二哩處的聲音有所反應。[25]狗兒平易近人得多，腳掌沾滿泥巴穿過客廳、在書桌下方打盹。魚兒則永遠不發一語、不苟言笑、無法行走、一副死魚眼。《聖經》裡載明魚類與人類創生的時間不同，邁向高度文明發展之前，魚類老早就停止演化。

從歷史上來看，過去漁夫單憑一己之力，以魚鉤和釣線釣起鮪魚，這裡以鮪魚作為魚世界的代表，美國境內最常消耗的正是這種魚。上鉤的魚可能流血至死或溺死（因為牠無法在水裡活動），接著被拉進船艙。大型魚類除了鮪魚，包括劍魚與槍魚，通常只會遭魚鉤劃傷，儘管受了傷，依舊能夠抵抗魚線拉扯達數個鐘頭或甚至數天。大魚的巨大力量意味著需要借助兩到三名壯漢才能制伏牠。[26]鶴嘴鋤般的特製魚叉（現在仍在使用）在射程內可以派上用場。捕魚人將魚叉朝大魚側身、魚鰭或是魚眼猛刺，造成魚兒大失血，好能順利將漁獲拖上甲板。還有人聲稱將魚叉刺進魚的脊骨最為有效。至於其他方式，如聯合國的捕魚手冊上記載，「如果可能，將魚叉刺進魚的頭部。」[27]

從前，漁夫煞費苦心尋找鮪魚聚集地，利用魚竿、釣線和魚叉，使勁地一隻隻捕抓。[28]今天，端上桌的鮪魚幾乎不再利用傳統的「釣魚」工具捕獲，而改以兩種現代化方式取代：圍網或是延繩釣。我原先想知道市場常見的海產漁獲最常以何種方式取得，研究方向最後變成捕捉鮪魚的主要方式，這點稍後會加以描述。在這之前，有許多要考量的因素。

網路上充斥許多釣魚的影片畫面。搖滾團體在音樂錄影帶中釣起疲憊的馬林魚或跳魚的畫面，將之作為拯救他者性命的象徵，令人覺得可鄙至極。還可以見到身穿比基尼的女郎、孩童與初次抓魚者使用魚叉刺魚。望著這一幕幕奇異的儀式進行，腦中不斷回想起影片中的魚，以及捕魚者手持魚叉朝魚眼睛刺進去的那一刻……

我想沒有任何一個讀者能忍受有人在狗兒面前揮舞鶴嘴鋤，這點無庸置疑。但在面對魚類時，何以缺乏這種道德考量，或者我們只對狗兒存有差別待遇？對有感知的動物拉長死亡過程被視為殘酷，還是僅針對其中部分動物而言？

我們與寵物之間的熟悉感，是否能提供我們對吃下肚的動物有某種程度的瞭解？在生命鏈之中，人與魚群、豬牛以及雞隻的距離有多遠？該以裂隙或樹距定義距離？遠近是否攸關一切？倘若某一天，人類遭遇力量更為強大且更具智慧的生命形態，對方觀看我們的角度，如同我們對待魚類一般，我們要拿什麼理由替自己辯解，好避免被吃下肚？

地球上有數十億動物與健全的大型生態系統，對於人類問題所提供的答案仍不夠充分。既然涉及全球利害關係，我們應對距離有所體悟。人們只關懷與自身貼近的事物，對於其他事則彷彿事不關己，輕易遺忘。特別是攸關食物一事，我們有強烈的衝動想跟隨周遭人一塊起舞。食物倫理複雜難解，不僅牽涉味蕾與品味，也與個人習慣及社會歷史有關。近代西方事事講究選擇，相較於其他文化來說，西方社會對於個人對食物的不同選擇接納度高，但諷刺的是，對於標榜「我對吃沒有任何禁忌」、對食物完全不加挑剔的雜食者，反而比在某種程度上選擇吃對社會無害的食物的人，顯然更容易引發社會敏感。對食物的選擇由許多因素決定，但理由（甚至有意識地選擇）一般說來並不充分。

人們對吃不吃動物有兩極化反應：絕對不吃，或者絕不質疑吃動物此一行為，態度明顯激進與消極。截然對立的立場，準確地說更貼近不願採取立場的態度，說明了食用動物這件事的重要性。將動物吃下肚的過程值得剖析。肉類與形塑人類的故事有著密切關係，從〈創世紀〉到近年的農場法案可見一斑。《聖經》提供意味深長的哲學思辨，法案則提撥一千四百億美元的預算[29]，外加上畜牧業占據地球近三分之一土地[30]，影響海洋生態[31]，甚至決定地球未來的氣候。[32]然而，我們似乎並未深入問題的核心，過度講究邏輯而忽略了實際現實面。外婆說她絕不會為了活命而吃豬肉，儘管她的故事未免極端，但是當人們談論起日常生活對食物的選擇時，有多少人曾陷入過猶不及與一概拒絕的框架。想像老是說謊或從不扯謊的人，我們絕不會將這類思考模式應用於其他倫理範疇。告訴他人我吃素這事，數不清有幾次了，不論對方是男是女，他們的反應無不指出我的生活態度並未從一而終，或者試圖挑出不代表我個人言論的缺失。有時我會覺得吃素這件事對他人來說，比自己的認知要來得嚴重。

我們需要一個更好的方式來討論吃不吃動物。開誠布公討論吃肉，餐桌間的事一樣上得了檯面，無須假設是否因此獲得集體共識。我們早已事先知道與鄰人的立場彼此抵觸，而我們不過想強調對個人而言何謂正確的選擇，甚至對他人而言什麼才是好的。該如何應對無可避免的現實？放棄對話，或者重新想個方式？

戰爭

在五十到一百年前的海洋，每十隻鮪魚、鯊魚與其他大型捕食性魚類，只有一隻可以存活。[33]許多科學家預測，只要捕殺與食用海底動物的行為持續增加，自現在起不到五十年，所有魚群種類將全數消失。[34]英屬哥倫比亞大學漁業中心（University of British Columbia Fisheries Centre）的科學家指出，人類的處境岌岌可危，「我們與漁業資源（也就是**魚類**）之間的關係和殲滅一切的戰爭……如出一轍。」[35]

用**戰爭**一詞形容人與魚之間的關係確實貼切——利用科技與現代化技術對付海洋生物，旨在統治一切。伴隨我對全球動物的養殖過程日益瞭解，見識到漁業在過去五十年間歷經後果堪慮的劇變。人類對這些吃下肚的動物發動戰爭，或任由戰爭開打，這場戰爭的新加入者名為：工廠化農場。

就像色情行業，我們難以對工廠化經營的農場加以定義，卻不難見其影響。將定義縮小來看，它是一種工業化系統，以集中方式養殖，將數十隻或甚至上百隻、上千隻動物加以基因控管，嚴格限制活動，並以非自然的方式餵養（其中包含施打各類藥劑，例如抗生素一類的藥品）。全球每年約莫有四千五百億陸棲動物被以工廠化方式養殖。[36]魚類這方面的紀錄卻無從得知。美國境內高達百分之九十九的陸棲動物作為食物用途，或用以生產牛奶與蛋。儘管也有例外，但今天所說的動物通常出自工廠化農場所養殖。[37]

相較其他養殖動物的方式，工廠化農場為當前趨勢：能將生產成本減到最低，有計畫地忽視或將成本「具體化」為環境汙染、人類疾病與凌虐動物。幾千年來，農人看天吃飯，仰賴自然過活。工廠化農場卻將自然視為需要克服的障礙。

人工養殖業確切來說雖然不算工廠化**農業**，但情況與之類似，養殖業與大量生產農產品或肉品的畜牧業一樣，同樣需要加以討論。這點明顯可從水產養殖業中窺見端倪，魚類被囚禁於養殖場遭「捕撈」，但野生魚類同樣遭現代化技術圍捕。

這年頭，捕魚船船長不再是柯克（Kirk）或亞哈（Ahab）這一類人。船長從堆滿電子儀器的控制室觀測魚群動向，挑選最佳時機將魚群一網打盡。[38]不幸失手的話，還有第二次機會。漁夫不但能夠觀測一定距離內的魚群動向，GPS定位監視器還能與「漁群追蹤裝置」（FADs）攜手展開部署。監視器能將魚群出現的數量與確切位置等資訊傳回漁船控制室。

一旦捕撈作業開始進行——每年用在延繩釣的魚鉤有十四**億**個[39]，魚鉤以一大塊魚、烏賊或是海豚肉當作誘餌[40]；撒出一千兩百張網[41]，每張網距離三十哩，每艘船捕抓一種魚類；平均一艘船能在數分鐘內拖起五十噸重的漁獲——不難想見當代漁夫其實更接近工廠化生產的農場主，而非傳統捕魚人。[42]

戰爭的科學技術已系統化應用於捕魚業。[43]雷達與聲納探測從前用以定位敵軍潛水艇位置，加上海軍發展的電子航海系統，二十世紀末發展的衛星定位科技使漁夫獲得前所未有的力量，藉以找出魚群位置，還能鎖定漁群的熱門聚集地。[44]衛星影像所顯現的海水溫度則能用以鎖定魚群的所在處。

工廠化農業的成功之道，在於消費者對於食物的生產依舊停留在過去，以為漁夫用釣竿釣魚，豬農熟知每隻豬的個性，火雞飼主望著一顆顆正要孵化的火雞蛋——我們打心底尊敬並信任這番景象。但這些揮之不去的畫面同樣為農場主的夢魘：如今百分之九十九的農場使用工廠化經營，但不久前連百分之一的比例都不到。大肆收購接管傳統農業的工廠化農場，某一天也將遭到併購。

這些改變有何啟發？少數人清楚當今肉品與海鮮來源的底細，但多數人明白其中哪裡出了差錯卻不作反應。少數人掌握的實情攸關重大，卻不願說服其他人改變。我們需要借助其他方式。

眾多理論中，班雅明（Walter Benjamin）對文學的廣泛探討，是卡夫卡（Franz Kafka）以動物為角色的故事最一針見血的詮釋者。

班雅明認為在閱讀卡夫卡的過程中，羞恥占有決定性因素，是一種獨特的道德感。羞恥具有私我性，於個人內在才感受得到；同時兼具社會面向，在他人面前覺得受窘。對卡夫卡而言，羞恥在看不見的他者面前——借用《審判》（*The Trial*）裡的語彙，在「疏離的家族」前——是種自然反應與責任。它是倫理道德的核心體驗。

班雅明強調卡夫卡的先祖，他的**疏離家族**，包含了各類動物。動物為社群的一部分，卡夫卡在其面前或許還會羞紅了臉，也就是說，動物存在於卡夫卡的道德關懷領域。班雅明還說卡夫卡的動物為「遺忘的貯藏所」，乍聽這番話令人丈二金剛，摸不著頭腦。

我在此提供一些細節，說明一段關於卡夫卡望著柏林水族館裡的幾隻魚的故事，敘述者為卡夫卡的摯友馬克斯・布勞德（Max Brod）：

突然間，他開始對發光水族箱裡的魚說話。「此刻我終於能靜靜望著你們，從此不再吃你們。」[46]卡夫卡便是在此時決定吃全素。如果不是親耳聽見卡夫卡這番話，你絕對難以想像這番話他說得如何輕鬆自在，不帶任何矯情，沒有一絲感情用事，幾乎不像出自他的口中。

是什麼原因驅使卡夫卡吃素？布勞德為何拿卡夫卡跟魚的一番交談，對卡夫卡的飲食大作文章？卡夫卡茹素這段期間，的確對陸棲動物有些看法。

答案就在班雅明對動物與羞恥以及遺忘之間的連結。羞恥是免於遺忘的記憶運作，它是我們幾乎遺忘，卻未完全遺忘的社會期待，與自我滿足義務。對卡夫卡來說，魚類代表遭受遺忘：相較於較受重視的陸棲動物，魚類的生命簡直微不足道。

藉由吃掉魚類傳達對牠們的遺忘，動物之於卡夫卡承載了一切我們想要遺忘自身的所有部分。我們若想否認這部分天性，會稱其為「動物性」，進而隱藏或壓抑這個天性，然而，卡夫卡對此再清楚不過，人有時一覺醒來，發現自己依舊保有此動物性，這點說得沒錯。我們在魚類面前並未因羞恥而感到臉紅。我們仍能從魚的身上認出那屬於人的部分：脊髓、痛感受體、腦內啡（鎮痛用），這些皆為與疼痛相關的反應，否認這些動物相似性，對我們來說不但重要，同樣也否定了屬於人的重要部分。遺忘動物性的存在，等同於遺忘人類自身。

現今，對食用動物的質疑不僅危及我們對於生靈寄予同理心的基本能力，也危及人類對於自身（動物性）該有的反應。這不僅是人與動物之間的戰爭，也是人與自我之間的戰爭。這場戰爭歷史悠久，就歷史角度來看，立足點向來不平衡。誠如哲學家兼社會批評家德希達（Jacques Derrida）所言：

> 一場不平衡的鬥爭，這場戰爭（其中的不平衡終將獲得平反）不僅侵害動物的生命，另一方面也違反人類對動物所寄予的憐憫心。
>
> 這儼然是場憐憫心之戰，戰爭或許永無休止，卻……歷經重要階段。我們難以倖免歷經此階段，此階段亦造就今日的我們。試想參與其中，不僅牽涉我們的本分、責任與義務，而且這場戰爭必要開打且不得不發生，不論喜歡與否，直接或是間接，無人能躲得過……動物直直盯著我們瞧，我們在其面前渾身赤裸。[47]

動物靜靜地吸引著我們的目光。牠們望著人類，不論我們是否從動物、盤中飧、關懷的立場或是自己本身將目光移開，皆無所遁形。不論我們是否改變生活或是袖手旁觀，皆有所反應。選擇什麼都不做也是一種態度。

或許，孩童的純真與其無須擔負責任的自由，可以令他們感受到動物這份沉靜，他們對動物的凝視比起成人更加閒適自在。至少，我們的孩子不會在這場人類與動物之間的戰爭中選邊站，只有受寵的孩子才會如此。

二〇〇七年，我與家人居住於柏林，在水族館消磨了許多午後時光，望著卡夫卡曾凝視過的同一個水族箱觀賞。我特別受到那些怪異、棋子般模樣的海馬所吸引，這群頗受歡迎的生物外表極富想像力。海馬模樣各不相同，有的像吸管般窄細，或擁有植物般的外形，大小從一吋至十二吋不等。[48]顯然，我並不是唯一受到這群令人驚豔的海中生物吸引的人。（我們渴望見到牠們，以致數以百萬計的魚死於水族館與紀念物的買賣交易之下）。[49]或許正是這種特殊的美感癖好，使我耗費了許多光陰在牠們身上，而忽略其他動物的存在，這些動物更加需要我們關懷。海馬堪稱動物界的極端。

牠們比起其他動物更加令人感到讚嘆，吸引我們注意這類生物與其他動物之間不可思議的相似性與差異性。[50]牠們能隨外在環境改變顏色，背鰭拍打的速度與蜂鳥拍翅的速度一樣快。由於缺少牙齒咀嚼與胃部構造，食物消化得很快，需要不斷地覓食。因此，不需轉動頭部便能藉由靈活轉動的雙眼搜尋獵物。牠們的泳技不佳，微小的海水波動都足以令牠們喪命，所以經常棲息於海草或珊瑚間，或選擇出雙入對地在海裡遨遊，彼此以尾端相繫。海馬的求愛過程複雜，通常選在月圓時節交配，還會發出和諧樂音，終生只有單一伴侶。最特殊的部分，莫過於公海馬負責孕育下一代長達六個星期，成了名副其實的「孕夫」，不僅有育兒袋，而且能分泌液體提供母海馬產下的卵獲取養分與受精。公海馬產出小海馬的畫面令人大感不可思議：育兒袋迸出濃濁的液體後，宛如變魔術般，具體而微的小海馬出世了。

但是我兒子對此可一點也不感興趣，小孩不是都對水族館充滿好奇嗎？但飽受驚嚇的他，老是苦苦哀求我們帶他回家。或許，他與海馬那張靜默的面容（對我來說是如此）打了照面，也有可能他害怕水族館裡的黝暗潮濕、幫浦加壓時的呼嚕聲，或是太過擁擠的人潮。我原以為只要待的時間夠久，他就會開始喜歡這裡，無奈事與願違。

對一個深諳卡夫卡故事的作家來說，待在水族館內令我感到一股莫名的羞恥。水族箱投射的並非卡夫卡的面容，而是在推舉這位英雄之際，那個羞愧得無地自容的作家。身為猶太裔柏林人，我感覺到另一種羞恥的陰影籠罩著我。這種羞恥感伴隨著美國大兵觀光客般的心態而來，拿著阿布格萊布監獄（Abu Ghraib）虐囚的大批照片招搖過市。生而為人同樣令我感到羞恥：我羞於知道全世界粗估三十五種海馬，其中有二十種瀕臨絕種[51]，因為人類在捕撈海產過程中「無意間」扼殺了海馬。這份海馬任意遭受扼殺的羞恥感，並非肇因獲取養分、政治因素、非理性仇恨或是人類衝突所致。身處文化帶給我無以復加的羞恥感，不能因為難以抵抗罐頭鮪魚的滋味而受到平反（鮪魚加工製品的現代化製程中，因「混獲」而扼殺超過上百種海底動物，海馬正是其中一種）[52]，或是開胃前菜對於蝦類的大量需求，使得拖網捕撈鮮蝦較其他方式對海馬更加趕盡殺絕。[53]我對於身處如此富足的國家感到羞恥，比起其他歷史悠久、開化文明的國家，我們只願花費少部分所得在食物方面，打著降低消費的旗幟，以慘無人道的方式對待所食用的動物，卻只對吃狗肉大加撻伐。

沒有比身為人父更加令我感到羞恥。我們在孩子面前的矛盾與虛偽表露無遺。你想替問題找出答案，**為何我們要這樣？為何不選擇那樣？**卻通常得不到理想的答案。因此，我們替自己找了許多藉口，或選擇睜眼說瞎話。不論是否臉紅，你都會感到無地自容。然而這種為人父母的羞恥感並不壞，畢竟我們希冀孩子更加身心健全，想出令人更加滿意的答案。兒子不僅啟發我重新思考對於食用動物的想法，更讓我羞愧得重新審視這個問題。

在我打字的當口，喬治就睡在我的腳邊，蜷曲著身體，縮進投射在地面的一方陽光中。牠朝空中張牙舞爪，或許正做著有關奔跑的夢境：追逐松鼠？在公園與另一隻狗嬉鬧？還是正在水中恣意游泳。我真想探進牠的腦袋，瞧瞧牠在想些什麼。偶爾好夢正酣，牠會發出微微的狗吠聲，有時，聲音大到驚醒自己，或吵醒睡夢中的兒子。但牠總是能很快又入睡，兒子可就難哄了。有時牠從夢中驚醒，氣喘吁吁跳起來，跑到我身邊，在我臉頰旁呼著熱氣，與我四目相望，而那存在我們之間的……究竟是什麼？

3

Words / Meaning

說文解字

動物養殖造成全球暖化的比例占百分之四十，
多於全球交通工具總和，為氣候變遷的主因。[1]

動物 Animal

實際造訪農場之前，我耗費超過一年時間費心蒐羅與食用動物相關的圖書資料，其中包含：農業史、美國農業部（United States Department of Agriculture, USDA）資料、活動手冊、哲學相關著作，以及現行出版品中提及肉類主題的眾多書籍。我經常坐困愁城，迷惑有時肇因於棘手的字眼，諸如，**折磨**、**喜樂與殘酷**。有時，這些字眼像是刻意要達成某種結果。語言絕非全然可信，涉及食用動物這一話題的溝通過程中，文字通常有誤導與偽裝之嫌。有些字眼，好比**小牛肉**（veal），會使我們忘了談論的重點；**自由放養**（free-renge）這類字眼則會誤導想找回良心正義的人；**快樂**（happy）意味著與之相反的事；**自然**（natural）則幾乎不帶任何意義。

再沒比人與動物之間隔著一道藩籬更「自然」的事（參閱八九頁「物種屏障」）。並非所有文化皆對**動物**一詞有所定義，或具有任何與其相對應的詞彙。舉例來說，《聖經》裡找不到與英文 animal相應的字；就連翻開字典，也只會找到人類既是（也非）動物。人類想當然耳是動物王國裡的一員，但我們經常不經意拿動物一詞指稱從猩猩、狗到小蝦等所有生物，除了人類自己。小自家庭、大至文化，對動物一詞都有各自理解的方式。就連自我本身也對動物有各種不同的理解。

動物是什麼？人類學家提姆・英格爾德（Tim Ingold）向社會學、文化人類學、考古學、生物學、心理學與符號學等各個學術領域，提出一個大哉問。[2]雖然難以對動物一詞達成一致共識，卻明顯可見兩個結論重點：「首先，人類對於獸性有強烈的內在想法；其次，嚴苛檢視這些想法將暴露人類對於未經探索面向的人性有高度興趣。」若想提出「動物是什麼？」[3]那麼閱讀以狗作為角色的故事給孩子聽，或者關懷動物權益等這些行為的重點不在動物，而在於人，我們必須反問，問題的意義何在，提出：「人是什麼？」

人類本位說 Anthropocentrism

堅信人類為高度文明演化的結果，是衡量其他動物生命的適切標準，也是所有生物的合法擁有者。

人類否定說 Anthropodenial[4]

拒絕承認人類與其他動物之間擁有相似的經驗，當兒子詢問我，如把喬治獨留家中，牠是否感覺寂寞，我回答：「喬治不會有寂寞的感覺。」

擬人論 Anthropomorphism

將人類經驗投射於其他動物身上，如同兒子詢問喬治是否感覺寂寞。義大利哲學家賽納米・斯巴達（E. Cenami Spada）曾寫道：

我們甘冒將動物賦予人格的危險，因為人類必須參照自身經驗，作為探求動物經驗的依據……對於擬人論唯一有效的「治療」方式為持續對既成定義加以批判，以便對我們的問題與動物呈現於我們面前的困窘問題，提供合意的答案。[5]

困窘何在？我們不能直接將人類的經驗投射於動物身上；人既是（也非）動物。

層架式雞籠 Battery Cage

擬人論心態令我們假想被關進農場獸籠裡的滋味？否定論則阻止我們往下想？母雞所處的典型雞籠約莫六十七平方吋，範圍介乎書頁外加上影印紙張大小。[6] 這類雞籠通常堆疊三至九層高，日本的十八層高雞籠堪稱世界紀錄，雞舍密不通風。[7] 試想待在擁擠的電梯裡與他人摩肩接踵。你被擠得往上推要算幸運了，因為鐵線纏繞的傾斜雞籠底層會劃傷腳底。

經過一段時日，電梯內的人變得彼此漠不關心。有些人變得暴力；其他人則隨時要發狂。由於缺少食物與希望，少數人開始自相殘殺。

情況毫無緩解，沒有任何電梯維修員前來。電梯門一輩子只會開啟一次，在你面臨生命終點那天，將被送往一個更加駭人之處（參閱八七頁「加工」）。

肉雞 Broiler Chickens

並非所有雞隻都得忍受待在雞籠的日子。唯有作為食用的肉雞（與專門下蛋的雞不同）稱得上幸運，活動範圍接近一平方呎。[8]

沒有務農經驗的人或許分不清其中的不同，認為不都一樣是雞。過去半世紀以來，發展出兩種雞——肉雞與蛋雞——各自擁有相異的基因。儘管皆稱之為雞，體型、新陳代謝與「功能性」各異。蛋雞負責下蛋（一九三〇年以來，蛋的產能超過雙倍）[9]。肉雞則以食用為目的（花費原本所需不到一半時間便長成兩倍大[10]，雞隻的平均壽命約莫十五至二十年[11]，但現代化生產的肉雞長到六個星期便遭宰殺。每日生長速率增加四倍以上[12]）。

各種怪異的問題於焉產生，在瞭解有這兩種雞存在之前，我從沒想過此問題。**蛋雞生下的公雞將作何處置**？如果這些雞並非用來食用，也不像母雞能下蛋，牠們有何用途？

由於不具任何功能性，公蛋雞一律接受慘死的命運。全世界有半數的蛋雞產自美國，每年產能高達兩億五千隻。[13]

情況淒慘？看來似乎有多加瞭解的必要。

多數公蛋雞被吸進連串導管，接受電擊。[14]其他的則另有處置方式，下場一樣淒慘。有的被扔進大型塑膠容器[15]，體力衰弱的壓在底層，緩緩窒息而死。體力較佳的則倒臥在頂端，緩慢死去。還有的在意識清楚的情況下被送進絞碎機，試想碎木屑中塞滿雞隻的畫面。[16]

殘酷？取決你對殘酷的定義（參閱六四頁「殘酷」）。

胡扯 Bullshit

1. 牛屎（參閱七十頁「環境保護論」）。
2. 髒話或是誤導性言詞，例如：

混獲 Bycatch

這個字大概是胡扯最典型的例子，混獲為一種現代捕撈方式，意指意外捕撈的海洋生物，實際上並非當真「意外」捕獲。近代漁業傾向多利用科技，減少人事成本，藉此獲取大量漁獲，卻也意外捕撈起其他生物。以捕蝦為例，利用拖網方式捕蝦，因而連帶捕獲其他海洋生物的比例高達八、九成，這些已經死亡或垂死的生物最後被丟回大海。[17]混獲造成瀕臨絕種的物種數增加。以重量計算，蝦類只占全球海產的百分之二，但以拖網方式捕蝦，全球混獲量則占百分之三十三。[18]我們不願思考這類議題，因為我們壓根不去想，是否該在食物附上標籤，說明為了享受一頓美食，得捕殺多少無辜的生物？以印尼捕撈的蝦子為例，標籤上頭應該註明：每一磅蝦子換取二十六磅其他海洋生物的死亡，然後將之拋回大海。[19]

或以鮪魚為例，捕殺鮪魚此舉將導致一百四十五種生物無端受害。[20]分別為：巨蝠魟、魔鬼魟、灰鰩、大鼻鯊、短尾真鯊、加拉巴哥群島鯊、高鰭白眼鯊、大虎鯊、錐齒鯊、（灰）白鯊、槌頭鯊、棘鯊、古巴角鯊、深海狐鮫、馬科鯊、大青鯊、刺鰭魚、旗魚、鰹魚、鯖魚、馬鮫魚、四鰭旗魚、白馬林魚、劍魚、帆蜥魚、灰砲彈魚、鶴鱵魚、銀鯧魚、海水魚、長鯧、鬼頭刀、稀棘圓鯧、刺魨、香蕉魚、鯷魚、石斑魚、飛魚、鱈魚、海馬、百慕達鰷魚、青花魚、玉梭魚、條鰭魚、三葉唇魚、鮟鱇魚、翻車魚、鰻魚、領航魚、梭倫魚、鱸魚、跳魚、樹薯魚、紅鼓魚、鰤魚、黃鰤魚、鯛魚、梭魚、河豚、赤蠵龜、綠蠵龜、棱皮龜、玳瑁、肯氏蠵龜、黃鼻信天翁、環嘴鷗、剪嘴鷗、黑眉信天翁、大黑脊鷗、大海鷗、灰臉圓尾海燕、灰燕、銀鷗、笑鷗、北方皇信天翁、白額信天翁、灰水雉鳥、南極海燕、地中海海鷗、黃腳銀鷗、小鬚鯨、長鬚鯨、海豚、北露脊鯨、巨頭鯨、座頭鯨、喙鯨、殺人鯨、鼠海豚、抹香鯨、條紋原海豚、大西洋點斑原海豚、飛旋海豚、瓶鼻海豚、鵝喙鯨。[21]

想像一盤端上桌的握壽司，這盤食物得額外扼殺多少的海洋動物。我們不該只顧著大塊朵頤。

集中化動物養殖經營 Concentrated Animal Feeding Operation, CAFO

集中化動物養殖經營，另稱工廠化農場。此正式名稱並非肉品業提出，而是出自環境保護局（Environmental Protection Agency, EPA）（參閱七十頁「環境保護論」）。基本動物福利法認為工廠化農場殘害動物的方式於法不容。因此有這麼一條法律：

普通農場經營免責 Common Farming Exemptions, CFE

普通農場經營免責。只要符合一般農場經營標準，任何動物飼養方式皆合法。換句話說，農場主，確切來說是企業主，有權界定何謂殘酷。舉例來說，如果業主認為沒必要使用鎮痛劑，不難想見這件事無「法」可管。

普通農場經營免責在美國各州定義皆不相同，範圍從不忍卒睹到荒謬至極。以內華達州來說，在普通農場經營免責保護下，動物福利法並未對既有的動物養殖方式，包括家畜與農場動物的飼養、管理、餵養方式、居所與運送，採取任何禁止或干預的強制手段。[22] 一切以內華達州的法律為主。

律師大衛·沃爾夫森（David Wolfson）與瑪莉安·蘇利文（Mariann Sullivan）為這類議題的專家：

特定幾個州訂定特殊免責，有違慣常農場經營……俄亥俄州免責農場動物沒有獲得「足夠的運動與改善空氣品質。」[23]佛蒙特州的反殘酷犯罪條例免責農場動物「拴繩繫鏈與監禁」，法律一般只視「不人道與有害的方式違反動物福利。」不免令人同情俄亥俄州的農場動物不需運動與空氣；佛蒙特州的動物則受到拴繩繫鏈與監禁的無情對待。

撫慰人心的食物 Comfort Food

一天晚上，四個月大的兒子輕微發燒，翌日早晨出現呼吸困難的現象，當他被診斷出罹患呼吸道合體細胞病毒（Respiratory Syncytial Virus, RSV），小兒科醫師要兒子緊急住院，因成人感染這種病毒的話不過是尋常感冒，但對嬰兒來說卻可能危及性命。孩子在小兒科加護病房住院一個星期，妻子跟我輪流睡在病房內的扶手椅與等候室的活動躺椅上。

第二天起接連四天，友人山姆與艾琳諾帶了食物來探病，豐盛的食物多得吃不完：扁豆沙拉、巧克力糖、烤蔬菜、堅果與莓果、蘑菇菜飯、馬鈴薯煎餅、青豆、辣味玉米片、菰米[24]、燕麥、芒果乾、什錦蔬菜義大利麵與紅番椒，全都是撫慰人心的食物。其實他們只需前來探病，誠摯說幾句祝福話就行，我們大可以去吃自助餐點或外帶食物，然而他們卻選擇帶食物來探病，這些正是我們需要的美好小幸福，當然也是我在扉頁寫上將此書獻給他們的原因。

撫慰人心的食物・續篇 Comfort Food, Cont.

第六天，妻子與我終於能夠攜手離開醫院。兒子度過危險期，醫生認為我們隔天便能夠接兒子返家，心上的石頭終於能夠放下。因此，一等兒子入睡後，由岳母接手在醫院看顧，我與妻子搭乘電梯下樓，重返這個世界。

天空正飄雪。雪花異常碩大、獨特，不輕易融化：宛如孩子從白紙上剪下的一樣，兩人像是夢遊者，踩著雪來到第二大道，心中沒有特別目的地，最後我們決定走進一家波蘭餐廳吃飯。巨大玻璃面對著街道，雪花在空中靜止了幾秒，最後才飄落下來。對於自己當時點了什麼吃，完全不記得，也不記得食物的滋味，卻是此生最難忘的一頓晚餐。

殘酷 Cruelty

刻意造成不必要的痛苦與冷漠態度。殘酷比我們所想的更加普遍。

人們經常描繪自然「冷酷無情」，我常聽見農場經營者重複這句話，試圖說服我，他們是在保護自家的牲畜免於受風吹雨打之苦。大自然的確冷酷無情，**野餐**可不是鬧著玩的。動物關在設備完善的農場，確實較野生動物過得更加舒適。但大自然也非冷酷無情，動物身處大自然不會遭到隨意扼殺，或不時遭受凌虐。這一切就看我們對於殘酷的瞭解有多少，選擇加以反擊或漠視不管。

購買欲 Desperation

外婆的地下室堆滿數袋麵粉，總重量有六十磅。最近一次週末回去造訪，我被派去地下室取一瓶可樂，發現一袋袋麵粉堆在牆邊，宛如阻止溪水暴漲的沙包。高齡九十的老婦人何以需要這麼多麵粉？還有好幾打兩公升裝可樂、成堆的南方米，或是在冰箱裡塞滿黑麵包？

「我留意到地下室堆滿麵粉袋。」返回廚房後，我問外婆。

「有六十磅重。」

我分辨不出她的口氣，是驕傲呢？或帶有挑釁？羞愧？

「可以請教原因嗎？」

她打開碗櫥，拿出一疊厚厚的折價券，上頭印有麵粉買一送一的優惠。

「哪來這麼多折價券？」我問。

「這有什麼難的。」

「妳要怎麼處理這麼多麵粉？」

「我要做些餅乾。」

很難想像不會駕車的外婆究竟如何將超市裡的麵粉一袋袋搬回家。肯定跟往常一樣，有人載送她，但這回她是一次運走總重六十磅的麵粉，還是分批運送？我清楚外婆精打細算的個性，她或許早已計算好一輛車能載運幾袋麵粉，而不必勞駕司機多跑一趟。也可能連絡幾個友人，選在一天之內，眾人分工，將麵粉運回她的住處。這難道就是她不斷告訴我的，幫助她度過納粹屠殺那段艱困日子裡所憑藉的運氣及巧思？

我也曾充當過幾回人頭，幫外婆購買折價券的食物。記得小時候，有一回燕麥麩特價促銷，每個人限購三盒。外婆買了三盒後，在門口等我和弟弟各自再去買三盒。真不知結帳員怎麼想？五歲孩子拿折價券購買的燕麥麩數量就連肚子餓扁的人也吃不完吧？一個鐘頭後，我們與外婆會合，再進去賣場一次。

外婆得好好交代這些麵粉的用途。如果麵粉全烤成餅乾要分給多少人吃？另外，做餅乾要用到的一千四百箱雞蛋藏在哪裡？還有個再明顯不過的問題：她究竟是如何將這些麵粉送進地下室的？我見過她的司機朋友們，這些年長者不可能有力氣幫她。

「一次一袋呀。」她以掌心擦拭餐桌。一次一袋。外婆連把麵粉袋從車上拿到前門都有困難。最近一次進醫院檢查，發現她的呼吸緩慢費力，心跳速率跟藍鯨一樣慢。

她希望活著見到孫子成年，但我更希望她至少再多活十年。她是那種長壽的人，說不定能活到一百二十歲，到時恐怕連這些麵粉的一半都用不完。這一點她應該清楚。

無法撫慰人心的食物 Discomfort Food

食物分享能創造良好印象並改善人際關係。麥可・波倫（Michael Pollan）撰寫不少發人深省、關於食物的文章，他將以上的描述定義為「桌邊情誼」（table fellowship），稱此為重要的社交儀式，並反對吃素，我贊同他的說法。某種程度上，他說得沒錯。

假設你跟波倫一樣反對工廠化農場出產的肉，但今天是某人的座上賓，若不吃主人替你準備的食物簡直不可原諒，特別是這麼做有違道德倫常。但不可原諒的程度有多少？我們陷入兩難的局面：我有多重視創造一個符合社會要求的合宜情況，或者我有多重視表現得符合社會期待？飲食倫理與桌邊情誼在不同情況下反應截然不同，拒絕吃外婆親自料理的雞肉燉紅蘿蔔與桌前傳遞的水牛城辣雞翅，兩者不可相提並論。

好奇波倫怎沒提起這點，選擇性肉食者對桌邊情誼來說比起茹素者更令人覺得難伺候，對桌邊情誼的影響更大。想像朋友邀你共進晚餐，你會說：「我很想去，但你知道我吃素。」或是回答：「我很想去，但我只吃家庭農場畜養的肉類。」身為受邀者到底該怎麼做？或許可以提供主人網路連結或是當地店家的名單，讓主人對你的要求一目了然，更省掉不少麻煩。這點或許考慮周到，卻比要求吃素者更令人覺得不舒服。這年頭吃素普遍多了，無須多作解釋。整個餐飲業，包括餐廳、飛機、學校餐廳或是婚禮外燴都有提供素食，但選擇性肉食者可就沒這麼方便。

身為主人又該如何應付這樣的場合？選擇性肉食者可以吃素，但茹素者可沒法享用葷食。如何選擇才能更加增進桌邊情誼？

增進桌邊情誼的方式不只攸關放進嘴裡的食物，席間的交談也同等重要，談談對食物的看法，比食物本身更能增進彼此間的情感，儘管大夥兒看法各異。

沮喪／動物倒地不起 Downer

1. 令人掃興的人或事。
2. 動物因為健康因素倒地不起，這與人病入膏肓的情況不同。倒下的牲畜並非全都受傷嚴重或病重，有些只需要適當的飲水與休息，便能免除緩慢而痛苦地等死。實際上對於遭到人類棄置不顧的動物統計數字並不明確（有誰會做這類統計？），初步估計每年約莫二十萬頭牛隻慘遭橫屍野外——換算下來，相當於我每打一個字就有兩頭牛喪命。[25] 提及動物福利，至少得替這些倒地的動物進行安樂死，但實際得到的數字微乎其微，因為這得額外花費。動物一旦缺少利用價值，也就得不到尊重或憐憫。讓倒下的動物暴露在野地數天，或者活生生將動物丟棄，這在美國五十州都合乎當地法律。

我為本書進行初次研究訪視的地點便是位處紐約瓦金斯葛倫（Watkins Glen）的「農場庇護所」。庇護所並非農場，這裡並未種植任何作物或飼養其他動物，於一九八六年由吉恩·鮑爾（Gene Baur）與當時結褵的妻子蘿莉·休斯頓（Lorri Houston）所建立，是提供獲救的農場動物一處安享餘年的地方。**自然壽命**不適於形容生長至成年便遭受宰殺的動物。農場飼養的豬隻通常重達二百五十磅就得宰殺。基因有缺陷的動物若住進庇護所，體重甚至可以超過八百磅。

農場庇護所是美國最重要的動物安置與教育機構之一。當初是在一場宣導「動物尊嚴死亡」的演唱會上，用小貨車販賣素食熱狗的所得成立的，這千真萬確，並非玩笑。農場庇護所在紐約市郊占地一百七十五英畝，加州北部還擁有另一處庇護所。會員人數高達二十萬人，每年預算六百萬美元，協助當地與全國立法。但這些都不是我造訪此地的原因，我單純只想要瞭解農場養殖的動物。我在而立之年以前碰觸過的豬、牛、雞，皆是已經切塊端上桌的食物。

我與鮑爾漫步草地，他與我聊起農場庇護所成立之初並未懷抱遠大目標，而是透過一個偶然的機緣。

「我駕車途經蘭開斯特牲畜飼養場，見到飼養場後方有成堆倒臥在地的牲畜，靠近一瞧，發現其中一頭羊挪動牠的頭，我知道牠還活著，卻被丟棄在這裡等死，因此我把羊帶回貨車。我從沒做過類似的舉動，但當時就是無法忍受讓牠這麼死去。我準備帶牠到獸醫那兒接受安樂死。沒想到這隻羊竟然奇蹟似地站了起來，於是我將牠帶回威明頓的住所，讓牠待在我們的農場生活。這隻羊就這麼整整多活了十年。」

在此提供這則故事並非有意敦促另外成立其他庇護所。他們做得夠多了，最重要的是教育像我這一類人，揭發事實真相，而非實際上拯救或是照料多少牲畜。鮑爾是頭一個有此認知的人。之所以提及這個故事，在於說明倒地的牲畜有可能健康無礙，牠們應該受到良好照應，或是有尊嚴地死亡。

環境保護論 Environmentalism

關懷供養人類生命與自然資源的保存與復育。這類定義不勝枚舉，目前看來，這是最普遍的認知。有些環保人士將動物納入自然資源的範疇，這裡指稱的動物通常是指瀕臨絕種或是遭到濫捕屠殺的動物，而非地球上多數存在且更加需要保存與復育的生物。

芝加哥大學最近一項研究指出，食物的選擇與造成全球暖化的交通工具因素一樣重要。[26]聯合國[27]與皮優工業畜產委員會（The Pew Commission on Industrial Farm Animal Production）[28]最新一次官方研究顯示，農場飼養的動物相較於交通工具造成全球氣候變遷的決定性因素要來得更高。根據聯合國提供的研究數據，家畜的溫室氣體排放比例達百分之十八，[29]比起交通工具諸如車輛、卡車、飛機、火車與船的總和，所占據的比例要高出四成。[30]人為因素使得畜牧業產生的甲烷比率高達百分之三十七，並較二氧化碳的全球暖化潛勢（Global Warming Potential, GWP）高出二十三倍，這與人為產生的氧化亞氮高出碳排放量總值二百九十六倍一樣驚人。[31]近來，有些資訊甚至將飲食作量化比較：肉食者較茹素者多產生七倍溫室氣體。[32]

聯合國總結肉品業對環境產生的效應：為提供食物所需而飼養的動物，不論為工廠化或是傳統農場，「對於嚴重環境汙染產生的問題，占據排行前二、三名，影響規模從地方性到全球化……處理土地流失、氣候變遷、空氣汙染、缺水、水源汙染與喪失生物多樣性等議題，需聚焦於與動物養殖業攸關的政策。牲畜對於環境汙染所造成的問題不容小覷。」[33]換句話說，如果你關心環境問題，接受聯合國這類資料來源的科學性調查[34]，（或是政府間氣候變遷委員會〔Intergovernmental Panel on Climate Change〕[35]、科學公益中心〔Center for Science in the Public Interest〕[36]、皮優工業畜產委員會[37]、環保科學家聯盟〔Union of Concerned Scientists, USC〕[38]與世界觀察研究所〔Worldwatch Institute〕[39]等組織）**肯定會**關懷食用動物這個議題。

簡言之，經常食用工廠化農場產出的肉品的人，無法以環保人士自稱且取信於人。

工廠化農場 Factory Farm

此名詞恐怕在下個世代中便無法使用，因為工廠化農場不復可見，或是因為家庭式農場不復存在，而缺乏與之對應的比較。

家庭式農場 Family Farm

顧名思義為家庭自行飼養動物，一手包辦日常餵養動物等工作。兩個世代以前，幾乎全都是家庭式農場。

餵養方式改變 Feed Conversion

工廠化與家庭式農場皆在意每單位餵養牲畜的肉質、下蛋率或是產奶量。為了增加收益，經營方式相異的農場主，會各自選在不同期間，針對動物餵養方式做出改變。舉例來說：

食物與燈光 Food and Light

工廠化農場普遍以食物與燈光作為增加產能的調控因素，卻因此犧牲動物。蛋農藉由改變禽鳥的生理時鐘，加速其下蛋率，更重要的是，所有母雞可在同一時間一起下蛋。以下是雞農向我描述的實際情形：

以火雞來說，通常需要二十三至二十六週的時間才能發育成熟，母雞則為十六至二十週。接著把牠們關進昏暗穀倉，有時幾乎關上每天二十四個鐘頭，連續七天處在黑暗裡。期間以低蛋白飼料加以餵養，使動物幾乎處在飢餓的狀態，持續二至三週。之後，雞舍一天長達十六至二十個鐘頭照明，使母雞誤以為正值春天，此時改以高蛋白飼料餵養，母雞便立刻開始下蛋。農場主以科學化方式餵養牲畜，加以改變或終止牲畜的生理時鐘。瞧瞧大自然，春天一到，百花齊放，生生不息，向母雞傳遞「呃，春天來了，最好開始下蛋」的訊息。人們不過是善加利用生物固有的條件，藉由燈光與餵食方式控制，迫使雌性家禽一整年都能下蛋。飼主皆如法炮製。如今，母火雞一年約莫有一百二十顆蛋的產量，母雞則能產下超過三百顆蛋，比起自然產量多出二至三倍。一年之後，蛋的產能不再如第一年，這些家禽便遭到宰殺，因業者盤算宰殺產能降低的母（火）雞，認為重新飼養一批新的家禽，會比繼續供養下蛋數目已減少的禽類更加划算。這類運作方式說明現今家禽肉何以如此便宜，牲畜卻得為此受罪。

多數人對工廠化農場的非人道飼養方式略知一二，諸如：圍籠空間不足，以及宰殺方式殘忍，某些廣泛被運用的飼養技術躲過了大眾的耳目。我從未聽聞利用餵食與燈光能控制家禽下蛋一事。明白事實真相後，我開始對常見的雞蛋敬而遠之。多虧還有自由放養的雞，對吧？

自由放養 Free-Range

從肉類、蛋、奶，甚至包含魚（鮪魚在內？）「自由放養」已成為不實標示。產品說明中出現「純天然」、「新鮮」或是「神奇功效」等詞彙不再令人感到安心。

自由放養意味雞隻飼養於「開放空間」，但就字面解釋並不具任何意義。[40]試想，雞舍裡豢養三萬隻雞，其中一端設有五乘五見方的小門，專供汙物排放，此門卻並未經常開啟。

美國農業部甚至對於自由放養的母雞並沒有確切的定義，端賴生產者自行提出證明書加以說明。[41]工廠化農場裡，飼養於大型穀倉內的雞隻，一隻挨著一隻，在超市裡卻經常標示為放養雞。「自由放養」一詞需經過規範，然而只要不遷就字面，任何關在籠內飼養的牲畜都算在其中。不難想見大部分「自由放養」或是「非籠養」的母雞被切除雞喙，灌食藥物，一旦「使用過」即遭到殘忍宰殺。[42]我也可以在水槽底下養一群母雞，宣稱牠們為自由放養。

新鮮 Fresh

這個字眼更加華而不實。根據美國農業部規定，「新鮮」肉品必須存放於室內溫度不得低於華氏二十六度或高於四十度之處。[43]新鮮雞肉可冷凍處理（你是否也看出「新鮮冷凍」雞肉一詞的矛盾之處），對於食物的保鮮期限也標示不清。病原體寄生、排泄物汙染的雞肉，就技術上來說，可稱之為新鮮、自由放養或非關在籠內飼養的肉品，並在超市內合法販售（前提是雞肉上的屎尿得先清洗乾淨）。

習慣成自然 Habit, The Power of

小時候我家掌廚的人多半為父親，他常以怪異的食物填飽我們的肚子。在豆腐廣為人知以前，我們早就嘗過其滋味。並不是父親喜愛豆腐的味道，也不是基於現今強調健康概念的理由，他只是喜歡嘗試沒吃過的東西。更別提利用不熟悉的食材，根據食物典型的烹調方式煮食。沒錯，他會做波多貝羅「一口點心」、炸豆丸子「肉醬」和素絞肉。

在這些令人不敢領教的料理中，包含食物間的替換，有時為了安撫母親，他會將不符合猶太教規的食物以更加不符合規定的食物替代，例如將燻豬肉改以燻火雞肉取代；將不符合健康原則的食物以更加不符健康概念的食物代替，例如將燻火雞肉改成以假亂真的素燻豬肉取代；有時候，純粹只是為了證明麵粉可以調製成蕎麥麵糊而大肆改造。其中幾樣替代性食物擺明了向自然挑釁。

最近一趟返家，發現父母家中的冰箱塞滿了以下食物：仿雞肉餅、素雞塊、素炸雞、偽臘腸與肉餅；奶油與蛋的替代品、素漢堡與素燻腸。你或許以為這人的冰箱塞滿眾多肉類仿製品應該是個茹素者，但是錯了，我父親不能一餐無肉。雖然烹調的食物中不見穀類，但他的烹調方式並不遜於真正的美食。

我們從未質疑過父親的料理，甚至喜歡他的烹煮方式，即使前提是不希望友人到家中作客。在我們心中甚至覺得父親是最棒的廚子。這點與外婆的料理如出一轍，食物不僅是食物而已，它包含了故事：我們的老爸喜歡冒險嘗鮮，他鼓勵我們嘗試新事物，正因為新奇，當親友嘲笑他的瘋狂科學家料理時，他也一笑置之，對他來說這些笑聲相較於食物本身的滋味更有價值。

家中餐桌上，永遠見不到的是飯後甜點。我與父母同住在一個屋簷下十八年，從不記得餐桌上出現任何一道甜點。父親並不是怕我們蛀牙，小時候，我不記得父親曾叮嚀我們要好好刷牙，只不過他不認為有吃甜點的必要。美味食物足夠填飽胃，哪來多餘空間塞進甜品？不可思議的是，作孩子的竟也不曾對此抗議過。我的味覺不僅包含對食物的想法，還包括潛意識對食物的渴望，全拜父親的諄諄教誨之賜。多年來，我對甜點興趣缺缺的程度大過任何人，寧可選擇一條黑麵包勝過一塊黃色蛋糕。

兒子對於食物的欲望，將從我這兒得到什麼樣的影響？雖然我幾乎不吃肉，通常見到紅肉會令我感到作嘔，但夏季四處飄散的烤肉香依舊令我垂涎三尺，這對兒子來說有何影響？他會是家族成員中頭一個對肉不感興趣的人，只因他從未嘗過肉？或者，他會更加渴望吃肉？

人類 Human

人類是唯一有目的性的傳宗接代的物種；與他人保持（或不保持）聯繫；慶祝生日；浪費光陰；刷牙；懷舊；洗刷汙點；擁有宗教信仰、政黨與律法；穿戴紀念品；犯錯之後，道歉連年；耳語呢喃；恐懼；解夢；遮掩生殖器；刮鬍；埋藏時光膠囊；有意識選擇不吃什麼樣的食物。吃與不吃動物通常根植於相同的理由：我們不是動物。

本能 Instinct

大部分的人都知道，隨季節遷徙的鳥兒具有非凡的飛航能力，牠們飛越過大陸，找尋合適的棲息地。這種能力稱為「本能」。我們以「本能」說明任何展現聰明才智的動物行為（參閱七八頁「聰明才智」）。儘管本能一詞無法充分解釋鴿子為何能遵行人類的交通路徑作為飛航路線。鴿群循著公路飛行，在特定出口離開，宛如地面上駕駛車輛的人類，跟隨路標前進。[44]

聰明才智常用以定義智性能力，意指經學習得來的知識；人類集多樣智能於一身，例如：空間的立體感、人際間的情感交流，以及音樂欣賞。印度豹具有飛快奔跑的爆發力，雖稱不上高智商，但牠們的空間感令人驚嘆，能估算出斜邊距離，預期並計算獵物的動向，這同樣為某種心智運作。這當然稱之為本能，此種本能就跟醫生以槌子輕敲你的膝蓋，證明你的反射動作沒問題，能在足球場上進行罰球動作一樣。

聰明才智 Intelligence

務農的人都知道，聰明的豬會自行解開圍欄的門栓。英國博物學家吉爾伯・懷特（Gilbert White）於一七八九年曾在一篇文章中描述母豬自行鬆開門栓的過程，「母豬經常鬆脫重重門栓，自行前往遠處一座農場，與關在那兒的公豬會面；目的達成後，再循線返回原來的農舍。」[45]真可說是千里路迢迢。

科學家們記錄下豬的各種語言[46]，當人類或是友伴呼喊時[47]，牠會走近，給牠最愛的玩具時也會靠過來。[48]據觀察，在其他同類沮喪時，牠們還會上前安慰。[49]動物科學家史丹利・柯蒂斯博士（Stanley Curtis）與業界關係友好，憑藉訓練豬隻利用口鼻掌控電玩操縱桿的經驗，推估豬具有認知能力。牠們不僅學會玩電玩，學習效率與黑猩猩一樣快，抽象的表達方式非常驚人。[50]豬隻能夠鬆脫門栓的傳奇尚未結束。[51]柯蒂斯的同事肯・凱法特博士（Ken Kephart）不僅證實豬擁有此一能力，另外還提出豬隻的其他行為模式：牠們通常結伴同行，對冒犯者總是一鼻孔出氣，其他例子還有替同伴鬆開門栓。如果豬隻的聰明才智為美國農場的傳奇之一，試想魚跟雞，難道就特別蠢嗎？

聰明才智？Intelligence?

一九九二年之前，只有七十篇文獻探討魚類的學習能力[52]，十年後，這方面的文獻增加至五百篇，現今已累積了六百四十篇。[53]我們對於其他動物一無所知的狀況出現急劇的改變。如果你是一九九〇年代研究魚類行為的世界級專家，換作今天，充其量只能算是初學者程度。

魚類能建構複雜的窩巢[54]，採一夫一妻制[55]，與其他物種合作獵食[56]，且能使用工具。[57]牠們視彼此為個體（打心底知道誰值得信賴），[58]擁有自行決策的能力[59]，覬覦社會聲望，爭取更好的地位[60]。「馬基維利式的操縱、懲處與和解。」[61]此段話引述自《魚類與漁業》（*Fish and Fisheries*）期刊。魚類擁有長程記憶（long-term memories）[62]，善於透過社會網絡傳遞知識，甚至能將知識傳遞給下一代。[63]牠們甚至具有科學期刊中提出的「悠久『文化傳統』，有特殊管道選擇撫育、教育、休憩或交配的地點。」[64]

雞隻呢？科學上的認知在此也出現革新。傑出動物生理學家萊斯莉．羅潔斯博士（Lesley Rogers）發現禽鳥大腦的平衡機制，左右兩邊大腦各司掌不同的專長，這點曾被視為人腦獨具的功能。[65]現今科學家們同意，動物王國也存在這類平衡機制。[66]羅潔斯累積四十年的研究經驗，聲稱目前對於家禽的研究結果為：「牠們的大腦認知能力與哺乳動物，甚至是靈長類動物相當。」[67]她主張禽鳥類擁有複雜的記憶系統，「能根據時間前後排列，記在腦中，形成獨特的事跡。」[68]和魚類相仿，雞隻也能將知識傳遞給下一代。[69]牠們甚至會彼此欺瞞[70]，也會為了獲取更大的報償而延緩滿足感。[71]

這類研究改變了我們對於禽鳥類大腦的認知，二〇〇五年，來自世界各地的專家齊聚一堂，想藉此重新命名鳥類大腦的各部分名稱。目的在於替換暗指「原始」功能的舊詞彙，對於禽鳥的大腦處理資訊的過程，與人類的腦皮質作用相似，也有新的認知。[72]

生理學家冷靜地站在腦部解剖圖前，主張重新命名，獲得學界很大的迴響。想想盤古開天闢地的故事，亞當在沒有夏娃與神性的指示下替動物命名。他的工作似乎沒有就此停止，我們以鳥類的腦袋形容愚蠢的人，以雞來形容膽小懦弱之人，以火雞形容蠢蛋。這些就是人類所能想到最好的命名？如果我們能夠修正女人並非來自於男性肋骨的觀念，當我們盤中盛裝著一份沾了烤肉醬的肋排，或是雙手抓著肯德基時，難道對於動物的態度不該有所改變？

肯德基 Kentucky Fried Chicken, KFC

從前是指肯德基炸雞，現在則不具任何意義。歷史上，肯德基造就受磨難的雞隻總數，無人能企及。他們每年購買近十億隻雞，如果將一隻隻雞排列起來，數目足以覆蓋整條曼哈頓河，然後從摩天高樓的窗戶滿溢出來。[73]是故，這間企業的經營方式對於肉品加工業來說影響深遠。

肯德基堅持「考量動物福祉，以人道方式對待雞隻。」[74]這些字眼可信度如何？肯德基位於西維吉尼亞州的屠宰供應商，遭人指證員工活生生切掉雞頭，將菸草吐進雞隻眼睛，還在牠們臉上噴漆，將之任意踩在腳下。[75]這些行徑多次遭人目擊。這類屠宰場並不是少數的「老鼠屎」，而是「年度供應商」。試想，在沒有目擊證人指證的情況下，老鼠屎還會做出什麼事來。

肯德基在企業網站中嚴正聲明「本公司持續監控供應商是否以人道方式處理提供給我們的動物。我們只願與能維護我們提出的高標準的供應商合作，共同關懷動物福祉。」[76]這只說明一半的真相。肯德基的確要求供應商**允諾**確保動物福利，但肯德基沒說出的是，供應商也得考量自身的福祉。（參閱六二頁「普通農場經營免責」）。

類似的情況發生於肯德基聲稱對供應商的屠宰場進行稽查（上述曾提及「監控」一事）。我們有所不知的是，這些不過是典型對外聲稱的稽查行動。肯德基**聲稱**要將供應商的違法行為記錄下來，某種程度上，卻讓供應商有足夠的時間將待檢驗項目做好滴水不漏的掩飾與防堵。不僅如此，要求向上呈報的標準稽查員並未包含肯德基本身（現為前任）招募的動物福利顧問團在內，五名顧問黯然去職，其中一名顧問愛黛兒・道格拉斯（Adele Douglass）告訴《芝加哥論壇報》（*Chicago Tribune*）肯德基「從未召開任何會議，也從未要求任何建議，卻向媒體發布他們成立一個動物福利顧問委員會。我覺得自己遭人利用。」[77]

貴湖大學（University of Guelph）動物福祉榮譽主席伊恩．鄧肯（Ian Duncan），同樣為當時的委員之一，本身為北美首屈一指、專研家禽福祉的專家描述：「會議進程相當緩慢，這是我辭職的原因。總在事發之後才研擬對策，確切標準遲遲沒有下文……我懷疑高層管理者不覺得有必要重視動物福祉。」[78]

要如何填補五名去職委員的空缺？肯德基動物福利會議的成員如今包含美國最大雞肉供應商：朝聖者之傲（Pilgrim's Pride）的副總裁，該「年度供應商」遭人指控員工虐待動物[79]；每年屠殺二十二億隻雞的泰森食品（Tyson Foods）董事，在眾多調查裡，該公司員工也遭踢爆虐殺活雞。其中一名員工甚至直接在屠宰現場便溺[80]；經常參與會議的名單還包括公司本身的「執行長與其他員工」。基本上，肯德基聲稱顧問團替供應商擬定了各項計畫，儘管顧問團本身就是供應商。

如同肯德基的名稱，他們對於動物福利的所作所為，同樣不具意義。

符合猶太教規的潔淨食物？Kosher?[81]

希伯來學校與家裡對我的教導，使我明白猶太教對飲食的規定出自某種妥協：如果人類非吃動物不可，我們得抱持慈悲心，帶著謙遜，尊重這世上其他生物。別讓你所吃的動物遭受無謂的痛苦，不論在牠們有生之年或是遭宰殺時。這種想法令幼小的我感到驕傲，長大成人後依舊如此。

這說明為何當位於愛荷華的波斯特維爾小鎮，世界最大的潔食肉廠商亞格里加工廠（Agriprocessors）被人拍攝虐殺動物的畫面公諸於世後，比之傳統屠宰場層出不窮的動物屠殺事件，更加令我感到怒不可遏。意識清醒的牛隻被人有條不紊地，從劃開的喉嚨拉出氣管與食道，過程馬虎草率，不到三分鐘牛隻逐漸虛弱，接著臉部被通上電流電擊而死。

令人欣慰的是，許多猶太團體挺身抗議愛荷華這家工廠的作為。保守派拉比集會主席，在一則傳遞給其他猶太祭司的聲明中說道：「號稱按照猶太教教規經營的肉品加工廠違反**猶太戒律**，造成上帝創生的物種之一蒙受痛苦，這家工廠得對猶太團體與上帝做出交代。」[82]以色列巴伊蘭大學（Bar Ilan University）塔木德學院正統派猶太教教授也提出聲明：「任何聲稱以潔食方式屠宰動物的工廠皆犯下褻瀆上帝之名（hillul hashem）的罪愆，堅持上帝只在意儀式的律法，而不在意道德律法，乃是褻瀆上帝之名。」[83]在一份超過五十位具有影響力的拉比所發表的共同聲明中，其中成員包括改革派美國拉比中心會議主席與保守派齊格勒學院拉比研究院長皆主張：「猶太教對動物寄予同情為根深蒂固的傳統，因受到大規模虐殺動物的行徑所褻瀆，需要重新捍衛自身立場。」[84]

我們沒有理由相信亞格里加工廠對動物的殘酷行徑，從此不再出現於類似的肉品加工廠。只要工廠化農場持續存在，這類殘暴行徑將不會消失。

我在此將直言不諱地提出反思：在**我們**生存的世界裡，這裡指的並非《聖經》裡所描述的牧羊風光，而是一個人口過剩的地球，動物在人類所處的社會中被當成合法性商品處置，有無可能在無須「造成上帝創生的物種蒙受痛苦」的情況下，對肉類大快朵頤，甚至在未來能免除「褻瀆上帝之名？」潔淨之肉的想法是否自相矛盾？

有機 Organic[85]

有機所指為何？並非全盤否定，而是有機一詞不能全然聽信。美國農業部明訂有機販售的肉類、牛奶與雞蛋，動物來源必須遵守：一、以有機方式餵養，農作物不得噴灑殺蟲劑及施以化學肥料；二、生長週期有書面記錄可循；三、不得餵養抗生素或施打荷爾蒙催助生長；四、飼養於「開放空間」。可惜最後一項規定毫無意義可言。有些例子對「開放空間」的定義可能是隔著一道窗望向室外。

一般而言，有機食物讓人吃得較安心，對生態汙染較少，有益人體健康。卻不見得更符合人道。「有機」飼養方式的確顧及母雞與母牛的福利，也**可能**顧慮到豬隻的福祉，但這點並不十分確定。然而，有機飼養方式對於肉雞與食用火雞的福祉來說完全不代表任何意義。你可以聲稱以有機方式飼養火雞，卻每天虐待牠。

善待動物組織 People for the Ethical Treatment of Animals, PETA

善待動物組織的發音近似中東麵包（Middle Eastern Bread），農場經營主無人不知、無人不曉，為全世界爭取動物權益最大型的機構，會員超過兩百萬人。

善待動物組織成員在不違法的情況下，想盡辦法推展各項行動，不論是否得為此做出何種犧牲，這點令人折服；不論羞辱的對象是誰，這些對象反倒不令人意外。他們與一身血腥，揮舞切肉刀的麥當勞叔叔分送「不快樂兒童餐」給孩童；印製形狀類似貼在番茄上的便利貼紙，上頭寫著：「把我貼在穿毛皮大衣的人身上」；將斷氣的浣熊屍體扔向正在四季飯店享用午餐的《VOGUE》雜誌主編安娜．溫圖（Anna Wintour），又把生蛆的動物內臟寄到她辦公室；將赤身裸體的總統與皇室成員肖像印製成「你爸爸殘殺動物」的小冊分送給學童；要求樂團「寵物店男孩」（Pet Shop Boys）更名為「援救受困者男孩」（Pet Shelter Boys），樂團顯然並未照辦，但承認此議題值得討論。善待動物組織直率的表達方式不得不令人欽佩與訕笑，但沒人希望他們將矛頭指向自己。

不論他者對此一組織有何想法，沒有任何組織比起善待動物組織在工廠化農場與相關行業掀起的恐懼還要巨大，他們的方式的確有效。當善待動物組織主要攻擊目標鎖定速食業者，替動物爭取福祉而享有盛名的科學家天寶．葛蘭汀（Temple Grandin）表示，組織這一年來在動物福利方面的努力，相較於她投入這一行整整三十年的時間有更長足的進步（美國超過半數的牛隻屠宰場為她所設計）。[86]史提夫・寇普魯（Steve Kopperud）可以說是全世界對善待動物組織最懷恨在心的人，身為肉品加工業顧問，舉辦反善待動物組織研討會已有十年時間，他如此形容：「肉品加工業如今才充分瞭解善待動物組織能夠令政府官員敬畏三分的能耐。」[87]各類企業定期與善待動物組織協商，並為動物福利政策默默做出改變，避免成為眾矢之的舉動，一點都不令人感到訝異。

善待動物組織時而遭指控，利用冷調譏諷的策略吸引注意，這一點所言不虛。主張人類與動物應該平權這一點則與事實有出入，這麼做的意義何在？牛隻也該投票？組織成員並不特別訴諸情感；倘若要加以形容，應稱之為過度理性臻於嚴峻的理想，「動物不該被人類吃、穿、實驗，或娛樂之用」，效果跟潘蜜拉・安德森（Pamela Anderson）身著泳裝主張動物保育一樣有名。令眾人大感驚訝的是，善待動物組織贊成動物安樂死：如果要在把狗終其一生關在狗籠內與安樂死兩者之間做選擇，組織不僅選擇後者，而且大加擁護。他們反對殺生，卻更不願見到動物受折磨。組織成員皆為愛貓狗人士，辦公室內收容不少寵物，目的不僅要友善對待動物，還想要推動變革。

他們稱此變革為爭取「動物權」，但組織為農場動物贏得的改變，一樣是組織最關切的重點所在，但在爭取動物權益方面儘管成就不少，卻遠不及替牠們爭取福利來得成功：減少獸籠內的動物數量、屠宰方式應嚴加規範，以及動物運送過程不該過度擁擠等。善待動物組織善於以低俗、雜耍方式傳達訴求，這類誇大手段的確贏得些許改善，大部分人卻還覺得不夠。有誰會反對嚴加規範屠宰方式，改善獸籠與運送條件呢？到頭來，圍繞善待動物組織相關的爭議性話題其實已與組織本身無關，而是站在批評立場的大眾痛徹體悟到「這些善待動物組織成員」為捍衛價值挺身而出的精神，並非膽小健忘的我們所能望其項背。

加工 Processing

屠宰與肢解。即使人們並不認為對農場動物有任何虧欠，也認為牠們這樣算是「死得其所」。就算是最有男子氣概、反對動物集中飼養的人，或是在忠誠的牛隻身上烙印的農場主，全都同意素食推廣者的想法，認同以人道方式宰殺動物。但是否所有人都沒有異議？

激進分子 Radical

事實上，人人皆同意動物受虐非同小可，即使我們對牠們受苦的程度與其重要性的看法莫衷一是。根據調查，百分之九十六的美國百姓認為動物應受到法律保護[88]，百分之七十六的人則認為動物福利對他們來說比買到低廉的肉品價格來得重要[89]，而有近三分之二的人擁護通過「嚴刑峻法」來保障農場動物。[90]我們很難找到其他議題如此獲得大眾共識。

另一件多數人皆認同其重要性的便是環境問題。不論你是否贊成近海石油鑽探，或「相信」全球暖化，或者離不開你的悍馬車、摩托車，你明白呼吸的空氣與飲水的重要性，對於下一代同樣重要。即使那些否認人類身處的環境岌岌可危的人，也不得不在事到臨頭之際點頭贊成。

在美國，農場飼養的動物所占比例超過所有動物的百分之九十九，這些動物與人類生活息息相關。[91]而人們對於「動物界」的影響，不論關注的是動物受虐，或是生物多樣性的議題，以及物種之間憑藉數百萬年的演進才達到現今相互依賴的平衡狀態，皆比不上人類對於日常飲食選擇的衝擊來得高。我們認為選擇吃肉與促成動物受虐之間沒有直接關連，日常生活的選擇也不會對環境造成任何巨大的影響。

我們的處境並不尋常。人類皆贊同動物飼養方式與環境的重要，然而，只有少數人肯認真思考我們與動物以及環境之間的重要關係為何。更令人感到不可思議的是，不吃肉的人（所有人皆認為如此一來既可降低動物受虐的數字，對生態保育也有所貢獻）**選擇**將毫無爭議的價值觀身體力行，反而常被視為邊緣人或甚至被冠上激進分子的稱號。

感情用事 Sentimentality

對情感的重視程度勝過現實。感情用事的人經常被視為脫離現實、軟弱。對於農場動物飼養的條件表達關切之意，或是感興趣的人，難免被貶低為感情用事者。這點值得我們退一步思考，究竟何者為感情用事，何者為講求實際。

究竟是對於農場動物飼養方式表達關注，願意正視動物與人類之間實際問題的人在感情用事，還是那些避談此事的人？帶有同理心之人難道不應該比貪求便宜漢堡（或想吃漢堡）、克制不住口腹之慾、顧不得現實與道德的人更加高尚？

兩名友人正準備點午餐。其中一人說：「我想吃漢堡。」因此點了漢堡。另一人則說：「我也想吃漢堡。」但卻想起這世上有比隨心所欲點自己愛吃的食物更為重要的事，於是點了其他餐點。究竟誰才是感情用事？

物種屏障 Species Barrier

柏林動物園（Zoologischer Garten Berlin）為全世界動物種類最多的動物園，數目約莫一千四百種。於一八四四年開放，是德國首座動物園。最初園內的動物由腓特烈・威廉四世（Frederick William IV）所贈與，每年吸引二百六十萬人次參觀，為全歐洲擁有最多非法動物的動物園。一九四二年，二次大戰期間，空襲摧毀了園內大部分的建築，只剩下九十一頭動物倖存。令人感到不可思議的是，人們得砍伐公園內的樹木充當柴火，在此情況下，竟還有動物存活。現今，園內動物約莫有一萬五千頭，但多數人只留意其中一種。

三十年來，努特（Knut）是園內第一隻誕生的北極熊，牠於二〇〇六年十二月五日出生，遭母親托斯卡（Tosca）遺棄，這隻自德國馬戲團卸任的母熊年屆二十，努特出生四天後，牠的雙胞胎兄弟不幸夭折。儘管一切的發端並不平順，處境悲慘卻充滿了希望。小努特在保溫箱內待了四十四天，照管牠的保母湯瑪士・德爾夫雷恩（Thomas Dorflein）為了提供全天候二十四小時的照料，以動物園為家。德爾夫雷恩每隔兩個鐘頭以奶瓶餵食努特，並用吉他彈奏貓王的〈偽裝的惡魔〉（Devil in Disguise）哄牠入睡，他在努特粗暴的對待之下，渾身布滿割傷與瘀青。努特出生時只有一點八磅，三個月後等我見到牠時，體重多了一倍。順利的話，也許哪天牠的體重會超過出生的兩百倍。

說柏林人有多愛努特，都不足以形容這份努特狂熱，市長克勞斯・沃維萊特（Klaus Wowereit）每天早上查看努特的消息，取得最新照片。曲棍球隊艾斯巴倫（Eisbären），詢問動物園能否讓努特作為隊上的吉祥物。無數的部落格，包括柏林銷量最多的報紙《每日鏡報》（*Der Tagesspiegel*）更是每個鐘頭更新努特的動態，牠擁有專屬的網路廣播跟攝影鏡頭，甚至取代各大報上空女模的版面。

努特公開亮相那天，四百名記者齊聚一堂，風采甚至搶過同一時間舉行的歐盟峰會。以努特為主角的各式紀念品不勝枚舉：努特蝶形領結、努特帆布背包、努特紀念餐盤、努特睡衣、努特小公仔，雖然未經證實，說不定還有努特內褲。努特的教父為德國環境部長西格馬・加布里爾（Sigmar Gabriel）。另一動物園來的熊貓圓圓則因努特的盛名之累而喪命。根據園方臆測，三萬人湧入動物園想見努特的狂熱使圓圓受到驚嚇，不論圓圓是因興奮或是沮喪致死，無從得知。說到死亡，有個爭取動物權益的團體主張替動物安樂死好過圈養牠們（他們後來聲稱只是假設性問題），學童卻紛紛走上街頭高唱「努特活下去」的口號，足球迷則替努特打氣而非替隊伍加油。

如果前往動物園去看努特時，感到飢腸轆轆，距離牠的獸欄幾呎處，有個攤位打著努特的旗號，販賣以工廠化農場飼養的豬隻所烹煮的「努特香腸」，至少是富有巧思的。這就是物種屏障。

壓力 Stress

為工廠化農場主想撇清其遭指控的以下行徑：

凌虐 Suffering

何謂凌虐？這問題假設有一主體遭受迫害。此一想法的挑戰在於動物受苦，意指動物在某種程度上能「感到痛苦」，但從一般內在角度來看，人類否認動物存在的本質或其「主體性」，因動物受虐就某種意義上來說被提升至與人同等的地位。我想對許多人來說，此一否認的確切中要害，也就是說受苦的動物歸於另一個次要的層級，這意味我們只能感到遺憾。

我們對於苦痛有強烈的直覺感受，卻難以用筆墨形容。孩提時代，藉由與他人，特別是家人，還有動物之間的互動，習得受苦的涵意。**受苦**這一字眼總隱含我們和他者有共享的經驗與事件。當然，人類的苦痛還有其他種類，諸如未竟之夢、種族衝突以及對身體的羞恥感等等，難道動物所遭受的凌虐因此「稱不上真正的受苦？」

痛苦的定義或其他痛苦受體——神經通路、痛苦受體、前列腺素、類鴉片受體——不足以帶出受苦的實際意涵，重點在於探討遭受凌虐的對象為何，及其受苦的程度。想像這個世界與受苦的意涵在於取得哲學上的一致，因此動物並不適用於這一定義。若想藉此逃避面對經驗得來的常理，我得坦承這並非不可行。因此，如果有人主張動物算不上真正受苦，而另一派辯稱他們對動物有同理心並提供有力證據，動物受凌虐一事究竟該如何界定？我們是否贊同動物算不上真正的受苦，而不該加以大肆討論？

正如你所猜測，我的答案為否定，但我不願妄加定論。重點僅在於瞭解，當我們提出「誰在受苦」這類問題時，處於危難關頭的對象為何？

何為受苦？我不確知答案為何，但我知道受苦是我們對於嘆息、尖叫與呻吟的指稱，受苦有大有小，殘酷且多面，令人不得不關注。這個字也定義我們觀看事物的角度，而非單憑肉眼所見。

4

Hiding / Seeking

躲躲藏藏

一般飼養蛋雞的籠子大小，應為六十七平方吋的空間——想像上層堆疊同樣大小的長形圍籠。近乎所有放養的禽類享有同樣大小的活動空間。[1]

1

ONE

我並非那種三更半夜身處陌生農場的人

我穿著一身黑，大半夜待在不知名的地方。腳踩外科手術穿戴的拋棄式鞋套，顫抖的雙手則戴著乳膠手套。我不斷安撫自己，並再三確認備妥一切物品：紅色濾光手電筒、身分證、四十塊美金現鈔、攝影機、加州刑法第五百九十七條影本、一瓶水（並非自己喝）、設定為靜音的手機以及警報器。我們將汽車引擎熄火，最後三十碼滑向稍早利用汽車勘驗過的其中一處地點。這還稱不上最嚇人之處。

今晚，伴我前來的是爭取動物權益分子的C。直到我開車去接她，才發現我假想對方應該要膽識過人，然而C身材嬌小，臉上掛著一副墨鏡，腳上趿著一雙人字拖鞋，倒像是聽從指示的人。

「你們家有不少車。」車子駛離她的住處後，我問。

「我還跟父母同住。」

我們開上一條當地人稱為「血腥之路」的快速道路，據說這條道路意外頻傳，加上行經這段路的無數卡車經常滿載準備屠宰的動物。C向我說明「入內」本來是指行經穿越大門這樣簡單的事，但這個動作對於所謂的生物安全維護者與「專門惹事生非的人」來說卻愈見困難。近來，屠宰場的圍籬加高了，偶爾燈火通明，警報器鈴聲大作，不時還有未拴上狗鍊的兇猛大狗。有一回，她遇見一隻牛在小棚屋附近徘徊，準備攻擊恣意窺探的茹素的闖入者。

「妳還遇見過牛！」我嚷嚷著，幾乎發出驚嘆。

「公牛。」她直率地回答，朝看似裝滿牙科器具的提袋裡一陣翻找。

「如果今天晚上我們遇見牛怎麼辦？」

「我們不會。」

我被迫緊跟在一輛卡車後方，卡車滿載將被屠宰的雞隻。

「假設我們真撞見了的話。」

「保持不動。」C提供建議。「我不認為牛隻看得見躲在暗處的物體。」

C是否曾在深夜探訪的行動中遭逢不測？答案是肯定的。她曾經意外跌落糞坑，兩隻手臂各挾著垂死的兔子，堆肥深及其脖子。還有一次她意外將自己鎖在獸欄內，與兩萬隻處境悲慘的動物共處一室，四周伸手不見五指，鼻腔傳來動物散發的濃烈氣味。還有一回，小組成員從雞隻身上感染曲狀桿菌，差點喪命。

汽車擋風鏡堆滿雞毛，我打開雨刷問，「妳袋子裡裝的是什麼？」

「替人解脫的傢伙。」

我不明白她這話的意思，也不想追究。

「妳**認為**牛隻看不見、文風不動的物體。妳難道不該確實**搞清楚**這件事？我無意指責，只不過……」

我究竟蹚了什麼渾水？我並非記者、激進分子、獸醫、律師或是哲學家，就我所認知，以我的身分是不該進行這趟探訪。我考慮不夠周詳，而且沒法在一隻提高警覺的公牛面前文風不動。

我們在原定地點停妥汽車，這裡布滿碎石，兩人依照原定時間，等候手錶指向凌晨三點。我們沒聽見稍早看見的那隻狗的動靜，儘管這點並未帶來任何安慰。我從口袋裡拿出一小張紙條，最後一次閱讀：

> 馴養的牲畜在任何時間……遭人禁閉，且連續十二個鐘頭未提供必要的食物與飲水，所有人皆能合法選在任何時間進入牲畜囚禁處，提供必要的食物與飲水，只要牲畜持續遭人囚禁，闖入者此舉將不構成違法……

儘管此為州政府制定的法律，且在C的緘默下更加確認無誤，我仍能想像，原本好夢正酣卻被吵醒的農場主，手持武器，看出我對他飼養的火雞打著什麼算盤，於是將手指扣在獵槍扳機上的樣子，而我嚇得括約肌失控，結果呢？難道在千鈞一髮之際抽出刑法第五百九十七條？此舉足以令他扣扳機的手指稍加放鬆嗎？

時候到了。

我倆利用連串誇張的手勢彼此溝通，儘管簡短的耳語也能達到同樣的效果。但我們謹守緘默的誓言：安全離開這裡之前，不發出任何聲響。戴著乳膠手套的食指打個圈，表示**開始行動**。

「女士優先。」我脫口而出。

接下來的事才令人驚心動魄。

感謝您的持續諒解

敬啟者泰森食品：

這封信接續一月十日、二月二十七日、三月十五日、四月二十日、五月十五日與六月七日先前寄出的信函之後。我在此重申，身為新手父親，想要盡可能瞭解肉品加工業，將致力於根據所知訊息，作為餵養下一代的根據。泰森食品為世界首屈一指的大型肉品加工廠，主要以販售雞肉、牛肉與豬肉為主，貴公司顯然為適切的起始。我想訪視提供貴公司肉品來源的農場，並與貴公司代表談論農場養殖的運作細節，進而討論動物福利與環境議題。可能的話，我也想順道與農場主交談。時間方面我隨時能夠配合，並能在短時間內成行，盼能如願造訪泰森食品。

泰森食品本著「以家庭為重的宗旨」，以及最近媒體出現「給家人最好的」廣告宣傳，相信貴公司能體會我想親眼證實小犬所吃的食物來源。

在此感謝貴公司持續諒解。

獻上誠摯祝福

強納森．薩法蘭．弗耳

令人感到悲痛的行業

我們把車停在距離農場幾百碼處，因為C從衛星照片看出鄰近農場的杏樹叢可以作為我們接近牲畜棚的掩護。我倆保持緘默穿過樹叢，壓斷幾根枝椏。此刻正值布魯克林的清晨六點，這意味兒子不久將睡醒，在嬰兒床內掙扎幾分鐘之後，放聲大哭，他一旦起身就不知如何再入睡。接著，妻子將他抱在懷中，坐在搖椅上，將兒子緊貼著她，餵他喝奶。倘若我並非同時身兼父親、兒子與兒孫的身分，這趟加州之行，以及返回紐約後記錄的心得，還有我到愛荷華、堪薩斯州與普吉灣（Puget Sound）等地參觀農場的一切，應會被輕易遺忘，不復記憶，因我獨自一人吃食，沒有任何牽掛。

二十分鐘後，C停下腳步，九十度轉身。我無從得知她怎麼知道該停在何處，在樹叢間行走了幾百碼，令人難以分得清方向。我們又走了十幾碼，穿過樹叢，宛如乘坐獨木舟的人抵達湍急的瀑布。我的目光穿透最後幾片樹葉，望見距離僅十幾碼處，刺鐵絲網布滿圍籬，繞經整座農場。

農場一連有七座牲畜棚，每座牲畜棚約五十呎寬，五百呎長，畜養約莫兩萬五千隻火雞，而當時我尚未得知這些數字。[2]

大型穀倉鄰近牲畜棚，儼然出自電影《銀翼殺手》（*Blade Runner*）的科幻場景，而非《草原小屋》（*Little House on the Prairie*）這部影集。建築物外的金屬管布滿蜘蛛網，大型風扇向外突出，鏗鏘作響，泛光燈突兀地打出一道白光，阻斷與黑夜的連繫。每個人對於農場都有既定的想像，多數人或許會想像農場該有田野、穀倉、牽引機與牲畜，或者至少包含以上所提的其中一項，有誰對農場的想像不是這樣，但此刻我親眼所見並非如此。這座大型農場畜養的牲畜，提供美國近百分之九十九的肉品來源。

C戴著厚重的手套，撥開一道道鐵絲網好讓我通過。儘管空間足以通過身體，卻仍劃破褲子，不過這是可拋棄式的長褲，正是為此場合所添購。C將手套遞給我，換我替她拉開鐵絲網。

地面泥濘不堪，每走一步，雙腳便陷進混雜著動物排泄物、泥土以及不知為何物的堆肥中。我得曲起腳趾，以免鞋子陷入黏稠的堆肥裡。我蹲低身子，盡可能縮著身體，雙手壓著褲袋免得發出聲響。我倆默不作聲，快速通過一片空地，來到一排牲畜棚前，有了掩護，行動自在多了。大型風扇約莫十座，直徑約有四呎，斷斷續續吹送。

我們接近第一座牲畜棚，室內燈光從門縫底下透出，一則以喜，一則以憂：喜的是我們無須使用手電筒，C告訴我，手電筒的光束會驚擾牲畜，更糟的是搞得牲畜棚雞犬不寧；憂的是一旦有人開門查看，我們將無所遁形。我不禁納悶：大半夜的，牲畜棚為何燈火通明？

我聽見裡頭傳來聲響：機器發出的嗡嗡聲，夾雜著耳語交談，聽上去又像是燈飾店裡的吊燈微微顫動的聲音。由於C打不開門，所以示意我們朝下一個牲畜棚前去。

我們花費幾分鐘，就像這樣尋找未上鎖的門。

另一個疑惑：火雞場農場主為何將門上鎖？

應該不是害怕有人會偷他的設備或是動物。牲畜棚內沒有設備可竊取，而且不值得大費周章非法運走大批牲畜。農場主也不會因為害怕動物脫逃，所以把門上鎖（火雞無法轉動門把）。

也不是因為害怕那些動保人士擅自闖入（有刺鐵絲網足以嚇阻好奇者）。那麼，門為何上鎖？

耗費三年心神鑽研動物養殖的過程中，沒有比這上鎖的門更引發我的好奇。而再沒有比工廠化農場這一行更令人感到悲痛，而敦促我完成這部著作的信念也從不曾如此強烈。

相較之下，上鎖的門也算不上什麼。我從未獲得泰森食品的回音，而其他投書的公司也一樣音訊全無，真正讓我嘗到閉門羹的滋味。回覆信函有些直接拒絕，有些置之不理。甚至有些支薪的研究機構一再遭到相關行業以保密為由加以阻撓。正當資金優渥且聲譽頗佳的皮優工業畜產委員會決定成立為期兩年的研究基金，以評估工廠化農場所帶來的衝擊時，卻換來這樣一份報告：

> 對於畜產委員會想提出完整評估，並達成一致共識的結果的確遭遇不少嚴重的阻礙……事實上，養殖業代表曾替畜產委員會的技術性報告推薦過合適的撰寫人選，卻遭其他養殖業代表從中阻撓，威脅將終止支付他們所屬學院的研究經費。養殖業在各方面擁有不小的影響力：舉凡學術研究、農業政策發展、政府條例與執行。

工廠化農場操控權力，也深諳這一行的典範，正是憑恃著消費者對他們的所作所為，一無所知。

穀倉內傳來人聲，他們為何在清晨三點幹活？還有發出運轉聲響的是何種機器？三更半夜，穀倉內正在做什麼？

「找到了。」C小聲說。她推開沉重的木門，透出一整片光線，走了進去。我跟在她身後，隨即把門關上。吸引我目光的是附近牆上掛著一排防毒面罩。農場牲畜棚怎會出現防毒面罩？

我倆躡手躡腳地走著，這裡有成千上萬隻小火雞。體型拳頭大小，羽毛與地面的鋸木屑一樣呈棕灰色，若當真把牠們擺放在地上，說不定難以辨識。一群群小火雞簇擁一塊，在溫暖燈光照射下入睡，燈光在此用以取代多產母火雞的體溫。母火雞呢？

這裡的空間經過縝密計算，絲毫不浪費。我將目光暫時移開這群小火雞，環顧起四周：燈光、餵食器、風扇與加熱燈平均分布，創造出完美的人造白晝。在這群牲畜周圍，找不出一絲符合「天然」的環境，沒有土壤，也沒有任何窗戶透進月光。我驚訝地發現，遺忘生命的法則有多麼容易，純粹讚嘆起科技的偉大，精準地規劃這個自成一格的小世界，機器有效控管，這才明白這群小火雞簡直成為機器的延伸，或者該形容為其中一個齒輪，牠們並非機器本身，卻儼然成為它的一部分。要撇除這樣的想法還得費番功夫。

我望著其中一隻小火雞，看著牠掙扎著想從外圍朝溫暖的燈光靠攏。另一隻迅速擠進照明之下的小火雞滿足的模樣，宛如蜷縮在一方陽光下的狗。還有一隻動也不動，像沒了呼吸。

起初，情況不算太糟。這裡雖然擁擠不堪，但牠們似乎很快樂。與擁擠的托嬰中心很相似對吧？小火雞挺逗人的。很開心見到眼前這一幕，面對這群小動物心情也跟著開懷起來。

C走到另一處給那些看上去病懨懨的小火雞水喝，我則踮起腳四處走動，在鋪上木屑的地板上留下模糊的鞋印。身處火雞群裡，我開始感到自在，想要更靠近牠們些，卻不想觸摸。C一開始就警告我千萬別碰牠們。我走近瞧，看得更加仔細。火雞的尖嘴與腳趾末端呈現黑色，有些火雞頭頂還長出紅色斑點。

因為火雞數目實在不少，我花了幾分鐘時間才發現當中有些火雞已經死亡，還有些身上淌著血、滿布傷痕。有的慘遭啄傷，還有的了無生氣，懶洋洋聚攏一塊，猶似一小堆乾枯的樹葉。另還有身體畸形的火雞。屏除明顯已死亡的之外，放眼望去，總不時能見到斷了氣的小火雞。

我朝C的方向走去，時間正好過了十分鐘，我不想太過冒險。她正蹲在某隻小火雞面前，我走過去，跟著蹲下身子。小火雞顫抖著身子，兩腿癱軟，眼睛緊閉。掉毛處生了疥癬。尖嘴微張，頭前後搖晃。小火雞出生幾天？一週？還是兩週？牠一出生便這副模樣，還是生了病？什麼樣的病？

C知道如何處理，我心想。的確如此，她打開提袋，拿出一把小刀，一隻手抓著火雞頭，此舉不知是為了固定，還是遮蔽牠的雙眼？接著，她在火雞的咽喉劃下一刀，解脫牠的性命。

2
TWO

我是那種三更半夜身處陌生農場的人

了結那隻小火雞性命的決定並不容易。很多年前我在屠宰場待過，是個候補屠夫。意指哪隻雞若有幸逃過自動屠宰機，我便得在這些雞隻的咽喉劃上一刀，我因此宰殺過數千隻雞，說不定數字超過成千上萬隻。在此情況下，你對一切感到麻痺：不知自己身在何處、做些什麼、從事多久時間、分不清動物的種類、搞不清楚自己的身分。這是一種生存機制，使人免於瘋狂，但這件事本身就很瘋狂。

由於身處屠宰線關卡，所以對雞隻頸部的結構瞭若指掌，知道如何迅速使牠們斷氣。我很清楚這是免除牠們痛苦的最佳方式，但這對我來說並不容易。有別於上千隻雞的命運，躲過機器屠宰的雞，在我手中仍逃不過一死。

我並非激進主義分子，在許多方面可說是中間派。身上沒有穿洞、沒有怪異的髮型、不吸毒；政治方面，對某些議題是個自由主義分子，而對其他事則顯得保守。瞧，工廠化農場不也是中間路線的議題，多數通情達理的人獲知真相後，多半如是認為。

我在威斯康辛與德州長大，生長於典型的家庭，父親靠狩獵為生，現在仍是如此；其他親戚則以捕獵動物或捕魚維持生計。每逢週一，母親以烘烤的肉類作為晚餐，每逢週二，則以雞肉為主食。哥哥則有兩項運動專長。

初次接觸養殖業相關的議題，是在朋友那兒看到牛隻遭屠宰的影片。兩人正值十幾歲的年紀，覺得影片噁心至極，類似那些「與死亡面對面」的畫面。他並非茹素者，也沒打算要我吃素，兩人不過是為了好玩。

當天晚餐吃的是雞腿，我卻食不下嚥。我手中握著那隻雞腿時，並不覺得那是食物，而是活生生的雞。我覺得自己像是要將一隻活生生的雞吞下肚，儘管這隻雞沒咬過我。父親問我怎麼回事，我將觀看影片一事據實以告。那個年紀的孩子總對父親說的話深信不疑，我確定他能向我解釋一切。但他卻只說了「的確令人反胃」之類的話。如果話題就此打住，或許我現在不會跟你談論這些事。父親當時對此事以玩笑帶過，他假裝自己是那隻哀號的動物，就像其他人那般，這種笑話也不知聽了多少回。我卻因此得到啟發，並大感光火，決心不要成為詞窮時就以玩笑代替一切的人。

我想知道影片是否只為例外，想替生命尋找出口。因此寫信給各大農場要求參觀。說真的，我從未想過會遭到拒絕或音訊全無。這個方式行不通之後，我駕車到處跑，路上遇見任何一個農人，便提出參觀牲畜棚的請求。他們皆有藉口拒絕我的請求。明白農場經營的方式後，我不怪他們為何不允許任何人入內參觀。而在瞭解他們之所以保密的重要性之後，又有誰能責怪我想一探究竟？

我第一次在夜裡潛入的是雞寮，裡面或許有上百萬隻母雞。牠們被關在雞籠裡，層層堆疊。那次回去後連著幾天，雙眼與肺部仍有灼痛感。這地方當然沒有動物屠殺影片來得暴力與血腥，卻對我影響甚鉅。那次經驗當真改變我的想法，讓我體會到何謂生不如死的折磨。

我以為雞寮糟糕的情況不過是個例外，無法置信人們放任如此情況直到不可收拾。於是，潛進另一個火雞場。關在這裡的火雞正好過幾天要送去屠宰，因此一隻隻肥美的火雞相互簇擁，擁擠得連地面都看不見。火雞們噪動不安：拚了命振翅、嘎嘎叫著，不曾稍歇。觸目皆是已經死亡或是奄奄一息的火雞。令人不忍卒睹，我並非讓牠們受苦的人，卻感到身為人的羞恥。我告訴自己這是例外，所以持續潛入各農場，一間接著一間。

之所以這麼做，或許是因為打心底不相信親眼目睹的一切。知情的人都知道，工廠化農場幾乎如出一轍。多數人無法親眼證實農場的實際情況，但他們能夠透過我加以得知。我以攝影機拍攝雞寮、火雞場、兩間豬寮（這些地方現在很難有機會潛入）、養兔場、酪農場、家畜飼育場、牲畜拍賣所以及運送牲畜的卡車。我在幾間屠宰場工作，拍攝的影片偶爾會登上晚間新聞或報紙。還有幾回作為法庭上虐待動物的呈堂供證。

這是我為何同意幫你的原因。我不認識你，也不知道你打算撰寫哪一類書。但如果能夠因此向世人揭發農場的內幕，也是件好事。真相歷歷在目，不論你從何角度切入。

總之，我不希望你在書中把我描述成老是在了結動物的性命。我只有在逼不得已的情況出此下策，一共有四回。我通常將重病的牲畜帶去獸醫那兒，但那隻小火雞病得無法動彈，拖下去只有更加痛苦。聽著，我反對墮胎，相信上帝，相信天堂與地獄，但不願見到生靈受苦。工廠化農場早已算計好在不必殺害牲畜的狀況下，留牠們在原地等死以節省成本。養殖業的運作模式：牲畜如何在短時間生長、如何節省畜養空間、該吃多少恰當，任由牲畜病入膏肓。

這並非動物試驗，你能想像苦難的另一端來平衡一下。這攸關人對於吃的渴望。告訴我，味覺為何是感官最原始的狀態，不像其他感官受到倫理規範？如果你停下來思索，便會發覺其中的瘋狂。虐殺動物者為何不似因飢餓而殺害動物填飽肚子的人來得有理？我們能輕易拋開這個問題，卻難以做出回應。要如何評斷藝術家斬去動物四肢加以展覽，只為在視覺上造成震撼？為何動物的**哀號聲**令某些人感到快感？試著對農場動物想出合理的對待方式，而非只想到吃。

個人如果盜用企業商標，很可能吃上官司；但如果企業虐待數十億牲畜，法律將不會保障動物，而是保障企業的權益。否認動物享有權益，等同向企業靠攏。動物享有權益似乎對任何人來說皆很瘋狂。我們身處的世界，習慣將動物視為無感的木頭，以動物為本位的方式對待動物會被視為極端。

在保障童工的法律制定之前，企業主對待十歲童工的態度並沒有不好。社會不該因為難以想見兒童能在良好的環境中工作，便因此禁止童工，然如果企業被賦予的權力大過力量薄弱的勞工便是迂腐。人類若自認有權吃動物，卻不在意動物享有不受虐待的權益也是迂腐。我並非妄加臆測，而是描述現實遭遇的情況。瞧工廠化農場如何運作，以及人類一旦握有技術上的優勢，所處的社會如何對待動物。瞧瞧我們如何本著「人道主義」與爭取「動物福利」之名，行虐待動物之實，再來決定吃或不吃動物。

3 THREE

我是工廠化農場經營者[3]

有人問起我的職業，我會回答自己是已退休的農場經營者。六歲就幫牛擠奶，與家人住在威斯康辛。父親飼養約莫五十頭牲畜，這在當時很尋常。離家前，我每天幹活，辛勤工作，當時覺得自己擁有的已足夠，仍想著奮發向上。

高中畢業後，我取得動物系學位，在畜禽公司謀職，負責替牲畜配種、管理，並幫火雞飼主設計農場。在這之後，我替幾家公司工作，管理大型農場，農場飼養的牲畜多達上百隻。我負責做好疾病與牲畜方面的控管，可說專門解決疑難雜症，農場經營有許多問題要處理。如今，我專長照管雞隻的營養與健康，從事農業綜合產業，有些人或許稱之為工廠化農場，但我不在乎這些名稱。

我成長的地方與現今這個世界十分不同，過去三十年，食物的價格並未有太大的波動。相較於其他東西的價格，肉價依舊在原地打轉。為求生存，我指的不是賺大錢變富翁，而是指讓家人溫飽、送孩子上學、添購新車等平凡的事，務農者得想辦法將產量提高，這是很簡單的數學問題。我說過父親飼養的牛隻數字是五十頭，現今酪農場至少得飼養一千兩百頭牛才能生存，這是最保守的數字。但一個家庭哪有辦法餵養一千兩百頭牛，因此得雇請四、五名工人，每個人各司其職：擠奶、疾病控管、照料牲畜啃吃的草。農場在這種方式下有效運作，才有辦法維持生計，許多人因為農場有各式需求因此從事相關行業，現在很少有人這麼做了。

另一因應經濟緊縮的方式即為降低成本，增加動物產能，而為了增進動物生長，餵養方式也因此改變。為求食物的價格較其他東西低廉，飼主別無選擇得降低生產成本，改造動物基因，以期達成任務，儘管因此危及動物福利，這整套運作系統包含損失動物在內。假設牲畜棚內飼養五萬隻牲畜，頭一個星期會有數千隻動物為此喪生。我父親養牛那時候可負擔不起任何動物損失。你必須假定一開始就先損失百分之四。[4]

我道出這些缺點的原因在於想開誠布公。事實上，我們身處於一個龐大的系統中。它並不完美，沒有任何一套系統是完美的。如果有人說他想出了餵養數十億人的絕佳方式，呃，萬不可輕信。聽過放養雞與草飼牛的優點，我認為此出發點很好，但此種方式無法餵飽全世界，絕不可能。以放養雞蛋餵養數十億人簡直是天方夜譚。當聽聞他人談論小型農場為農場經營的典範時，我稱之為瑪麗皇后（Marie Antoinette）症候群：如果百姓買不起麵包，何不讓他們吃蛋糕。仔細想想，唯有高產能農場使得人人不會因此挨餓。如果我們不用這種方式經營農場，或許能因此改善動物福利，甚至改善環境汙染問題，但我可不想經歷一九一八年中國面臨大饑荒的情況。

沒錯，你可以勸說人們少吃肉，但你最好搞清楚：人們並不想為了這個原因減少吃肉。你可以像善待動物組織的成員一樣，假裝全世界在一夕之間清醒，發現他們愛護動物，不再想吃動物，但根據歷史的教訓顯示，人們可以同時愛護動物，並且吃牠們的肉。在發生戰亂之類的艱困時刻，假想全世界可以茹素，此舉不但幼稚，甚至不道德。

美國農場在二次大戰後餵飽全世界人口，人們從未面臨食物如此豐盛的情況，蛋白質從未如此容易取得。我飼養的動物不用受風雨摧殘，就可以取得所需的食物，雖成長良好，難免也會生病與死亡。生存在大自然裡的動物又是如何？難道牠們能安養天年、自然老死？在喪命之前先遭擊昏？牠們在大自然裡不是活活餓死，就是遭到其他動物獵食，這是牠們喪命的主要原因。

人們不再了解食物是怎麼長成的，食物既不是合成、也不是實驗室中培養出來的，而必須經過慢慢生長。我最看不慣消費者老是譴責農人，告訴農人應該怎麼飼養才對，又一心想要食物價格低廉，而飼養牲畜的苦差事卻落在我們身上。如果消費者想要吃放養雞蛋，就得付較高昂的費用。事情就這樣。在大型穀倉小籠子裡大量生產的雞蛋才便宜。此種飼養方式更加有效率，也才有辦法維持飼主的生計。沒錯，我是指工廠化農場的可行性更高，儘管這一字眼經常被用以打擊肉品業。遠從中國、印度乃至巴西，這些國家對動物農產品的需求迅速增加。家庭化農場如何能餵飽全世界近百億人口？

幾年前，我的朋友遇見兩名年輕人前來探詢是否能夠針對農場養殖加以拍攝。這兩個人看來和善，所以他一口答應。但拍攝完的影片經過剪接之後，農場內的火雞看似遭受虐待，年輕人也指證歷歷。我知道這座農場，造訪過數回，我敢說這些火雞受到良好的飼養，但事實卻遭到扭曲，年輕人老是模糊焦點。這一行並非事事完美、無缺點，但是歪曲事實讓人不悅卻是大錯特錯。每個掌鏡的孩子都自覺是動物方面的專家，自以為生下來就知道這些必須經過好幾年時間學習的事。我明白以聳動話題激起人們注意的必要性，但我寧可選擇真相。

八〇年代，肉品業企圖與動物保護團體溝通卻未能成功。因此，火雞飼主決意不再與其溝通。我們之間築起了一道高牆，一切到此為止。我們不再發表言論，不再同意他人到農場進行拍攝。一切根據標準程序進行。善待動物組織不想只是發表攸關農場經營的相關話題，他們想要終結農場，他們對於整個世界的運作方式完全不了解。我只知道，此刻我正與敵對的一方交談。

我對於所吐露的事深信不疑，這些事實的重要性非同小可，卻被淹沒在激進分子的言論中。我不希望公開姓名，但我自問無愧於心。你們得諒解我的處境，我也有頂頭上司，也得養家活口。

我可以提供一個建議嗎？在你忙著檢視目光所及的一切時，記得別相信自己的眼睛，而是相信你的腦袋。從頭重新思索動物、農場經營以及食物的經濟效益。

4

FOUR

開天闢地第一隻雞

現代人對飼養之雞、小雞、公雞、母雞、家禽、明日之雞、肉雞、蛋雞以及麥當勞叔叔[5]等名詞並不陌生。每個名稱都代表一段故事，而你身為開天闢地第一隻雞與其他動物尚不具任何名稱，更沒有任何故事可說。如同這一階段的其他動物，你根據自己的喜好與本能繁殖。沒人餵養你、逼迫你勞動或提供庇護。你沒有任何所屬的標籤，甚至沒人想過可以擁有你。

身為一隻野生**公雞**，你四處張望，以各式叫聲提醒其他雞有外來者入侵，以尖嘴與腳趾保護同伴。身為野生**母雞**，在小雞孵化完全前，妳便開始與其溝通[6]，沮喪地發出咯咯聲，挪動著身體。妳的慈母形象將被記錄於〈創世紀〉第二節，描述上帝朝第一道洪水，呼出第一口氣息，耶穌將「母雞張開翅膀，保護所有小雞」賦予母愛的形象：「我願意聚攏你的兒女，如同母雞把小雞聚攏在翅膀底下。」[7]但〈創世紀〉根本尚未寫出，耶穌尚未降生。

開天闢地第一個人類

你所吃的食物都得自己張羅。大部分的時候，你不會選擇居住太靠近獵物棲息的區域，也不會與這些動物分享或是競爭土地，而是選擇外出尋找牠們的蹤影。你通常不知道獵殺的是什麼樣的動物，並與狩獵區保持一小段距離，對於獵捕的動物一視同仁。[8]當然，並非各方面皆如此，但你知道動物擁有人類所缺乏的能力，具有危險性、能創造生命並且粗野。你用動物進行獻祭儀式。你在沙洲、泥地或是洞穴中描繪動物，混合人與動物的形象。[9]動物既是你，也不是你。你和動物之間有複雜的關係，就某種意義來說，你與動物同等重要，但這件事將會有所改變。

第一道難題

西元前八千年，曾在野地叢林間生活的雞隻，如今與山羊及牛隻一樣受到馴養，這意味牠與人類展開了一段親密、關懷與暴力的新關係。

不論古今，都將人類與其他物種共同演進的過程描述為馴化。人類基本上與稱之為雞、牛、豬等動物達成交易：我們人類會保護你們、替你們張羅食物等，而你們將接受苦役，產下的蛋與牛乳將為我們所取用，偶爾，你們也會被宰殺以供食用。在大自然生活並不容易，自然是如此殘酷無情，因此這樣的交易很合理，動物們皆同意。麥可．波倫在《到底要吃什麼？》（*The Omnivore's Dilemma*）裡，描述人與遭馴養的動物之間的關係：

> 馴化是一種演進，而非政治上的發展。一萬年前，人類的政體尚未加諸於動物身上。然而，透過達爾文（Charles Robert Darwin）的推論，馴化起源自少數投機物種在與人類共生的情況下存活率與繁衍率因此提高。人類提供動物食物與庇護，作為動物提供人類牛乳與雞蛋的交換條件，當然包括動物的肉……從動物的觀點來看，這場與人類的交易結果十分成功，至少現在仍是如此。[10]

此為後達爾文時代，**動物應許神話**的版本。農場主以此對自身的暴行辯護，農業學校課程也採行此說法。我們從上述文章看出人類與物種之間的利益衝突，如果沒有這些物種，人類何以存續。但如果人類改吃素，是否不再需要飼養動物，這一點有待商榷，飼養雞隻與豬隻有時為裝飾或當成寵物之用，其他則用以滋養作物。在實際情況下，動物希望讓人類飼養，牠們寧可如此。有些農場主告訴我，有時不小心忘了關上獸欄，卻不曾走失任何一隻動物。

古希臘的應許神話在達爾菲神諭中上演，宰殺動物之前，會在動物頭上灑水。當動物上下點頭以甩掉頭上的水，神諭將此解釋為動物同意遭到宰殺，「點頭表示同意……你將得到應得的犧牲。」[11]俄羅斯的雅庫特人（Yakuts）說過類似的話，「偉大的熊，你來到我的跟前，為的是**希望**我殺了你。」[12]在以色列的傳統儀式中，紅色母牛為替以色列人贖罪，必須自己步行至祭壇前，否則儀式無法生效。[13]應許神話有各式版本，卻都暗指「公平交易」，至少就象徵意義來說，在馴化與宰殺的過程中，動物們難辭其咎。

神話中的神話

動物無從選擇，人類卻可以。即使動物能夠選擇，這點暗指牠們將永遠以選擇個別福祉為前提，大體上來說難以顧及他者。在此邏輯下，奴役一群人沒有異議，但若奴役的是一群動物，此論點就不能成立。（動物不會選擇**不自由毋寧死**，而是選擇**受制於人類而活**）。對多數動物甚至個別來看，顯然無法理解這樣的安排。雞隻有許多用途，但牠們無法與人類進行複雜的交易。

這些反對立場或許偏離了重點。不論事實為何，多數人都得以想見家中飼養的狗或貓是否遭受公平對待。我們也能想像在飼養方式上，假設動物們「應許」人類這樣對待牠們。一隻狗多年來飽嘗美味食物；享有許多與其他狗在戶外嬉戲的時光；擁有自我的空間；明白狗在野外毫無規範的條件下生活確實挺困難的，或許牠最後會同意以被吃作為讓人類豢養的交換。

我們可以做到的，這類事情並不難想像。這段動物同意的故事一路持續至當今時代，說明人類願意冒險，想做對的事。

從歷史角度來看，多數人欣然接受食用動物為日常生活的一部分，並不令人感到驚訝。對大部分人而言，肉類可以果腹，而且味道鮮美。事實上，從人類歷史來看，某些人也奴役其他同類，這點同樣不令人感到驚訝。然而將時間往回追溯，根據記載，人類曾對食用動物所造成的暴力與死亡感到內在的矛盾。所以我們才有這麼多故事可說。

第一場遺忘

如今，傳統農場飼養的動物極其罕見，輕易地就為人們所遺忘。早幾代人類比我們更加熟悉動物們的性格與加諸於牠們身上的暴力。他們知道豬愛玩、聰明、充滿好奇，我們會以

「像狗一樣」來形容豬，而以「像靈長類一樣」來形容豬的複雜人際關係。他們知道人工飼養豬隻的表情與行為模式，知道豬隻會在遭到閹割與屠宰前發出嬰兒般的尖叫聲。

因著動物對人類的不甚瞭解，我們能輕易地將人類行為對其所造成的影響撇在一旁。肉類衍生的問題變得抽象難解：動物不再具有個別性，少了喜悅或痛苦的獨特表情，不再搖尾乞憐，不再發出尖銳聲響。哲學家伊蓮．思卡瑞（Elaine Scarry）觀察，「美總是產生於獨特性」，從另一方面來說，殘酷總令人感到抽象難解。[14]

有些人試圖以親自捕獵或宰殺動物來解決其間的缺口，彷彿這些經驗可以合法化吃肉的行為。此舉愚蠢至極。奪取他人的性命不過證明了你有能力殺人，卻無法對我們到底該不該做這件事提供最合理的解釋。

親自宰殺動物多半會成為遺忘問題所在的方式，而我們卻假裝自己記得這件事。這點比起無知所帶來的傷害更大。要喚醒睡夢中的人並不難，但再多的噪音也喚不醒裝睡的人。

最早的動物倫理學[15]

從前對於馴養動物的主要道德關懷，根植於飼養業的需求，以及對有感生命的基本關照回應，並非不去吃，也並非不在乎所吃的動物，而是**在乎怎麼吃**。

對馴養動物的**關注**，源自於**在乎怎麼吃**的倫理，沒必要與其他以馴養動物的經濟效益為根基的倫理道德相呼應。本質上，人類與馴養動物之間的關係需要某種程度的關照，飼主提供所飼養的牲畜食物與舒適的環境。照料飼養的牲畜可謂一種良心事業，但是保證有牧羊犬與乾淨飲水的代價即是：對其閹割、勞役、放血、活生生剮肉、烙印、讓初生之犢與母畜分離，當然，屠宰業也可謂良心事業，動物在需要尋求照管的同時，卻得為受到人類保護而以犧牲作為交換。

在乎怎麼吃的倫理是歷經數千年時間逐步形成。在不同文化架構下，展現不同的倫理系統樣貌：在印度禁止食用牛肉；伊斯蘭教與猶太教講求屠宰過程迅速俐落；俄羅斯的苔原上，雅庫特人聲稱動物們一心求死，儘管這一說法後來未能持續。

在乎怎麼吃的倫理並未遭到時間淘汰，卻可在一夕之間消逝，遭到扼殺。

第一批生產線員工

一八二〇、三〇年代末期，首座肉品加工廠出現在辛辛那提，一路擴展至芝加哥，早期的工業化「加工」廠，也就是眾所周知的屠宰場，以一群專司庖丁解牛技術的人取代原先經驗豐富的屠夫。[16]這群人各司其職，從宰殺、放血開始，牲畜各個部位從頭到腳都有專人負責。[17]亨利・福特（Henry Ford）曾親自證實，屠宰業的生產線效率啟發了他，因而將此一模式應用至汽車工業，帶領製造業邁向革新，儘管組合一輛汽車與分解一隻牛的程序正好相反。[18]

改善屠宰業與肉品加工業效率的壓力，更促成了鐵路運輸的進步，一八七九年冷凍櫃貨車發明後，能夠將牛肉集中運送至更遠的距離。[19]現在，冷凍肉品環遊近半個地球最後送達你家附近的超市已經不稀奇了。我們所食用的肉品平均要繞行一千五百哩，這距離相當於我開車從布魯克林到德州的潘罕德（Panhandle）去享用午餐。[20]

一九〇八年，原本分散的生產線引進運輸系統後，管理者無須透過員工便能夠控制生產線的作業速度。[21]速度的改善提高了生產效率，許多案例更因此增加兩至三倍產能[22]，與低效率的屠宰方式及工作場所造成的損害預期增加的數字相比，足足往前躍進了八十年[23]。

儘管肉品加工業順應趨勢做出改善，但在二十世紀初，畜農仍舊依照過往的養殖方式，於農場飼養大批牲畜，一如多數人所想像的那般。只不過那時飼主尚未將活生生的動物當成死屍看待。

第一個工廠化農場飼主

一九二三年，在德瑪瓦半島（Delmarva Peninsula，橫跨美國德拉瓦州、馬里蘭州、維吉尼亞州），一場有趣的小意外降臨於海景灣一位家庭主婦西莉亞．史迪爾（Celia Steele）身上，就此開創現代化畜禽產業，逐步帶領全球走向工廠化農場經營。[24]史迪爾原本只負責照料家中飼養的一小群雞隻，據說她原來接到一張五十隻雞的訂單，突然改成要五百隻。她悉心照顧這群雞，為了度過嚴冬，決定試試看將雞關在室內飼養，並在飼料中加進營養補充品，用嶄新的餵養方式幫助這群雞隻存活下來，訂單出貨後，她持續進行試驗。[25]一九二六年，史迪爾飼養的雞隻數量已高達一萬隻[26]，到了一九三五年，雞隻數目更成長至二十五萬隻[27]（一九三〇年，美國每戶家庭平均飼養的雞隻數目只有二十三隻）。[28]

史迪爾締造此項紀錄之後十年，德瑪瓦半島儼然成為全球畜禽飼養的代表都市。[29]德拉瓦州的蘇塞克斯郡（Sussex County）如今一年生產超過二億五千萬隻小雞，產量幾乎為美國其他大城的兩倍。肉品生產成為該地區的主要經濟活動，同時也為汙染的主要來源[30]（德瑪瓦農地近三分之一的地下水源受到硝酸鹽汙染）。[31]

這位紀錄締造者飼養的雞隻身處擁擠的環境之中，在被剝奪活動與日照的情況下歷經數月，若非受惠於飼料中加進維他命A與D的嶄新發現，雞隻肯定無法存活。[32]此外，若不是借助孵化場人工孵化器的興起，史迪爾也無法有效照顧雞群。技術經過世代累積，眾多因素以不可預期的方式發展匯聚。

一九二八年，美國總統候選人胡佛（Herbert Hoover）的競選口號，承諾百姓「豐衣足食」，最後他不僅信守承諾甚至有所超越，超乎一般人的想像。一九三〇年初期，新興的工廠化農場建築師如亞瑟．裴杜（Arthur Perdue）與約翰．泰森（John Tyson）投入養殖業，協助工業化農業的現代科學發展，直至二次世界大戰，肉品生產方面亦展開許多「革新」。由於政府補助提供價格便宜的穀物混合飼料[33]，不久後，投餵雞隻飼料的裝置便改以自動化輸送。[34]就連去除雞隻嘴喙也能以機械自動化處理，在過去通常是用燒紅的鐵片在雞喙上燒灼，雞隻的喙嘴是其探索外在世界的主要構造。[35]自動化控制的燈光與密集安裝的風扇，以此裝置控制畜禽的生長週期已成為標準配備。

雞隻生長的每一個層面都為了加速生長而經過設計，以期達到減少成本的目的。是該進行下一階段突破的時候了。

第一隻明日之雞

一九四六年，畜禽業將目光轉向基因改造，在美國農業部的協助下，舉辦「明日之雞」

競賽，目的在以少量的飼料，培育出擁有肥厚胸肉的雞。優勝者是來自加州馬里斯維爾（Marysville）的查爾斯．范特瑞斯（Charles Vantress），這結果跌破眾人眼鏡。新英格蘭因此成為牲畜飼養的重鎮。范特瑞斯所飼養的紅毛康瓦耳——新漢普夏品種雞，引進了具有康瓦耳血統的雞隻基因，根據業界期刊描述：「戰後，外表具有寬闊雞胸的品種將廣受市場青睞。」[36]

一九四〇年首見雞飼料內摻雜磺胺類藥劑與抗生素，不僅能刺激生長，還能抑制群聚疾病感染。[37]在飼料中加入藥劑的做法逐漸應用於「明日之雞」的嶄新飼養方式，直至一九五〇年，農場裡不再單只有一種「雞」，而是生產出兩種功能截然不同的雞，一為蛋雞，另一種則為肉雞。

雞隻經過品種改良，外加上飼料與環境的改善，如今被加強應用在蛋產量驚人的蛋雞，或專門作為食用目的，特別是雞胸肉發達的肉雞。[38]一九三五年至一九九五年，「嫩雞」的平均重量增加了百分之六十五，上市日期縮短百分之六十，飼料的需求量則降低百分之五十七。[39]想像一下人類的小孩為了加速生長，在十年間增加三百磅，期間只吃格蘭諾拉燕麥卷與維他命。

基因培育的重點不在於變革，而是說明家禽飼養的巨大可能性。藥物與群聚飼養不僅能增加收益，家禽在沒有使用藥劑的情況下也不再「健康」無虞，這些都是伴隨而來的嶄新改變。

更糟糕的是，基因變種雞不再只占市場少數，現今市面上多數的雞隻皆以此方式繁殖飼養。美國曾有數十種品種相異的雞，澤西巨雞、新罕布夏雞、白洛克雞等，這些雞隻原本均能適應各地區環境，如今全都只剩下工廠化出產的雞。

一九五〇、六〇年間，畜禽公司開始進行完全垂直整併。他們擁有基因改造技術，現今，由兩家公司掌握全球四分之三肉雞的基因[40]；他們擁有家禽（農人不過負責照料，猶如露營地的指導員）及不可或缺的藥劑、飼料、屠宰與加工方式，還有市場品牌。不僅技術上有了改變，生物多樣性也取代了基因的一致性，大學畜牧系最終演變為動物科學系所。曾為女人主掌的養殖業如今改由男人經營，經驗豐富的農人則由契約工來取代。無人鳴槍宣告比賽開始，競相向下沉淪。地球一傾斜，所有人便滑進洞裡。

首座工廠化農場

工廠化農場的產能革新更加不容小覷。管制嚴密的荒蕪之地取代青青牧草，多層組合的密集囚籠矗立於穀倉所在地，而經過基因改造的牲畜——家禽無法振翅高飛，豬隻無法在野地生存，火雞無法自然繁衍，取代了農場原有的熟悉生態。

這些改變就過去與現在來說意味著什麼？少數提出發人深省問題的當代哲學家之一德希

達指出：「不論就實際、技術、科學、司法、倫理或是政治上的結果加以詮釋，無人能對此事加以駁斥，無人能否認動物屈從人類的比例前所未見。」他繼續往下說：

「這類屈從……以道德上的中立字眼描述，可稱之為暴力……無人能嚴正加以否認，長久以來，人類盡其所能掩飾這種殘酷或是自我矇蔽，為的是組織一場全球化規模的遺忘或對此一暴力有所誤解。」[41]

二十世紀美國企業家聯合政府與科學界計畫並實行一連串的農場改革。他們改變近代初期的哲學論點（首推笛卡兒〔René Descartes〕），現今動輒幾千隻、幾百萬、幾十億隻農場牲畜應被視為機械化生產的結果。

正如一九六〇年以降，業界期刊所描述的，下蛋的母雞應被視為「唯一極具效率的轉換機器」（《農人與畜牧業者》〔*Farmer and Stockbreeder*〕），豬隻則如「工廠中的機器」（《養豬場管理》〔*Hog Farm Management*〕），二十一世紀為「訂做的生物」帶來嶄新的「電腦化『食譜』」（《農業研究》〔*Agricultural Research*〕）。[42]

這類科學魔法成功地生產價廉物美的肉品、乳製品和雞蛋。過去五十年間，工廠化農場生產的肉品廣布於家禽、牛肉、乳製品，以及豬肉；新房舍的平均成本翻漲近十五倍[43]，將新車則翻漲近十四倍，但牛乳的價格至多漲三點五倍，雞蛋與雞肉的價格翻漲不到兩倍。將通貨膨脹因素考慮在內，現今肉類的生產成本較歷史上其他階段都要來得低。但若將其他外在成本，諸如：農場補助、環境衝擊、人類疾病等計算在內，豬肉價格可謂創下歷史新高。

對於每種作為食物的動物來說，養殖業現今多為工廠化農場所獨占，飼養雞隻高達百分之九十九點九作為食用目的，百分之九十七的蛋雞負責下蛋，百分之九十九的火雞、百分之九十五的豬隻，以及百分之七十八的牛隻提供肉品供人食用，但人類依舊有少數其他選擇。[44] 少數豬農為求生存，串連組織畜產合作社。這項運動帶動了漁業與放牧業的轉型，已然受到各大媒體注意並取得市場占有率。然而，畜禽業轉型幾乎已告完成，影響動物養殖業甚鉅，百分之九十九遭屠宰的陸棲動物來自工廠化農場養殖的家禽。令人難以置信的是，或許仍存有唯一真正獨立生存的雞農……

我是末代傳統雞農

我叫法蘭克．瑞茲（Frank Reese），是個火雞農。我這輩子都從事這一行，入行確切的時間不知該從何時算起。我在鄉間學校接受教育，母親說我小時候寫的第一篇故事標題就叫作「火雞與我」。

我總是深深被火雞的美所吸引，欣賞牠們趾高氣揚的步伐。不知道該如何形容解釋，我喜歡火雞羽毛上的紋路，喜歡牠們的個性。牠們總帶著好奇、玩心很重、友善、充滿活力。

夜裡獨坐屋內，我可以聽得見牠們，我能分辨出牠們是否遭遇麻煩。與火雞朝夕相處近六十年，我深諳牠們的語彙，能從聲音判斷是兩隻火雞起爭執，或是穀倉內跑進一隻負鼠。每當遇上新鮮事或受到驚嚇，牠們都會發出叫聲。母火雞的叫聲最令人嘆為觀止，尤其當牠在對小火雞諄諄教誨時，音調真是高得嚇人，小火雞們都明白母親的用心。牠會對孩子們說：「跑啊、跳呀，躲在我的羽翼下，」或說：「快逃跑。」火雞十分機警，能彼此以其語言溝通。我不會試圖替牠們冠上人類的特徵，因為牠們不是人類，牠們是火雞，我只不過負責向你們陳述這一切。

許多人途經我的農場會不自覺緩下腳步。這裡吸引許多學校學生或教區居民前來。常有孩子問我，火雞如何攀上樹，爬上我的屋頂。我告訴他們，「火雞會飛！」他們不相信我的話！美國數百萬隻火雞從前都生長於野外，農家飼養火雞已有百年歷史，我們所吃的火雞皆由此而來。如今，只有我的農場仍以人工方式養殖，我是唯一這麼做的人。

你於超市購買的火雞沒有一隻能夠正常行走，遑論跳躍或高飛。知道嗎？牠們甚至無法自行交配，就連沒有施打抗生素、施行有機飼養或自由放養的火雞都辦不到。這些火雞經過基因改造，因此無法從事交配。店裡或是餐廳內販賣的火雞全為人工授精。造成這樣的主要因素若非生產效率問題，還有哪一點能促使牲畜無法以自然方式交配？

不管再怎麼寒冷，甚至是冰天雪地的氣候都傷不了這些傢伙，現代化養殖的火雞可就沒有這種能耐。牠們無法在這種氣候條件下存活。我的子弟兵在一呎深的積雪中活動也毫無問題。我飼養的火雞腳趾甲都在，翅膀與喙也都沒有被割除，身上沒有任何一部分受到損害。我沒替牠們施打疫苗或是抗生素，因為沒必要。這些禽鳥成天運動，加上基因未被改造過，擁有天然的免疫系統。我從未因此喪失任何一隻火雞。如果你能找出這世上還有哪隻火雞比我所飼養的還要健康，帶我去瞧瞧，眼見為憑。養殖業的想法是——牲畜無須健康也能創造利益，甚至認為這就是真正革新之處。不健康的牲畜能創造更多的財富。牲畜則因為人類想要以極少數金錢換取隨時取得一切的欲望而付出代價。

我從來就不怕動物保護團體。瞧瞧我的農場，歡迎任何人蒞臨指教，我不會將飼養的動物帶去展覽或市集。我總是說服他人去造訪大型火雞飼養農場，在你走進建築物之前，就能聞到惡臭撲鼻而來。但人們不想聽這類事，他們也不想知道這些大型火雞飼養場擁有自己的焚化爐，每天將死亡的牲畜送進去燒。他們更不在乎火雞何時被送去屠宰，知道而且能夠接受在運送途中就會有百分之十至十五的牲畜，在抵達目的地時死亡。你知道這個感恩節，我飼養的火雞死亡率多少？零。但這不過是數字而已，沒什麼值得興奮，只是小事一樁。所以若有百分之十五的火雞窒息而死，扔進焚化爐就行了。

養殖業飼養的牲畜為何會在一夕間暴斃？吃下這些牲畜的人們呢？某天，我們當地的小兒科醫師告訴我，他看了幾個從未見過的病例。不僅有青少年糖尿病、炎症，還有甚至許多醫師都不知該如何稱呼病名的自體免疫疾病。青少女提早發育，孩童對一切過敏，氣喘病症不勝枚舉。所有人都知道是我們吃的食物出了問題。我們改造這些動物的基因，餵食牠們生長賀爾蒙以及其他不甚瞭解的藥物，然後再將牠們吃下肚。我們的下一代將以這類食物餵養長大，我們正從他們身上進行科學實驗。奇怪的是，人們會因為知道十幾個棒球選手服用生長賀爾蒙而感到憤怒，但是這和我們餵食牲畜吃下生長激素，再以此餵養我們的孩子的行為又有什麼不同？

人類現今與動物隔著一層距離。在我成長過程中的優先事項便是學會照顧動物。早餐前，得先把動物們餵飽，因為如果不好好照顧這群動物，我們就會沒飯吃。我們從未嘗過度假的滋味，總得有人要留下來照顧動物。我還記得有過幾次當天來回的旅行，但我們可一點都不喜歡，因為如果沒在天黑前回家，我們得摸黑拉著吃草的牛回牛棚，在黑暗中擠奶，不管如何都得完成這些事。要是你不想承擔這類責任，就別來務農，因為你得把這件事做好，如果沒辦法做好，別來幹這行，就是這麼簡單。還有，如果消費者不願負擔費用讓農人做對的事，那麼便不該吃肉。

在乎這些事的人不見得是城市的有錢人。多數向我購買火雞的人都不是有錢人，他們收入固定，生活並不寬裕。但他們願意為相信的事多負擔費用，願意支付真實的價格。我要對那些覺得花這些錢購買火雞太過昂貴的人說：「那就別吃火雞。」你可能不在乎這件事，但可以確定的是，你不得不在乎。

人人都知道要購買當地的新鮮食物，這點真是虛偽。火雞的種類都一樣，牠們的基因全都經過改造。現今，大量生產的火雞已經過設計，實驗過程中得犧牲數以千計的牲畜性命。火雞腿是否應該再短一些，膝蓋骨應再縮小點？是否應該這樣或是那樣？人類偶爾產下畸形兒，我們不希望下一代重演悲劇，卻對火雞這麼做。

麥可．波倫在《到底要吃什麼？》裡煞有其事地描寫農場的諸多面向，但那座農場糟糕透頂，像是一場玩笑。喬爾．薩拉汀（Joel Salatin）想以工業化生產方式飼養禽鳥，於是向麥可．波倫請益，讓禽鳥在草地上生活。這麼做並沒有不同，宛如將一輛老舊的本田汽車開上高速公路，然後說這是部保時捷。肯德基販售的雞幾乎長到三十九天便遭宰殺，雖還是小雞，生長速度卻十分驚人。薩拉汀飼養的有機放養雞則到四十二天才宰殺，這類雞並沒有不同，因為基因已經改造過，不容許牠們活太長。停下來，好好仔細思索：飼主讓這群雞**根本無法活過**發育期。或許他會辯稱這麼做並無不妥，但要飼養健康的雞隻代價太高。喔，很抱歉，我無法拍拍他的背，說他其實是個好人。這些雞不是物品，牠們是活生生的動物，我們沒有資格說自己做得夠好，不論是否做了對的事。

我打從一開始直到末了都選擇做對的事。最重要的是，我飼養的火雞與百年前的火雞品種一樣。牠們生長緩慢？沒錯。我得因此額外多餵養飼料？這點也沒錯。但你瞧瞧牠們，然後告訴我這些火雞是否健康。

我不允許將火雞以快遞方式運送。大部分飼主不在運送過程中提供食物與飲水，因為他們不在乎有半數火雞會在途中死亡或是減輕五磅體重，但我在乎。我飼養的牲畜可以盡情吃草，我從未改變牠們任何一部分或是餵食藥物，也不減輕牠們的體重或以不自然的方式斷絕餵食。天氣過冷或過熱時，我不會運送火雞，且通常選擇夜晚時間運送，那時牠們的情緒較穩定。我只願意載送一定數目的火雞，儘管明明可以再多塞進幾隻。我的火雞全都以頭上腳下的方式運送，絕不會讓牠們倒掛，即使這意味著將耗費更多時間成本。屠宰場也一律選擇慢條斯理地進行所有程序，我支付雙倍薪資要現場工作者別操之過急，他們得將火雞完好送下拖車，不壓斷牠們任何一根骨頭，不造成牠們任何騷動。一切皆徒手仔細進行，每回都能依循這樣的方式順利完成。通常火雞在被束縛前會先受到驚嚇，活生生被吊死，拖進電宰場，但我們不這麼做。我們一次處理一隻火雞，以人工方式進行。一次宰殺一隻火雞，所有細節便能兼顧。我最怕的是將活生生的雞放進滾燙的水中。我姊姊曾在大型畜禽工廠工作，當時因為急需用錢，她只待了兩個星期便再也受不了，這已是多年前的事，她至今談起仍餘悸猶存。

我相信人們基本上都關心動物，只不過不願知道真相或多支付金錢。有四分之一比重的雞容易發生應力性骨折[45]的說法並不正確。牠們身體貼著身體，擠在狹小的空間，腳下堆滿排泄物，見不到任何陽光。腳趾甲沿著圍籠欄杆生長，這簡直大錯特錯。牠們感覺得到自己將被宰殺，人們也明白這麼做不合情理。無須多餘勸說，只要有所行動。我並不比其他人高尚，也無意規勸他人遵行我認為對的標準，我試圖說服他們根據自己的良心行事。

家母擁有部分印度血統，教導我要本著印度人事事抱持歉意的態度。秋天時節，當其他人忙著過感恩節，感謝周遭的一切，我卻發現自己頻頻道歉。我討厭見到卡車上滿載著火雞，準備送去屠宰。牠們回過頭望著我，像在說：「快將我弄出這裡。」宰殺……是件十分……有時我常想，至少動物們在我的照顧之下過得很好。牠們望著我的時候，我也像在回答：「請原諒我。」我忍不住道歉，就像跟牠們有了感情，知道牠們不好過。今晚，我要出去將所有圍欄外的火雞全都趕進來。這些火雞對我並不陌生，牠們知道我，當我走近時，牠們會朝我蜂擁而至，我要打開柵門，讓牠們全數回來。但在此同時，我卻將上千隻火雞送上卡車，將牠們送至屠宰場。

人們十分在意動物的死前幾秒鐘，但我希望他們能將重點放在動物的一生。如果我知道自己在長達六週的苟活之後，最終將被劃開喉嚨，持續痛苦三分鐘，我或許會選擇提早六週受此酷刑。人們眼裡只見到宰殺，說道：「反正牲畜們遲早都得死，無法行走或移動又有何差別？」如果換作自己的孩子，你捨得孩子受苦長達三年、三個月、三個星期、三個鐘頭或是三分鐘？小火雞當然無法拿來與人類的子嗣相比，但牠們在受苦。我所遇見過的人，包括管理階層、獸醫和工人等，從沒人懷疑牲畜也感覺得到痛苦。究竟承受多少苦痛是可接受的程度？這是一切問題的底線，每個人都應捫心自問。你能承受吞下肚的食物，生前遭受多少的痛苦？

我的姪子在與其妻子迎接新生命之際，接獲寶寶將不久於人世的噩耗。他倆有虔誠的信仰，於是緊擁著孩子長達二十分鐘。在女嬰一息尚存的二十分鐘內，絲毫沒感覺到痛苦，她是兩人生命的一部分。兩人說什麼都不願拿這二十分鐘交換任何一切。兩人感謝上主，向祂祈禱，賜給女嬰生命，雖然僅僅二十分鐘。換作是你會怎麼做？

5

Influence/Speechlessness

疾病蔓延

平均來說，

美國人終其一生吃掉相當兩萬一千隻動物。[1]

林海嘉 Lam Hoi-ka

布雷維格教區為伊努特人的小漁村，鄰近白令海峽。當地由一名全職政府部門職員兼任「財政行政官員」。這裡沒有警察或是消防局，沒有公共建設工人，不必耗費管理資源。令人驚訝的是，這兒卻有線上交友網站。由於當地只有二百七十六個居民，每個人或多或少知道誰單身與否。兩名女子與兩名男子各自尋找伴侶，理應各自配對，除了其中一名男子要找的並非女伴。總之，這是我上回流覽該網站的結果。這名自稱型男一號的男子為非洲黑人，自稱「長相俊俏，身高五呎四吋」，你很難想像會在布雷維格見到這樣的人。更讓人驚訝的是身高六呎、滿頭白髮、蓄著修剪整齊白色山羊鬍的瑞典人喬漢・胡爾汀（Johan Hultin）也出現此地。一九九七年八月十九日，胡爾汀抵達布雷維格，這趟行程只向另一人透露，抵達當地後便著手挖掘結實冰層底下埋葬的屍體，他鑿開的是個公共墳場。

永凍層底下完整保存一九一八年因流感喪命的屍體。知道這項計畫的人為傑佛瑞・陶本伯格（Jeffery Taubenberger），同為探尋一九一八年流感源頭的科學家。

胡爾汀抵達布雷維格教區，挖掘一九一八年埋葬於地底的屍體，當時正值香港流感疫情爆發幾個月，H5N1禽流感病毒首次從家禽「傳染」給人，可謂一樁具有潛在歷史意義的重大事件。

三歲男童林海嘉為感染的六名患者中，第一起因H5N1特殊病毒感染致死的案例。[2]你我今天之所以知道小男孩的名字，那是因為當致命病毒能夠在物種間暢行無阻時，彷彿開啟了一扇窗，嶄新的流行病毒將藉此傳遞到全世界。總之，不管是防疫單位控管不周，抑或是人類運氣太差，林海嘉都已成為新一波全球流感的首起死亡案例，到現在仍是。儘管H5N1不復見於美國報紙頭版，病毒仍像個沉重的負擔一般壓迫著地球，未曾消失殆盡。問題在於，病毒將繼續殘害少數人的性命，或者轉變為致命疾病。H5N1這類病毒來勢洶洶，持續不斷地變種，正殘酷地摧毀人類的免疫系統。

由於H5N1病毒潛在影響甚鉅，胡爾汀與陶本伯格想追溯一九一八年流感的起因，當時這場流感的致死率遠高於其他疾病，或是其他**任何事物**，前所未見。[3]

流感

爆發於一九一八年的全球流行性疾病，又稱為「西班牙流感」，因西班牙媒體為西方世界唯一隱匿疫情總數的國家，有人臆測這是因為西班牙當時並未參戰，因此媒體未遭戰時的審查制度所扭曲。撇開名稱不說，西班牙流感影響遍及全世界，並非地區性傳染，而是禍延全球。此次流感雖然非蔓延全球的首例，也不是近年僅有的嚴重疫情（一九五七年與一九六八年亦曾出現全球蔓延的疫情），卻是當時最致命的疾病。有鑒於愛滋病被證實後二十四年內，約莫奪走二千四百萬條人命，西班牙流感卻以短短二十四個星期奪走相同數目的性命。[4]根據最近一次修正，西班牙流感的死亡人數上修至五千萬人，全球流感感染人數總計甚至高達一億人次，[5]估計美國與全世界約有四分之一人口遭感染。[6]

不像多數流感只威脅年幼者、年長者或是罹病患者的性命，西班牙流感威脅健康無虞、正值青壯年紀的人。二十五歲至二十九歲族群為感染高危險群[7]，根據流感疫情高峰時的統計，當時美國人的平均壽命縮減至三十七歲。[8]疫情規模在美國其他地區擴大蔓延，我不明白為何不曾在就學期間，或透過傳記、故事得知這場致命疾病的相關歷史。西班牙流感高峰期，美國一個星期內喪失兩萬條性命[9]，屍體數量之多，得出動蒸氣挖土機開鑿大型墓塚。[10]

現今的防疫單位害怕的正是這類疫情。許多人堅稱類似Ｈ５Ｎ１病毒造成的疫情擴大感染乃無可避免，問題是疫情發生時，最重要的是瞭解情況究竟會有多嚴重。

即使我們躲過了Ｈ５Ｎ１病毒的威脅，影響不似近來爆發的豬流感疫情般嚴重，但現今沒有任何一個防疫單位敢預言能夠完全防堵流感疫情。世界衛生組織（ＷＨＯ）主席曾對此做出簡短結論：「我們知道下一場流感疫情……正衝著我們而來。」[11]美國國家科學院醫學學會（The National Academy of Sciences Institute of Medicine）更補充說明流感的到來「不僅無可避免，而且已經逾時。」[12]根據歷史紀錄估算，流感每隔二十七年半會爆發一次大流行，但距離上次疫情發生時間已經超過四十年了。科學家們無法確切得知疫情的種類，但他們明白威脅正逐漸逼近。[13]

此刻手中握有許多與新疫情相關的統計資料的世界衛生組織官員嚴正以待。勸人此刻別恐慌的機構羅列了幾項「全民流感須知」，看了確實會人心惶惶：

- 世界正瀕臨另一場流感爆發邊緣。
- 影響遍及所有國家。
- 疫情蔓延勢不可擋。
- 醫療補給不足。
- 疫情致死案例攀升。
- 經濟與社會面臨嚴重瓦解。[14]

WHO說明如果禽流感開始藉由空氣傳染，一如豬流感H5N1那樣傳遞給人類：「保守估計死亡人數可能從二百萬升高至七百四十萬不等。」[15]並說明：「一九五七年爆發的疫情相較之下顯得較為溫和，估計接下來這場瘟疫的病毒會更加致命，較接近一九一八年擴散蔓延的流感，造成的死亡人數也會更高。」幸而，WHO並未將這場高致命的疫情納入「須知」名單。不幸的是，他們無法保證估計的結果是否有任何不真實的成分在內。

胡爾汀最終在地底挖掘出一九一八年埋葬於此的一具女屍，命名為露西。他取下露西的肺臟，郵寄給陶本伯格採集組織樣本，找到可觀的證據，研究結果發表於二〇〇五年，顯示一九一八年大流行的疫情來源是鳥類的流感，也就是禽流感。[16]此番發現也解答了科學上的疑慮。

另一項證據則暗指一九一八年的病毒可能先在豬隻身上經過變體[17]（病毒能夠同時傳遞給人類與禽鳥）[18]，或甚至經由人類群體交叉感染，演繹出致命的病毒。這點我們無從確定，唯一能夠確知的是，科學上一致認同新病毒能夠人畜共傳，在可預見的未來將造成威脅全球人口的主要來源。重點不在於禽流感、豬流感或未來不知名的病毒，而在於「人畜共通」的病原體能夠藉由牲畜傳染給人類，或經由人類傳染給牲畜，特別是濾過性病毒能夠在人類、雞隻、火雞與豬隻間流竄。

現今談論傳染性流感，絕不可忽視曾經橫行全球的多數致命疾病，今天人類所面臨的最嚴重威脅，與全球農場飼養的牲畜、禽鳥的健康息息相關。

流感病源

流感研究的另一位關鍵人物是病毒學家羅伯特・韋伯斯特（Robert Webster），他證明人類的流感病毒來源是禽鳥，稱其為「穀倉理論」（barnyard theory）[19]。他推測「人體的濾過性病毒，能從家禽身上的流感病毒集結若干基因」。

一九六八年「香港流感」爆發後數年間，後續衍生的病毒仍持續默默造成美國每年兩萬起「意外死亡」案例，韋伯斯特從中找出致命的病毒。[20]正如他所預期，致命病毒從歐洲大陸的一隻鴨子身上採集而來，結合禽鳥身上各種病毒形成變種。[21]現今根據證據顯示，一九六八年的傳染性流感來源為禽鳥，然此病毒並不特殊：科學家們聲稱所有流感病毒源自於移居的水生禽鳥，這群鵝與鴨在地球生存已超過一億年。[22]事實證明，流感的出現也涉及人類與禽鳥間的密切關聯。

在此有必要說明一些基礎的科學。身為濾過性病毒的原始來源，野鴨、鵝、燕鷗與海鷗身上貯存所有種類病毒，現今科學已加以歸類：透過近來發現的H16找到了H1病毒，N1病毒則是透過N9病毒而發現。[23]家禽身上也找出大量的病毒種類。[24]野生禽鳥或是家禽本身都不會因這類濾過性病毒致命，只是會帶著病毒飛過大半個地球，然後透過排泄物將病毒排放至湖、河與水塘，感謝現代化肉品加工技術，甚至讓我們直接將病毒吃下肚。

每種哺乳動物只對禽鳥夾帶的部分病毒缺乏抵抗力。舉例來說，人類向來只對H1、H2與H3型病毒不具招架之力；豬隻則是對H1與H3；馬則是H3與H7。[25] H（hemagglutinin）代表紅血球凝集素，是分布於流感病毒表面一層長釘狀的蛋白質，以其能「凝結」紅血球而命名。[26] 紅血球凝集素搭起某種分子橋，允許病毒通過一道臨時的替代橋梁流入宿主細胞，宛如敵軍壓境。透過結合特殊分子結構的驚人能力，紅血球凝集素達成致命的任務，在人類與動物細胞表面建立所謂的受體（receptors）。經常攻擊人類的紅血球凝集素種類為H1、H2與H3，附著於人類的呼吸系統，這就是流感通常好發於人類呼吸道的原因。

麻煩肇始於當一種病毒開始想結合他種病毒，如H1N1此種病毒型態同時結合禽鳥、豬隻與人體的病毒。以H5N1為例，新病毒的「創生」藉由高度接觸傳染傳給人類，很可能會同時傳染給豬隻，而豬隻對於攻擊人類與禽鳥的病毒型態又具備感受性。當豬隻同時感染兩種相異的病毒型態，病毒極有可能彼此交換基因，豬流感病毒H1N1明顯肇因於此。令人憂心的是，基因交換將導致新型態病毒具有禽流感的殺傷力，經由感冒的接觸性傳染，人人都可能受到感染。

疾病的新型態會是如何？現代化動物養殖是否責無旁貸？為了回答這些問題，我們必須知道，食用的禽鳥究竟來自何處，以及牠們的飼養環境為何對禽鳥及人類而言，同樣為感染的絕佳途徑。

禽鳥的生與死

我與C見到的第二座農場建有二十座牲畜棚，每座牲畜棚四十五呎寬，四百九十呎長，各養殖近三萬三千隻雞。[27]我沒有攜帶捲尺，也不願一隻隻數算。但我敢斷言這些數字的理由是憑據一般養殖業的標準，雖然現今部分養殖業者搭建的牲畜棚更大：六十呎乘五百零四呎，養殖五萬隻雞或者更多。[28]

一般人難以一眼望盡三萬三千隻雞，然而根本不必親眼見識或運算，也能知道雞隻可得的空間有多狹小。根據全美養雞理事會（National Chicken Council）的「動物福利指導方針」（Animal Welfare Guidelines）指出適合每隻雞馴養的空間為零點八平方呎。[29]這是代表雞隻生產者一方的「主流」組織對於動物福利的考量，顯示對福利的認知已有十足的進步，也說明了我們為何不能信任出處不明的標示，除非透過值得信賴的第三方來源。

在此值得暫停片刻。儘管許多動物的活動範圍比這個更加狹小，我們試著想像零點八平方呎這樣一個空間，你不可能有機會親自去瞧瞧工廠化養殖的家禽農場，如果難以想像，網路上有許多相關畫面。找一張白報紙，想像一隻橄欖球大小的成熟雞隻，直著腿站在上頭。三萬三千個長方形空間一格格塞滿。肉雞就這樣被囚禁在層層牢籠之中。現在，試著想像一格格空間搭起了沒有窗戶的牆面，上頭搭蓋天花板。附有添加藥劑的自動飼料餵食器、飲水、保暖設備與通風系統。這便是農場的概括。

現在來談談養殖方式。

首先，找一隻飼料消耗最少、生長成效卓著的雞。新品種肉雞的肌肉與脂肪組織[30]比骨頭生長還要快速，結果易導致畸形與疾病。[31]介於百分之一與百分之四比例之間的雞會突然抽搐而死，除養殖戶以外無人知道原因。[32]另一起工廠化養殖業案例，導致雞隻胸腔內過度積滿液體與腹水（全球有超過百分之五的雞隻因此死亡）[33]。每四隻雞有三隻行動不便[34]，這說明雞隻罹患了慢性疾病；每四隻雞當中有一隻發生嚴重的行走障礙[35]，原因無從查明。[36]

飼養肉雞頭一個星期左右，必須一天二十四個小時施以照明，這麼做能促使雞隻多吃飼料。[37]接著，減少照明，一天約莫熄燈四個鐘頭，藉以調整出最短睡眠時間。想當然耳，雞隻長久處於不正常的作息之下，長時間的照明、狹小的空間與身體的負擔將導致身心大亂。一般來說，肉雞至少活到四十二天便遭到宰殺的命運[38]（逐漸縮短為三十九天）[39]，雞隻此時尚未能建立起社會階級制度加以反抗。

將畸形、加了藥劑飼養、處於緊繃狀態的雞隻關在汙穢、滿布排泄物的地方有害健康，此點無須贅言。雞隻除了身體方面的畸形，眼睛受損、看不見、骨頭受細菌感染、脊髓錯位、癱瘓、內出血、貧血、肌腱炎、腿部和頸部扭曲、呼吸方面疾病與免疫系統衰弱，皆為工廠化農場經年累月累積的問題。[40]科學研究與政府資料指出，高達百分之九十五以上的雞隻因排泄物感染大腸桿菌[41]，一般店內販售的雞有介於百分之三十九與七十五比例仍處於感染狀態。[42]幾年前發現，約莫有百分之八的雞隻感染了沙門氏菌[43]，平均每四隻雞至少有一隻受到感染[44]，這類問題在部分農場仍普遍存在。[45]另有百分之七十至九十比例的雞感染其他潛在的致命病原體，如曲狀桿菌。[46]氯浴（Chlorine baths）通常用以去除軟泥、氣味與細菌。[47]

想當然耳，消費者肯定留意到雞肉嘗起來的味道不對——試想以藥劑餵養、一身疾病、遭排泄物汙染的雞隻味道會是如何？——但雞隻體內會被注射（或灌進）「肉汁」與鹽水，讓消費者誤以為雞隻外觀、味道與品嘗起來的滋味沒有任何問題[48]（近來，根據《消費者報告》〔*Consumer Reports*〕指出，許多雞肉與火雞肉雖貼上「天然」的標示，但「高出肉品本身重量百分之十至三十的比例皆為肉汁、調味劑或水」）。[49]

談完雞隻養殖部分，現在來談談「加工過程」。

首先，你必須找到一批工人將雞隻送進條板箱內，「保持生產線運作」，最後將活生生的雞變成真空包裝的肉品。工人們來來去去，你必須不斷尋找人力，雇工每年流動率超過百分之百，根據實際訪談數據，流動率約在百分之一百五十。[50]外勞通常是不錯的選擇，近來，不會說英語的貧窮移民工也是理想的雇工對象。[51]根據國際人權組織標準，美國屠宰場典型的工作條件已違反人權[52]；對資方來說，重點在於生產便宜的肉品，供給全世界。以微薄薪資支付勞方，剝削勞力，讓工人兩隻手各抓起五隻雞，以頭下腳上的方式，把雞隻塞進運送用的條板箱裡。

工作效率好的話，每名工人平均花費三點五分鐘，便可以將一百零五隻雞塞滿條板箱，數據來源根據幾名受訪工人，並因此得知工人以粗暴方式對待雞隻，免不了徒手折斷雞骨。（由於突變基因與粗暴對待，活生生的雞隻在抵達屠宰場時，約莫有三成因此骨折）。[53]沒有任何律法保障這些雞，而人類雖有勞基法保障，從事這類粗活總難免會留下後遺症，除非你能確保雇請的勞工不會因此抱怨，例如，我花一個下午訪談在加州的大型肉品加工廠工作的「瑪麗亞」。瑪麗亞替工廠賣命超過四十年，動過五次工作傷害手術，無法再以雙手進行清洗碗盤這類家事。由於痛苦持續不減，夜裡得將兩手泡在冰水裡，不服用止痛藥無法成眠。她的時薪只有八塊美元，且要求我不要公布她的真實姓名，害怕因此受到廠方懲處。

即使養殖場與屠宰場距離數百哩，不論酷暑寒冬，運送過程中都不會提供雞隻食物與飲水，只一味地將牠們塞進條板箱中送上卡車。抵達屠宰場後，眼前出現更多工人正在拋擲雞隻，將雞隻的腳踝倒掛在金屬鉤環，送上移動的輸送帶，此舉造成更多雞隻骨折。雞隻的尖銳叫聲與拍翅聲震耳欲聾，幾乎連生產線上隔壁工人說話的聲音都聽不見。雞隻處在痛苦與恐懼中，通常控制不住便溺。

輸送系統帶動雞隻穿過通電的水槽。這個動作多半只能使雞隻癱軟，卻未因此陷入昏迷。[54]在其他國家，包含歐洲幾個地方的法律載明，雞隻在放血與置入滾水前，至少必須處於無意識的狀態或是先行宰殺。然而在美國，美國農業部根據「人道方式屠宰法案」免除了雞隻先行屠宰這道程序，但是水槽的電擊伏特卻低於能致使牲畜昏迷的十分之一。[55]於是乎穿過清洗區之後，癱軟的雞隻或許還能睜開眼睛。有時雞隻還有足夠的力氣控制身體緩緩張開嘴，彷彿試圖尖叫。

這些毫無行動自主力卻仍具有意識的雞隻來到生產線的下一站——劃開喉嚨的自動化系統。遭到割喉的雞隻緩緩流血至死，除非沒割斷動脈，根據我與另一名屠宰工人訪談的結果，這種事「經常發生。」因此，生產線上需要多備上幾名候補的「屠宰手」，負責替錯過機器宰殺的雞隻補上一刀，除非，屠宰手也失手，然而這點同樣「經常發生。」根據屠宰業代表全美養雞理事會所做的統計，每年約莫有一億八千萬隻雞遭不當方式屠宰。當被問及這些數字是否造成困擾，發言人理查・洛伯（Richard L. Lobb）嘆口氣說：「過程不消幾分鐘便會結束。」[56]

我曾與生產線上各站的工人談過，依他們描述，雞隻是在意識清醒的狀態下，活生生被放進滾水槽。政府根據「信息自由法」（Freedom of Information Act）估計每年約莫有四百萬隻雞慘遭如此對待。[57]由於皮膚沾黏排泄物，羽毛脫落於滾水中，滾水使雞隻毛孔敞開，因此吸入或藉由皮膚吸收病原體。[58]

摘除雞頭，剁下雞腳後，機器的利刃以垂直劃開方式取出內臟。感染經常發生於此，高速機器替雞隻開腸剖肚時，糞便因此流進雞隻體腔。過去美國農業部會全數沒收遭糞便汙染的雞，但三十年前，肉品加工業說服美國農業部對排泄物的定義重新分類，如此一來，畜禽業便能繼續使用自動化機器取出內臟。以前排泄物被列為具有危險性的汙染媒介，如今則被歸類為「表面汙漬」，[59]結果農業部稽查員最後只沒收了半數雞隻。[60]或許洛伯與全美養雞理事會也會嘆口氣說：「人們不消幾分鐘便能消化完糞便。」

接著，美國農業部官員會對禽鳥展開檢驗，做做樣子算是顧及消費者食用安全。檢驗官員花大約兩秒鐘，裡裡外外檢查雞隻屠體與內臟，以及十多種各類疾病與可疑處，平均每天要檢驗兩萬五千隻雞。[61]記者史考特．布隆斯坦（Scott Bronstein）撰寫精彩的系列報導來探討畜禽的檢驗方式，發表於《亞特蘭大新聞憲政報》（*Atlanta Journal-Constitution*），任何嗜吃雞肉者都應該好好閱讀。他造訪三十七座屠宰場，訪問近百名美國農業部檢驗官。他寫道：「每個星期都有幾百萬隻流淌著黃色的膿、身上沾著綠色的排泄物、遭到有害細菌汙染，或是肺臟與心臟因感染有缺陷、帶著癌症腫瘤與皮膚病的雞隻，販賣給消費者。」[62]

宰殺過的雞隻置入大型冷卻槽，上千隻雞一起冰鎮。[63]任職於政府職責促進會（Government Accountability Project, GAP）的湯姆．德文（Tom Devine）描述，「冷卻槽中的水應稱之為『糞便水』，漂浮著細菌與穢物。健康無虞的雞隻與其他遭汙染的雞一塊置入冷卻槽，免不了交互感染。」[64]

正當歐洲與加拿大眾多畜禽加工業者轉而採用空調式冷卻系統，處理宰殺過的雞，美國畜禽產業高達百分之九十九仍停留在冰水浸泡系統，並與消費者和牛肉生產業者對簿公堂，想繼續維持使用過時的水冷設備。[65]背後原因不難猜測，冷凍方式處理雞隻屠體會降低其重量，而置於冷卻槽的雞隻屠體則會吸收水分（糞便水）。曾有研究顯示，將雞隻屠體放進密封的塑膠袋冷凍可避免交叉感染。[66]但對於肉品加工業來說，如此將降低禽肉因吸收廢水額外增加的重量，轉換成多餘收益的機會。[67]

在政府介入此事前，美國農業部不久前提出要求，規定販售給消費者的雞肉其體內吸收水分的限制為百分之八。[68]一九九〇年公開這項訊息後，真相引發群眾抗議，消費者群起控告這項規範，[69]他們不僅對此反感，且覺得虛偽不實。法院更判定百分之八的限制「專斷且恣意」（arbitrary and capricious）。[70]

諷刺的是，美國農業部對法院裁定的詮釋，乃是允許養雞業者逕行研究評估雞肉體內的汙水與氯水應占有多少比重[71]（這與當初挑戰養殖業者所得到的結果相同）。經過商議之後，新的法律允許雞肉水分的吸收比例微幅增加至百分之十一。[72]確切百分比則標示於包裝上——下回買雞之前記得仔細瞧瞧。大眾的焦點一旦轉移，畜禽業者便將意在保護消費者的相關規定，轉而以其自身利益為考量。

多虧禽肉吸收多餘的水分，購買禽肉的美國消費者白送給眾多畜禽業者每年數百萬的額外收入。[73]美國農業部知之甚悉，卻為此規範自圓其說，而畜禽業者與其他工廠化農場飼主的論調一致，宣稱他們不過是盡力「餵養全世界」，或者，以此例來說是在確保禽肉豐潤多汁。

我所描述的內容並非例外。這一切非肇因於工人虐待動物、機器設備老舊，或者「只是少數惡劣行徑」，而是個遍行之通則。超過百分之九十九美國販售的雞隻就是如此苟活，如此慘死。

工廠化生產，彼此之間在許多方面差異性極大，例如，肉品加工過程中，禽鳥每週意外遭滾水活生生燙死的比例，或禽肉浸沒於糞水吸收的水分各不相同。然失之毫釐，差之千里。另一方面來說，養雞場不論經營好壞，「放養」與否，基本上如出一轍：所有禽鳥皆經過基因改造；皆以囚禁方式飼養；享受不到微風與溫暖陽光；通常沒有任何一隻能完整體現過身為一隻雞該享有的天賦權利，如築巢、孵蛋、探索自然環境、建構穩定的社會單位等經驗。牠們總是疾病纏身，受盡折磨；計算動物的唯一單位只有重量；死亡總令人不忍卒睹。這些相似處相較於差異處重要得多。

畜禽業遍及世界各地，若問題重重，你我身處的世界肯定是出了問題。現今，歐盟國家以此方式飼養的家禽數目有六十億隻，美國超過九十億，中國則超過七十億。[74]印度雖有數十億人，每人平均消耗的雞肉並不多，但每年消耗工廠化農場生產的家禽數仍舊高達二十億，數字還在持續攀升，中國大陸的情況與之類似。全球生產的家禽總數正以驚人的比例增加，成長幅度是美國迅速擴張的畜禽業的兩倍。總計，全世界工廠化農場生產的家禽數為五千億隻。如果印度與中國對禽肉消耗的速度趕上美國，屆時將比目前已經非常嚇人的數字再增加兩倍以上。

五千億。每年有五千億隻家禽如此苟活，如此慘死。

養殖業的革新與嶄新技術造就如此驚人的產能，然而在一九二三年於西莉亞．史迪爾的實驗之前，工廠化生產的禽鳥數字是零，差距之大一點都不誇張。不但雞隻的養殖方式有了不同，人類也比從前吃下了更多雞肉：美國人消耗的雞肉是八十年前的一百五十倍。[75]

五千億這個數字是經過相當縝密的計算。統計學家計算出美國九十億隻家禽的產量，相較於前一年同月雞隻的死亡數目、月產能、州產能與雞隻的重量等，皆刷新紀錄。[76]這些數字激發了研究、爭辯，和來自各方的意見，更令養殖業者打心底崇拜這個產業，這些不僅是事實，而是宣告他們的勝利。

如同多數病毒名稱，influenza此字經過一番變形。[77]義大利文原指群星的影響力，本是星體或神祕難解的力量在短時間影響眾人之意。十六世紀時，這個字摻雜了其他字的意思，指涉具傳染力的流感彷彿惡意詛咒，同時讓許多人受到感染。

至少就辭源來說，influenza指的是對全世界造成的立即影響。現今的禽流感、豬流感或是一九一八年爆發的西班牙流感病毒不具influenza原意所指潛在的惡意影響，而是指其癥候。

不再有人相信流感的蔓延源自神祕難解的力量。我們是否應該將五千億隻流感傳染源病雞視為驅使嶄新病毒攻擊人類的惡意詛咒？而其他五億隻關在牲畜棚豢養、免疫系統受損的豬隻是否也是呢？[78]

二〇〇四年，研究人畜共通傳染病的世界頂尖專家齊聚一堂，探討帶病的農場牲畜與流感爆發之間的關係。[79]在取得結論之前，專家們首先思索嶄新病原體與兩項公共衛生間的相關議題。關懷的第一項重點較為普遍存在，乃是探討工廠化農場與各種病原間的關係，諸如新品種的曲狀桿菌、沙門氏菌或大腸桿菌。公共衛生的另一項關懷重點更加深入細節：超級病原體的出現，肇因於人類設下的誘發條件，變種病毒使得一九一八年爆發的西班牙流感再度捲土重來。兩項關懷重點之間有密切的關聯。

食物中毒個案難以追本溯源，要得知病源或是「傳染媒介」得回歸對畜產的檢驗。[80]根據美國疾病管制局（US Centers for Disease Control, CDC）的研究指出，禽肉為目前食物中毒的主要來源。[81]《消費者報告》則指出百分之八十三的雞肉（其中包括有機飼養或是沒有施打抗生素的品牌），在消費者購買的同時，皆已感染曲狀桿菌或沙門氏菌。[82]

我不清楚人們為何對於避免食物中毒意外的發生可以漠不關心或不氣憤反擊。或許，人們對於肉品（特別是禽肉）感染病原體的事早已司空見慣，因此不把它當一回事。

無論如何，如果你正視病原體的問題，將會明白茲事體大。舉例來說，下回如果友人突然間「感冒」，誤以為是腸胃炎，記得詢問對方幾個問題。對方這場感冒是否來得快，去得也快，上吐下瀉後，病情於「二十四個鐘頭後獲得舒緩？」正確診斷當然沒有如此簡單，但如果答案為肯定，你的友人或許並不是感冒，而應該被列為疾管局估計每年發生於美國的七千六百萬案例之一。[83]這位友人並非罹患「感冒」，而是吃下了不潔之物，這類病毒十之八九來自工廠化農場。

工廠化農場除了孳生各類疾病，更由於大量使用抗生素，促成病原體對微生物產生抗體。抗生素與其他抗菌劑皆為醫師處方，有一定的使用劑量，以限制降低人類使用數量。因為牽涉醫學上的考量，我們必須遵守嚴格的規範。為降低微生物最終產生抗藥性的機會，我們希望真正遭病毒入侵的人，在病毒恣意蔓生之前，受惠於一定劑量的抗生素治療。

一般工廠化農場將抗生素加入飼料中，每餐讓牲畜食用。如同稍早所做的說明，飼養家禽的農場更是不得不如此。養殖業一開始便清楚問題所在，卻不願減少牲畜產能，寧可在飼料中添加藥物，以破壞動物的免疫力作為代價。

結果，農場飼養的牲畜即使沒有生病也服用抗生素。在美國，人們一年的抗生素用量約為三百萬磅，而餵食牲畜服用的抗生素用量則高達一千七百八十萬磅，十分驚人，養殖業宣稱的數字還只是保守估計。[84]環保科學家聯盟指出，養殖業者漏報的用量至少有百分之四十，估計餵食雞、豬與其他牲畜的**非治療用途**抗生素用量應為二千四百六十萬磅。[85]聯盟更進一步估計，歐盟國家目前非法使用的抗微生物劑達一千三百五十萬磅。[86]

病原體產生抗藥性的結果自是不言而喻。許多研究指出，工廠化農場引進新型藥劑後，病原體對抗菌劑開始產生抵抗力。以一九九五年為例說明，食品藥物管理局（Food and Drug Administration, FDA）通過Cipro類抗生素使用後，養殖業者不顧疾管局反對，將此藥劑使用於雞隻身上，直至二〇〇二年，雞隻對新型抗微生物劑產生的抗藥性比例，從零一路升高至百分之十八。[87]根據《新英格蘭醫學期刊》（*New England Journal of Medicine*）所做的研究指出，一九九二年至一九九七年間，病原體的抗藥性因此提高八倍，藉由分子分型法，將抗微生物劑的增加，並與施打抗生素的農場雞隻相連結。[88]

回溯一九六〇年代末期，科學家們便對農場牲畜食用非治療用途抗生素提出警告。[89]現今，許多機構如美國醫學協會（American Medical Association, AMA）[90]、疾病管制局[91]、國家科學院（National Academy of Sciences, NAS）分部：美國國家醫學研究院（Institute of Medicine）[92]與世界衛生組織[93]，皆因工廠化農場使用非治療用途抗生素，導致病原體抗藥性增加而加以禁止。然而，美國養殖業者對此禁令的漠視也不難想見，而其他國家的有限禁令，充其量只能有限解決問題。

非治療用途抗生素應全面禁用的理由充足，卻遲遲未付諸行動：當前，養殖業與製藥業聯手，比公共衛生專家握有更高的權力。不難理解，養殖業的權力來源為消費者所賦予。我們食用的畜產連帶其吸收的水分在內，全都是工廠化農場所生產，規模龐大的畜產業是人類自己選擇以金錢堆砌而成的，實為不智之舉，而你我仍每天照辦不誤。

在相同條件下，七千六百萬名美國人每年因食物致病，使病菌抗藥性增加，促成傳染性疾病蔓延的風險也隨之提高。回顧二〇〇四年那場備受矚目的會議，與會單位有聯合國農業及糧食組織（Food and Agriculture Organization of the United Nations, FAO）、世界衛生組織與世界動物衛生組織（World Organization for Animal Health, OIE），整合龐大資源，評估「人畜共通傳染疾病爆發」的可得資訊。[94]在會議中，H5N1與SARS同列於人畜共通傳染疾病爆發名單之列，為高度危險警戒疾病。現今，H1N1是頭號病原體大敵。

科學家們詳加區分人畜共通疾病的「主要風險因素」與造成疾病擴散速率的「風險擴大因素」。[95]主要風險因素的範例為「畜牧生產體系與消費型態改變」。專家在此所指特定畜牧與消費型態改變為何？令人難以想像的是，於四項主要風險因素中排名在前的「動物性蛋白質的需求增加」這一點，說明了人類對於肉、蛋和奶類製品的需求增加，是影響人畜共通疾病爆發的「主要因素」。

報告還提出由於對畜產需求的增加，導致「農場規範改變」。[96]唯恐相關「改變」造成混淆，這裡特指養殖禽類的工廠化農場。

美國農業科技協會（Council for Agricultural Science and Technology, CAST）與業界權威，以及WHO、OIE、USDA達成相同的結論，他們發表於二〇〇五年的報告指出，工廠化農場所造成的重大影響為「病原體的致命原型擴散傳染（這類病原體通常經過微幅突變），因此導致疾病入侵與散播的風險增加。」[97]工廠化農場飼養的禽鳥基因統一，疾病叢生，密集養殖，承受高度壓力，遭排泄物汙染，並以燈光控制生長週期，促使病原體突變、再生。[98]報告得出最後結論，「有效加速生長的代價」便是增加疾病蔓延全球的風險。[99]我們的選擇很簡單：廉價雞肉，或是你我的健康。

我們都十分清楚工廠化農場之間傳染病交互感染的狀況。近來爆發的豬流感H1N1病毒原型，源自美國養豬場分布眾多的北卡羅萊納州，緊接著迅速蔓延至全美。研究人員從中首度發現禽類、豬隻以及人類身上的病毒基因彼此相結合。哥倫比亞與普林斯頓大學多位科學家已從（目前）全球最棘手病毒的八個基因序列，追蹤出其中六個出自美國的工廠化農場。[100]

或許，無須具備我所探討的科學知識，也明白病毒正在恣意蔓生，人類所吃的食物源自對動物的虐殺。如果有人要將肉品加工過程拍攝成影片，肯定會是一部恐怖片。我們深知這一切，卻不願承認，將此深埋在記憶深處，矢口否認。說仔細些，我們吃下的是遭到虐待的生靈，而這些飽受折磨的禽肉將逐漸化為我們身體的某個部分。

更加廣泛的影響

人們對於工廠化農場出產肉品的仰賴，除了造成食物中毒與感染疾病的不良影響外，在公共衛生方面尚有其他影響：最明顯的是威脅人類性命的主要殺手心臟病（排名第一）、癌症（排名第二）、中風（排名第三）[101]，以及對肉品的需求增加，我們從政府機關與醫學專家所獲得的營養資訊，多少經過肉品加工業者的扭曲，這點較不易察覺。

一九一七年，第一次世界大戰席捲歐洲，西班牙流感蔓延全球之前，一群女子想趁戰時善加利用美國食物資源，成立最早的專業飲食諮詢團體：美國飲食協會（American Dietetic Association, ADA）。[102]一九九〇年以降，飲食協會發布有益健康的素食飲食論，如今成為眾所皆知的標準。那些言之鑿鑿說明減少食用畜產有益健康的論點暫且略過不表，僅從相關的科學扼要論述，挑出三項重要主張。

第一點：

良好規劃的素食飲食，有益生命各階段人生，包括：孕期與泌乳期婦女、嬰兒、幼童、青少年以及運動員。[103]

第二點：

素食能降低身體飽和脂肪與膽固醇，增加膳食纖維，以及鎂、鉀、維他命C、維他命E、葉酸、類胡蘿蔔素、黃酮類化合物與其他植物化學物質攝取。[104]

報告還註明茹素者（包括運動員在內）可以取得「足夠甚至超過」的蛋白質攝取量。[105]說明能從飲食攝取足夠蛋白質，因此無須額外經由肉類取得；此外，資料中也提出吸收過量動物性蛋白質將容易導致骨質疏鬆、腎臟疾病、尿道結石與其他癌症。[106]儘管出現不少質疑，茹素者明顯較肉食者更能獲取理想的蛋白質來源。

最後，我們掌握一項非常重要的資料，不是基於臆測（雖然此臆測有科學作為立論依據），而是根據實際研究人群得出的營養學研究權威標準。

第三點：

素食有益健康，帶來不少好處，[107] 包括降低血液中的膽固醇濃度、降低罹患心臟病的風險（全國每年單因心臟病致死的案例超過百分之二十五）[108]、降低血壓，同時降低罹患高血壓與第二型糖尿病的風險。茹素者相較於肥胖者的身體質量指數（ＢＭＩ）較低，而且癌症發生率也較低（全國每年單因癌症致死的案例超過百分之二十五）。[109]

我不認為個人健康因素足以構成茹素的理由，但如果停止吃肉並不健康，這或許是不要吃素的正當理由，我因此也會有足夠理由餵食兒子吃肉。

我曾經請益美國營養學專家，探究成人乃至幼童的飲食建構，總是聽到相同的論調：茹素者與肉食者飲食同樣健康。

不食用畜產還能讓人吃得更健康，這樣的觀點有時之所以難取信於人，是有原因的，因為我們總是被食物的營養成分所蒙蔽，容我在此詳加說明。這裡所指的蒙蔽，並不是要抨擊科學論述，反而要仰仗它們。大眾所看到關於食物的營養及健康與否的科學數據（特別是政府印製的營養手冊），都是經過很多手的資料。科學興起後，肉品製造商必須確保他們對食物成分的資訊握有掌控權，才會呈現給消費者。

舉例來說，全美乳品業理事會（National Dairy Council, NDC）為乳業管理公司（Dairy Management Inc., DMI）的行銷部門，根據其網站說明，組織的唯一目的是為了「增加美國乳製品的銷售及需求」。[110] 乳品業理事會促銷乳製品的方式，絲毫不顧對公共衛生造成任何負面結果，甚至將乳製品販售給無法消化這類食物的消費者。[111] 企業既以商業利益作為考量，便不難理解乳品業理事會的舉措。令人費解的是，一九五〇年以來，教育者與政府單位竟允諾讓乳品業理事會擔負全國營養教育最具影響力與重要性的供應商。[112] 更糟糕的是，美國聯邦政府目前制定的「營養手冊」來自同一個政府部門，致力於讓工廠化農場在美國與農業部門照管下成為標準規範。

美國農業部獨占全國最重要的廣告版面，這些說明營養成分的小邊框內，幾乎含括我們所食用的一切食物。同年，飲食協會總部成立，美國農業部負責提供全國人民關於營養的資訊，最終參與建立公共衛生的指導方針，卻又同時負責促進肉品業發展。[113]

利益衝突清楚可見：聯邦政府背書，確保營養資訊可靠無虞，顯然與食品業關係良好，同時也意味著政府支持工廠化農場。錯誤的訊息悄悄滲透進我們的生活，諸如對「蛋白質攝取不足」的恐懼，這類事實自然可以在瑪莉安・奈索（Marion Nestle）的著作中窺見端倪。身為公共衛生專家，奈索經常替政府部門捉刀，其中包括「衛生局長的營養與健康白皮書」，並與食品業有數十年往來互動。[114]就許多方面來說，奈索的著作中的結論陳腐而了無新意，盡在描述大家已經知道的事，但這位深知內情的作者卻讓我們見識到食品業——特別是畜牧業——對國家營養政策的龐大影響力。奈索指出，食品公司的作法與菸商如出一轍，以此比喻企業為求銷售佳績，不惜任何代價。[115]他們「遊說美國國會排除不利條款[116]；迫使聯邦管理單位不去執行這類規章；對於章程的決議不滿意便興訟。正如菸商使用的手段，食品公司延攬飲食與營養學專家，支持專業組織與研究，並直接向孩童展開銷售攻勢。」美國政府打著預防骨質疏鬆的大旗，無形鼓吹乳製品消費，奈索指出世界其他地方，牛奶並非不可或缺，而這些地方罹患骨質疏鬆與骨折的人數都低於美國，[117]骨質疏鬆的高發生率反而常見於乳製品消費最多的國家。[118]

食品業的影響力能從另一個駭人的例子中見到，奈索指稱美國農業部有項不成文政策，例如文宣要求避免出現「少吃」等字眼，不論這些食物對健康的衝擊有多大。[119]因此，政府機關不提「少吃肉」（這麼做或許有助健康），卻建議我們「脂肪攝取量應低於總卡路里的百分之三十」（說法明顯含糊籠統）。為民服務的政府機構出於政策，並未（直接）告知哪些食物會危害人體，特別是畜產。

食品業插手國家營養政策，影響層面甚至擴及各地雜貨商店，陳列在健康食品類貨架上打算販售給孩童的食物在內。舉例來說，全美學校營養午餐計畫（National School Lunch

Program）花費納稅人幾億美元稅收給乳製品、牛肉、蛋與畜禽業，提供畜產給孩童食用，儘管營養資訊建議我們應減少這類食物的攝取。[120]同時，政府撥出一億六千一百萬美元的預算，添購連美國農業部都坦承人們攝取不足的蔬菜與水果。[121]替民眾健康把關卻一無斬獲的國家衛生研究院（National Institutes of Health, NIH），照理說（更合乎倫理道德的說法），難道不該負起責任嗎？

全球工廠化農場的大量成長隱含的意義當真令人感到驚駭，特別是因食物衍生出來的疾病問題、對抗生素的抗藥性、以及傳染病潛在的爆發力。一九八〇年以降，印度與中國的禽肉業每年的成長率介於百分之五到百分之十三之間。[122]如果印度和中國食用的禽肉量與美國一樣多（每人平均一年吃掉二十七、八隻雞），單單兩國對禽肉的需求量便將達到現今全球對此類肉品的需求總量。[123]如果全球跟上美國的腳步，每年將吃掉一千六百五十億隻雞（即使全球人口並未增加）。然後呢？二千億隻雞？還是五百隻雞？雞籠將愈疊愈高或愈低，或者兩者皆然？哪一天我們才能學會唯有擺脫抗生素，才是預防人類生病的良藥？後代子孫將日復一日受到疾病的糾纏？終點究竟在哪裡？

6

Slices of Paradise/ Pieces of Shit

「天堂」火腿片與糞肥

地球近三分之一的土地面積用以養殖動物。[1]

1

ONE

是喜，還是悲？

天堂肉品加工廠（Paradise Locker Meats）過去座落於密蘇里西北方，靠近史密斯維爾湖邊。原先的廠房於二〇〇二年燒毀，起火原因是進行煙燻火腿作業時操作不當所致。新廠房外繪製了舊廠的圖像，畫中有隻母牛從廠後方奔竄。畫上所繪，真有其事。在大火發生的四年前，一九九八年夏天，有隻母牛逃出屠宰場。牠沒命地奔逃了幾哩，如果故事在此結束也夠精彩了，但這可不是隻普通的牛。牠奔過幾條馬路，無視圍籬，踐踏而過，矇騙過那些要抓拿牠的農人。當牠來到史密斯維爾湖邊，沒有試圖喝水、猶豫不決或是回頭張望，一心打算游向安全處，不論迎向牠的會是什麼，這彷彿是鐵人三項的第二段賽程。至少，牠打心裡明白自己想要逃離的是什麼。肉品加工廠所有人馬里歐．范特斯馬（Mario Fantasma），接獲友人致電告知他的牛跳進水中，馬里歐於是在湖的另一頭守株待兔，這樁大逃亡才終告結束。砰砰，落幕。這件事究竟是以喜劇或是悲劇收場，端賴你將誰視為英雄。

我從專營精緻肉品批發的「傳統美食」（Heritage Foods）合夥人派崔克．馬丁斯（Patrick Martins）那兒得知這個精彩的脫逃故事，他介紹我與馬里歐認識。「支持這項逃竄舉動的人數之多，令人大感驚訝。」派崔克將這段軼事寫進他的部落格：「我完全不排斥吃肉，然而，其中一部分的我甚至想像豬隻能在森林中安頓下來，建立社群，與其他豬仔享有自由的野地生活。」對派崔克來說，這個故事有兩名英雄，因此，它既是個喜劇，也是個悲劇。

范特斯馬聽起來像個編纂的名字，的確，馬里歐的父親曾被丟棄在義大利卡拉布里亞一戶人家門前。這戶人家收養這名嬰孩，賦予他「芬頓」的家族姓氏。

馬里歐本人並未有何特殊之處，倒是他的外表令人印象深刻，根據他自己描述：「脖子粗短，手臂像帶骨火腿。」他說話直接，嗓門很大，常會不經意吵醒睡夢中的嬰兒。他的舉止令人莞爾，與眾不同，特別是與我所接觸或試圖接觸的其他屠宰場相關人士很不相同，那些人不是保持緘默，便是顧左右而言他。

週一與週二是「天堂」的宰殺日；週三、四，是切割／包裝日；週五則為當地人屠殺或是獵捕動物的傳統日，據馬里歐所言：「打獵季為期兩週，獵捕到的鹿高達五百至八百隻，瘋狂至極。」今天是週二，我把車開進屠宰場，熄火，遠遠就聽見動物發出的淒厲叫聲。

「天堂」大門設有一小型販賣部，一整排冷凍櫃裡放著我愛吃的培根與牛排，其他則是我從未吃過的東西，動物的血與口鼻部位，有些我則辨認不出來。牆上高掛著動物標本：兩個鹿頭、長角牛、公羊、魚，和無數對鹿角。下方是小學生們用蠟筆寫下的感言：「感謝你們提供豬的眼球，我從解剖中獲得許多樂趣，並學習到眼睛的不同構造！」「雖然豬的眼球黏答答，但我玩得很開心！」「謝謝你們提供的豬眼睛！」收銀機旁的名片架上，擺放幾名標本製作師與瑞典女按摩師的名片。

天堂肉品加工廠為美國中西部碩果僅存的獨立屠宰場，對當地的畜牧業來說，不啻為天賜之物。大型企業併購、關閉了幾乎所有的獨立屠宰場，迫使農場主加入企業的體系。否則消費者數量相對較少的獨立農場——農場主依舊屏除在工廠化農場體系之外——得支付高昂的肉品加工費（倘若屠宰場將所有成本納入，情況不免岌岌可危），他們對動物福利的主張幾乎沒有任何發言權可言。

狩獵時節，「天堂」不斷接獲鄰近各地的訂單。附設販賣部供應的肉品，例如帶骨的肉塊、以傳統方式屠宰的肉以及煙燻肉製品，數量不敷超市販售；選舉期間，這裡還兼地方投票所。「天堂」向來以乾淨、專業肉品屠宰與顧及動物福利著稱。簡言之，這地方接近所謂的「理想」屠宰場，而非讓人聯想到血淋淋的屠夫。造訪「天堂」以瞭解高速工業化屠宰方式，好比要評估「悍馬」汽車的燃油效率，卻望著腳踏車興嘆（儘管兩者同為運輸工具）。

廠房分設幾處區域，商店、辦公室、兩座大型冷凍櫃、煙燻室、屠宰室，以及設在後方的畜欄為動物等候宰殺處。但實際宰殺動物則是在一處挑高天花板的地方。馬里歐讓我穿上防塵衣與帽子，穿過一道旋轉門。他粗壯的手指著角落的待宰區，向我娓娓道來：「工人將豬隻引進來，電擊手會用電擊槍迅速將動物電昏。動物一旦昏迷便被拉上絞盤，準備放血。我們的目標在於以人道、符合屠宰法案的方式宰殺動物，動物倒地後，確保牠不具意識，要在動物毫無痛苦的情形下進行宰殺。」

不像大規模工廠化屠宰場的肉品加工生產線運作不停，「天堂」一次只處理一頭豬。屠宰場雇用靠工資維生的人，他們通常待不到一年便離開；就連馬里歐的兒子也在待宰區工作。豬隻被驅趕至後方半開放式的畜欄，通向連接待宰區、兩旁設有塑膠墊的陡坡道。一旦豬隻進入待宰區，門板便筆直落下，所以等候的其他豬隻不會見到門後即將發生的事。從人道觀點來看，這麼做不僅合理且具有效率：面臨死亡威脅的豬隻情緒驚恐，就算不具危險性，也很難加以安撫處置。據說豬隻感受到的壓力是影響豬肉品質的不利因素。

待宰區另一頭有兩道門，其中一道門供工人進出，另一道門專為豬隻設置，穿過這道門，連接的是屠宰區後方的封閉式畜欄。這兩道門不仔細瞧還察覺不出來，這個區域與其他廠區做了區隔。陰暗角落放置的大型機具，是為了暫時固定進入這區的豬隻所設，讓「行刑者」，也就是操作電擊槍的「電擊手」，在豬隻頭上施以電擊，使其立刻陷入昏迷。沒人願意向我解說這個機具與操作過程；除了行刑者，其他人並不會觀看這一段作業，不過原因不難猜出。無非是為了讓工人做好份內的工作，而非時刻提醒他們是在奪取生靈的性命。等到豬隻再度出現，不論公、母豬皆已成了食「物」。

視線阻斷同樣是為防堵美國農業部檢驗員觀看到屠宰的過程。這似乎有點問題，因為這是檢驗員的職責所在，為了檢驗牲畜是否感染任何不利於人類的疾病，這工作非同小可。對豬隻來說，檢驗員的工作無可取代，可以確保宰殺過程符合人道。根據美國農業部前任檢驗員與「全國地區性食品檢驗聯盟聯合議會」（National Joint Council of Food Inspection Locals）主席戴夫．卡爾尼（Dave Carney）的說法：「肉質檢驗實際上是屠宰場生產線的最後一道關卡。多數時候，檢驗員無法從檢驗站觀看屠宰區的情況。待檢驗的屠體一隻隻通過，他們根本無暇監看屠宰區。」[2] 印第安納州一位檢驗員回應：「我們無法就所在位置監看一切，許多屠宰場將屠宰區與待宰區相互區隔。沒錯，我們是該監看屠宰過程。但如果你無法離開檢驗站，如何監看實際情況？」[3]

我詢問馬里歐，電擊手是不是每次都能命中要害。

「電擊槍第一發應有百分之八十命中機率，畢竟我們不希望動物仍保有知覺。有一次器械發生故障，擊發的電流只有正常時的一半。我們應該要保持電擊槍操作正常，擊發前預先測試。的確有幾次電擊過程有問題，所以我們都會準備螺釘槍以備不時之需。將槍貼在牠們頭上，把鋼片壓進牲畜的頭蓋骨。」[4]

擊發電擊槍時原則上希望一發就能讓豬隻昏迷，至少兩發之內就要完成。豬隻失去意識後，被倒吊懸掛「動彈不得」，接著，左頸處被劃上一刀，放血。之後置入煮沸器中，撈出時，豬隻全身油油發亮，宛如塑膠材質作成，一點也不像豬隻原先的模樣。然後，煮沸過的豬被放置桌上，交由兩名工人處理，其中一人手持小型噴燈，另一人拿著刮除器，清理豬體殘留的毛髮。

屠體再次被掛起，交給下一位工人著手處理。今天這名工人正巧是馬里歐的兒子，他拿起電鋸，以縱切方式劃開懸掛的屠體。人們通常以為會從腹部劃開，或至少我自己這麼認為，但實際上卻是從豬頭劃開成兩半，豬鼻子從中剖半，像掀開書本的紙頁。另一點讓我大感驚訝的是，取出豬內臟的那名工人並未戴上手套，難道他想徒手感受拉扯臟器的力道。

並不是因為我生長於都市，才覺得眼前此景格外反感。馬里歐與其他工人坦承，屠宰時血淋淋的場面同樣令他們難受。曾與我交談的屠宰場工人坦承他有同樣的情緒反應。

豬隻的器官與內臟交付檢驗員檢查，偶爾做切片檢驗。然後將檢查完的一坨黏稠物丟進大型廢棄物收集桶。檢驗員的工作內容沒有少女般的矜持，整個場景就像在拍攝恐怖片，你該明白我的意思。工作袍沾著血，護目鏡下的眼神猙獰，這名簡稱大夫的內臟檢驗員，多年來負責替「天堂」檢驗從豬隻身上摘取的器官。我問他發現可疑問題幾次，就必須停止生產線運作。他掀開護目鏡對我說：「從未有過。」然後戴回他的護目鏡。

純種豬哪兒去了

除了南極洲，其他各大洲陸地皆能見到野生豬種[5]，分類學家細數豬的種類共有十六種。[6]馴養的豬隻，也就是人類所食用的豬，則分屬眾多品種。品種不同於物種，並非自然的產物。品種是經過農場主精挑細選，通常透過人工授精培養而成，百分之九十的大型養豬場皆以此方式繁殖豬隻。[7]如果讓數百隻單一品種、由人類飼養的豬，自行生活幾世代，將逐漸喪失原有品種的特性。

如同貓狗的品種各異，每隻豬也各有特定的特徵：對生產者來說較重視部分特徵，例如日益重要的飼料換肉率[8]；對消費者來說，他們在乎的是瘦肉多寡與肉質油花的分布；而豬隻本身在意的，則是令牠們感到焦慮或痛苦的腿部相關問題。農場主、消費者與豬各自看待的重點不盡相同，農場主飼養的動物往往會承受更劇烈的痛苦，那是因為動物身上展現的盡是業主與消費者各取所需的結果。倘若你曾見過純種德國牧羊犬，或許留意到狗在站立時，後腿比前腿更貼地，總讓人覺得牠們好像蹲坐在地，或目光帶有攻擊性。這副「模樣」其實是飼主所為，經過幾代篩選才培育出後腿較短的品種。結果造就德國牧羊犬如今下半身發育不良，就連最優良的血統也難以倖免。因為基因緣故導致身體不成比例，最後許多飼主被迫接受忠實伴侶的悲慘境遇，選擇讓狗安樂死，或不惜花大錢讓狗接受外科手術。農場飼養的動物不論生活在「自由放養」、「任意活動」或標榜「有機」的環境中，皆難逃既定命運帶來的痛苦。工廠化農場的經營方式，使得農場主透過利用抗生素或其他藥物、高度的控管和限制以達到高收益的目的，卻導致牲畜承受痛苦，甚至創生出變異的物種。

消費者對於瘦肉的需求，造就了「另類白肉」（the Other White Meat）的供給販售，使得業者飼養的豬不僅罹患許多腿部與心臟方面的問題，而且造成牠們易情緒激動、感到恐懼、焦慮與壓力。[9]這項結論是研究人員為業者提供的資料。這些承受過度壓力的動物令業者憂心忡忡，並不是為了顧及動物的福祉，而是如前面所言，「壓力」會對肉質產生負面影響：處於壓力之下的動物會產生酸性物質，影響肉質，類似人類胃部分泌的胃酸能腐蝕胃裡的肉。

一九九二年，美國豬肉工業的政策部門「美國豬肉生產者委員會」（The National Pork Producers Council, NPPC）於報告中指出，充滿酸性物質、顏色較淡、呈糊爛狀的肉品，也就是所謂的「（白軟）水樣肉」（pale soft exudative或簡稱ＰＳＥ豬肉），占屠宰豬肉的百分之十，造成肉品業六千九百萬美元的損失。[10]愛荷華州立大學教授羅倫．克里斯坦（Lauren Christian）於一九九五年聲稱發現「壓力基因」，飼主能藉著去除豬隻的壓力基因，減低對ＰＳＥ豬肉的影響，肉品業果真著手去除了這個基因。但是，ＰＳＥ豬肉的問題仍持續增加，豬隻依舊籠罩於「壓力」之下，甚至僅是牽引機靠近牲畜棚，都能導致動物暴斃。[11]

二〇〇二年，肉品業自行成立的研究組織「美國肉品協會」（American Meat Science Association）發現屠宰的豬隻超過百分之十五會產生PSE肉質，（其中三項因素至少出現一項，肉質顏色蒼白、肉質過軟或是滲水）。[12] 除去壓力基因的出發點固然很好，至少，能降低豬隻在運送途中的死亡數目，卻無法因此真正去除「壓力」。[13]

壓力當然無法輕易消除。近幾十年來，科學家們相繼宣稱發現能夠「控制」人類身體與心理癖性的基因。因此，只要DNA基因序列經過一番重新整合，「肥胖基因」不再發生作用，我們便能省去運動，隨心所欲大吃，從此不必擔心發胖。其他科學家則發現人類的基因隱含鼓勵人類背叛、缺乏好奇心、懦弱與暴躁等。特定基因序列對於我們的外表、行為與感受確實有強烈的影響，但除了再明顯不過的特徵，如眼睛顏色等，有時候問題並非一對一彼此關聯。可以確知的是，將不同程度範圍的事歸咎於壓力這類字眼，其背後成因必然複雜得多。當我們談論農場動物的「壓力」，所談的其實是許多不同的事：焦慮、攻擊性強、沮喪、恐懼，最重要的是受盡折磨——沒有一項是單純的遺傳性狀，如藍色的眼眸，能夠輕易被改變或去除。

在提供適當的庇護與休憩處的條件下，美國農場常見的任一品種豬隻皆願意終年享受野地的戶外生活。這是好事一樁，不僅能避免類似「艾克森瓦德茲號」（Exxon Valdez）油輪的漏油案這類生態災難對環境造成的影響，而且哪隻豬不喜歡親近大自然，盡情奔跑、玩耍、曬太陽、享受放牧生活、在泥巴堆裡打滾，讓徐徐微風風乾身體（豬仔只有口鼻處會流汗）。現今工廠化農場飼養的豬恰恰相反，牠們的基因經過改造，經常處在溫濕度調節穩定的建築物內，曬不到太陽，感受不到季節遞嬗。我們馴養的生物只適宜存活在人造環境中。人類專注於基因改造方面的現代化科技成就，卻讓這些牲畜更加受苦。

豬不就這麼回事

馬里歐帶我到畜棚後面繞繞。「關在這裡的這群豬是昨天晚上抵達的。我們替牠們清洗一番。如果要在這裡待一整天，就會加以餵食。這些畜欄原先是為牛群所設計，現在這裡關著五十頭豬，空間尚有餘裕，但有時得關上七、八十頭豬，就會顯得有些勉強。」

與這群體形龐大、聰明、貼近死亡的動物如此近距離接觸，讓人感到震懾。我們無從得知動物對於即將臨頭的事是否有感覺。行刑者上前驅趕下一頭豬至陡坡道時，牠們仍一派輕鬆，未曾明顯地顯現恐懼、哭泣或聚攏一塊彼此安慰。不過，我留意到其中一頭豬側躺在地上，渾身顫抖。行刑者靠過來，其他豬隻紛紛站起，開始躁動，那隻豬依舊躺在地上發抖。如果喬治出現同樣的反應，我們會直接帶牠到獸醫那檢查，而若有人見到我不為所動，便會認為我泯滅人性。我詢問馬里歐，那隻豬是怎麼回事。

「豬不就這麼回事。」他咯咯笑著說。

事實上，等候屠宰的豬隻心臟病發或僵硬不動是很正常的情況。[14]運送至他處、環境改變、受制於人、另一道門背後傳來的尖銳叫聲、血腥味以及行刑者揮舞的手臂，皆為豬隻的壓力來源，遠超過其所能負荷。或許，豬不就這麼回事。馬里歐的咯咯笑聲是針對我的無知而發。

我詢問馬里歐是否認為豬對於即將發生的事有感覺。

「我個人不認為牠們有感覺。許多人將自己的想法冠在豬身上，認為牠們知道自己將死。我見到不少被運送來此的豬和牛，從未有過這樣的印象。我的意思是，牠們之所以害怕、恐懼，是因為面臨陌生的環境之故，過去牠們可能習慣與泥地、草原為伍。這也是為何牲畜多半夜裡被運送過來的原因。至於牠們知道多少，應該只知道換了地點，在這裡等候。」

或許，這群豬對於命運一無所知、無所恐懼。或許，馬里歐說得也許對、也許不對。兩種情況皆有可能。

「你喜歡這群豬嗎？」我問，或許這個再明顯不過的問題，在這種情況下很難回答。

「你終究得殺死牠們，這牽扯精神層面的問題。就喜歡哪種動物而言，羊群最難處置。我們的電擊槍適用於豬，而非羊。子彈擊發在羊身上會被彈開。」

我無法理解他對於羊的這番評論。眼前的注意力全放在走出來的行刑者身上，他兩隻手沾滿血跡，手持木棍，狠狠敲在下一隻要被驅趕至待宰區的豬隻身上。馬里歐不為所動，開始談論他飼養的狗：「獅子狗，捕鳥用獵犬，小型犬。」他發「獅」這個字的音節聽起來像「屎」，接著微微停頓，聚集嘴中的壓力在說「子」這個字的時候爆開。他神情愉悅地告訴我，他最近替獅子狗辦了場生日派對，邀請當地的「小型犬」一塊參加，他還替所有狗主人與懷中的狗兒拍攝大合照。他以前不喜歡這類小型狗，認為這些稱不上是真正的狗，直到自己養了一隻後就徹底改觀了，現在他很喜歡這類小型犬。行刑者再次走出，揮舞著血淋淋的雙手，帶走另外一頭豬。

「你關心過這群動物嗎？」我問。

「關心？」

「你赦免過任何一隻動物嗎？」

他告訴我最近與一頭母牛之間的故事。這頭牛是從休閒農場來的寵物牛，牠的「時辰已到」（沒人想對此多做解釋）。正當馬里歐要了結這隻牛的性命時，牠拚命舔著他的臉，一次又一次。或許，這隻牛以前常與人為伴，很親近人類；也或許，牠正在向人懇求。馬里歐邊說邊咯咯發笑，似乎想傳達他的不自在。「噢，老天。」他說，「接著這隻牛把我逼至牆角，緊靠著我將近有二十分鐘左右，最後我才奪走牠的命。」

這是個很精彩的故事，他遭遇了麻煩，卻毫無道理可言。一隻牛怎麼可能把他逼至牆角？這樣的場地根本不可能發生這種事。其他員工呢？這件事發生時，他們都在做什麼。不論大大小小的屠宰場，我聽到的都是屠宰作業必須保持運轉。「天堂」何以忍受這多出來的二十分鐘延宕？

這是他對於我提出赦免動物問題的回答嗎？

我該離開了，儘管我想多花點時間與馬里歐和他的員工們相處。他們善良、為自己感到驕傲、好客，這樣的人恐怕不該待在畜牧業這麼長一段時間。一九六七年，全國約有超過一百萬間養豬場。如今，養豬場的數目是當年的十倍[15]，過去十年間，農場飼養的豬隻數量比今天減少了三分之二以上[16]（現今四大養殖企業生產美國百分之六十的豬隻）[17]。

這點不啻為一項大轉變。一九三〇年，美國超過百分之二十的人口從事畜牧業[18]，如今從事這一行的人口低於百分之二。畜產於一八二〇至一九二〇年間、一九五〇至一九六五年間、一九六五至一九七五年間，皆以倍數成長，後面十年，也同樣以倍數成長。[19]一九五〇年，一個農人的產量足以供養十五點五個消費者。[20]如今則是一比一百四十人的比例。小型農場經營與農人本身皆為此感到沮喪。美國農人的自殺率是一般老百姓的四倍。[21]現代化農場皆以自動化方式生產，不論餵食、給水、燈光、溫度、空調，甚至連屠宰方式皆如此。工廠化農場需仰賴人力的工作僅剩少數行政人員，或是無須技能、危險性高的多數廉價勞工。工廠化農場看不見農人。

這一切都無關緊要，因為時間會改變一切。悉心關照動物、在意食物生產來源的專業農人將成為歷史懷舊的一部分，就像以前打電話替我們傳聲的接線生。以機器取代農人作為交換的結果，便是更加合理化動物的「犧牲」。

「我們還不能放你走。」其中一名員工說完，離開幾秒鐘，再回來時，手裡拿著一個紙盤，高高堆滿粉紅色的火腿片。「如果沒讓你嘗嘗自家產品，我們算哪門子東道主。」

馬里歐拿起一片火腿往嘴裡塞。

我沒有食欲。我現在吃不下任何東西，屠宰場內的所見所聞令我一點胃口也沒有，特別是對盤中的食物。不久之前，化為盤中飧那隻豬還關在待宰室。吃這件事一點過錯也沒有，不過在我心底，無論理性與否、講究審美或是道德倫理、自私或富有同情，就是不希望那些肉進了我的肚子。對我來說，那些肉不該被吃。

然而，我又打心底渴望吃它，想向馬里歐的慷慨展現我的感激，我想告訴他生產的肉品十分美味。我只想說：「哇，美味極了！」然後再吃上一片。我想跟他一塊「分享」。沒有任何交談、握手示意或是擁抱，一道享受食物更能建立彼此的友誼。或許，分享具有文化上的意涵，抑或是先祖對於盛宴的回應。

從某個角度來說，屠宰場就是這麼一回事。我面前的盤子已為隔壁那間屠宰室下了合理的註腳。飼主總是一再告訴我，這是唯一讓方程式畫上等號的方法：食物不論嘗起來味道如何，都是替口腹之慾服務，不管將它帶到這盤子上的過程其理由是否充分。對某些人來說，吃下眼前的火腿或許沒什麼，但我卻無法接受。

「我只吃潔淨之物。」我說。

「潔淨？」馬里歐滿臉疑惑。

我咯咯發笑：「我是猶太人，只吃潔淨食物。」

室內陷入一片沉默，空氣頃刻間似乎因為這些字眼而凝結。

「滑稽的是你卻想要撰寫與豬肉有關的文章。」馬里歐說。我不知道他是否真的相信我的話，是否能理解並同情我的立場；或者他對我持懷疑態度，感覺到受辱；也或者他知道我在說謊，但能夠理解並寄予同情。每個答案皆有可能。

「的確滑稽。」我回答。

事實卻並非如此。

噩夢

天堂肉品加工廠屠宰的豬隻來自美國少數倖存、不以工廠化農場方式飼養牲畜的農場。超市與餐廳販售的豬肉，百分之九十五皆來自工廠化農場[22]（當我撰寫這部著作時，唯一的全國性連鎖餐廳奇普〔Chipotle〕，聲稱餐廳內料理的豬肉並非出自工廠化農場）。[23]除非有別的替代方案，否則你所食用的火腿、培根或是排骨肯定都出自工廠化農場。

工廠化農場飼養的豬被施打抗生素、發育不全、密集飼養及全權排除環境刺激，比之結合傳統飼養方式以及現代化革新技術，經營得法的傳統農場，可說有天壤之別。很難找到比保羅．威利斯（Paul Willis）更加優秀的豬農，他是率領尼曼農場豬肉部門爭取保留傳統養豬農場運動的先鋒之一，尼曼農場為美國唯一販售非工廠化出產豬肉的供應商；而同時很難想像國內有比史密斯菲爾德（Smithfield）更黑心的肉品包裝公司。

撰寫這一章節時，原想先描述史密斯菲爾德工廠的不法營運，末了再以非工廠化農場經營的田園風光作結。但若以此方式描述養豬農場，不免予人養豬業正朝向關懷動物福祉與負起環境責任的印象，實際情形正好相反。養豬農場不可能再「返回」傳統的養殖方式。朝向家族養豬事業發展的「運動」的確時有所聞，但多數農場主為學習市場行銷，苦撐經營，長期抗戰。工廠化養豬農場不僅在美國日漸擴張，全世界的成長數目更是驚人。[24]

試著喚醒我們的原始共感

我將車停在保羅．威利斯位於愛荷華州的松頓鎮時，不免有些困惑，他與另外五百名小型農場主彼此協調供應尼曼農場豬肉。保羅說他跟我約在辦公室見面，但我卻只見到搖搖欲墜的紅磚屋舍與零星幾座農場建築。寧靜的早晨，一隻身形瘦長、毛髮棕白相間的貓向我靠近。我四處走動，想找尋看起來像辦公室的地點，只見保羅從農場走過來，手裡拿著一杯咖啡，穿著深藍色工作服，頭戴一頂便帽遮住剪短的棕灰色頭髮。他親切地向我微笑，彼此握手寒暄之後，他領著我入內。我們在廚房待了幾分鐘，誇耀那臺像是冷戰年代，從捷克走私來的咖啡機。咖啡機裡還有咖啡，保羅卻堅持要重新沖泡一壺。「這咖啡已經煮好一會兒了。」他向我解釋，然後褪去身上的工作服，露出裡面另一件淡藍色有白色條紋的工作褲。

「我要先說一個故事，我想你會有興趣記錄。」訪談進行前，保羅對我說道。他坦白且樂意合作，決意跟我分享他的故事，讓彼此接下來合作無間，即使兩人偶爾意見相左。

保羅娓娓道來：「我在這座宅子長大，家族經常在這裡享用晚餐，特別在週日，所有親戚包括祖父母、姑姑、叔伯與堂兄弟姊妹全都齊聚一堂。晚餐過後，大夥一塊享用當季蔬果，像是甜玉米、新鮮番茄等。孩子們會到溪邊、林子裡盡情玩耍，直到筋疲力竭。玩樂的日子總是稍縱即逝。我現在工作的地點曾是用餐室，多數星期天的晚餐便在這裡進行。其他時候我們都在廚房用餐，晚餐總是好幾個人一起吃，特別是那些農忙的日子——割曬乾草、閹豬，或是忙著搭建穀倉，這些都需要多幾個人手幫忙，我們最期待中午的用餐時間。只有遇到特殊情況才會到鎮上用餐。」

廚房外，有幾個大型空房間。保羅的辦公室內只有簡單一張木桌，上頭擺放著一臺電腦，螢幕閃著開啟的電子郵件、空白表格與檔案；牆壁上有張地圖，以圖釘標示出與尼曼農場合作往來的農場主，以及檢驗合格的屠宰場所在地。寬闊的窗戶敞開，典型的愛荷華景致在戶外開展，大豆、玉米與牧草隨風搖曳。

「我向你簡單地說明。」保羅說，「當我回來經營農場，開始以放牧方式飼養豬隻，與現在所做的差不多。這有點類似我小時候的情況，學著幫忙農務，包括餵豬。但還是有些改變，特別是電力設備出現後，情況大為不同。過去那些日子，人力的勞動有限，緊靠著乾草叉拚命幹活，這使得務農變成了苦差事。

「言歸正傳，我待在農場裡養豬，而且樂在其中。最後，規模日漸擴大，一年甚至能養一千頭豬，跟我現在經營的畜牧業規模相當。我發現豢養牲畜的畜棚正在不停地興建。北卡羅萊納州的墨菲家族農場便是在此時興起。我去參加過幾次會議，所有與會人士口徑一致：『這是未來的趨勢，你肯定要擴增農場規模！』我回答：『沒有其他方式比起我現在從事的工作更棒了。沒有。擴增規模對動物們、農場主或消費者來說，無法帶來任何益處。沒有比我現在的養殖方式更適合了。』但他們仍然說服許多從事這一行的人順應時勢，當時應該是八〇年代末。我開始尋找『自由放養』的市場，這個詞當初還是我想出來的。」

歷史是否因此改寫，我們不難想像，保羅或許再也找不到這個市場，相較於史密斯菲爾德肉品的市場普及性，沒有人願意多花錢支付保羅所飼養販售的豬。他的故事或許跟過去二十五間放棄從事這一行的多數豬農一樣。[25]然而，事情卻出現轉機，他遇見了尼曼農場的創辦人比爾．尼曼（Bill Niman），沒多久，保羅開始成為尼曼農場的肉品供應商，在此同時，比爾與公司團隊也替密西根州的安迪、明尼蘇達州的賈斯汀、內布拉斯加的陶德、南達科塔的貝蒂與威斯康辛州的查爾斯找到了市場。尼曼農場旗下擁有超過五百位小型家庭化農場主，尼曼農場以每磅些微高出市價的價格，支付農場主所生產的肉品，並擔保不論市場價格如何，農場主皆能以「成本價格」成交。如今，每隻豬的市場交易價格能有二十五至三十美元收益，靠著微薄收入讓大多數的農場主能夠繼續堅持下去。[26]

典型農人知識分子代表溫德爾・貝瑞（Wendell Berry）曾提到，「帶著我們的原始共感企圖模擬自然的過程」，保羅的農場就是一個令人印象深刻的範例，幕後英雄之一正是貝瑞。[27]對保羅來說，這意味豬肉生產的本質在於讓豬發揮豬的天性，保羅的成就感來自滿心歡喜地望著飼養的豬日漸茁壯，聽到人們讚嘆豬肉的美味（傳統農場生產的豬肉總是較工廠化農場生產的肉品來得鮮美）。農人的職責在於從豬的飼養方式裡，找尋兼顧動物福利與飼主利益，並同時能有效讓飼養的豬達到指定的「屠宰重量」。任何主張飼主與動物利益能共存無虞的人，其目的可能是想要賣東西給你，這可不像製作豆腐般容易達成。「理想的屠宰重量」不代表豬隻會從中獲取最大的快樂，但在小型家庭化農場裡，卻有相當比例的重疊。當保羅要替剛出生一天的小公豬進行閹割卻不使用麻醉劑（百分之九十的小公豬皆是如此），飼主顧及的利益似乎與遭去勢的公豬相牴觸，然而，相較於保羅放任豬隻在草地奔跑，和飼養的豬仔之間擁有長遠和諧的關係，無麻醉閹割這種小小的痛苦便顯得不足掛齒，更遑論工廠化農場飼養的豬長期所遭受的折磨。[28]

為求將老式傳統養殖業發揮到極致，保羅總是優先考量，養殖方式與豬的需求必須並行不悖——符合豬群的生物節律及生長模式。

保羅對於經營農場的理念在於讓豬發揮其天性，現代化養殖業不免要問，如果只以利益作為考量，養豬場該是何種模樣：以多層辦公大樓設計發想出多層組合的集約式農場，搭蓋在其他城市、州，或甚至是其他國家。傳統與現代化養殖兩者實際的差異何在？最顯著的差異連對養殖業一無所知的門外漢都看得出來，保羅的農場所飼養的豬親近土地，而非混凝土石板。尼曼農場旗下並不是所有豬農都能提供豬群享受野外生活，但這些無法提供放牧的豬農，肯定會替豬隻鋪上「厚實的墊草」，此舉同樣能讓豬群發展出眾多「物種特有的行為」，盡情發揮豬的天性，例如以豬鼻拱翻乾草、玩耍、築巢，夜裡在厚厚的乾草堆裡彼此相互依偎取暖，牠們喜歡擠在一塊兒睡。

保羅有五座牧場，各占地二十英畝，供豬群與作物在此輪作。他駕駛巨型的白色卡車帶我四處瀏覽。經過上回半夜造訪工廠化農場的經驗之後，能見到農場風光在眼前開展真令我大開眼界：溫室點綴於田野間、從穀倉放眼望去都是牧草、玉米田與大豆。遠處偶爾會見到工廠化農場。

任何養豬場運作的本質與現今對豬隻福祉的考量，皆著重於具有繁殖力的母豬身上。保羅農場裡的小母豬（未有產子經驗）與牝豬（有過產子經驗），包含尼曼農場的所有母豬皆以群體方式飼養，以增進豬隻「穩定的社會階級」（這裡所使用令人印象深刻的字句引自動物福利規範，在保羅與幾位動物福利專家包括黛安與瑪莉蓮・哈佛森〔Marlene Halverson〕姊妹倆的協助下，過去三十年間對於提倡農人友善對待動物不遺餘力，有記錄可尋）。

其他試圖創造穩定社會階級的規則，則需在「單一個別動物不得進入已建立的社會團體」規範下運作。這並非印製於培根包裝背面的確切保證，但是對所有豬隻來說卻十分重要。這類規範背後的原則很簡單：豬隻需要與其他熟悉的豬群為伴，讓個體正常運作。如同多數父母盡量避免孩子在學期中途轉校，以免孩子在不熟悉的環境中適應不良。因此，良好的豬隻養殖方式指出，飼主需盡可能讓豬生長於穩定的社群中。

保羅並確保他所飼養的母豬或牝豬擁有足夠的空間，生性膽小的動物能遠離攻擊性強的牲畜，他利用一綑綑稻草搭蓋「撤退區」。與尼曼農場旗下的飼主一樣，保羅沒有切除豬尾巴[29]或拔掉牙齒[30]，而典型工廠化農場卻得藉此避免動物間出現殘暴的啃噬情況發生。[31]只要社會階級穩定，豬自然能在衝突中找尋解決之道。

尼曼農場所有的養豬場裡，正值孕期的母豬，必須處於社會群體之間，並且充分享受戶外野地生活。相較之下，美國約莫百分之八十懷孕的母豬[32]，例如史密斯菲爾德飼養的一百二十萬隻豬[33]，都個別擠在鋼筋水泥建造的狹小囚籠中，連轉身都有困難。待豬隻們到了該離開尼曼農場的時候，需嚴格遵守運送與屠宰需求（奠基於飼主建立豬群穩定的社會階級同樣的動物福利規範之上），這並不代表尼曼農場運送與屠宰方式「舊式過時」。就管理與技術層面來說，反而有長足進步：搬運者與貨車駕駛遵照人道的程序方式、提供屠宰審視、書面資料確保可信度、擁有受過良好訓練的獸醫、氣象預報避免運送途中有過熱或過冷的情況、防滑地板、讓動物在無意識狀態下進行屠宰。尼曼農場沒人有立場提出想改革的地方，這類影響力唯有大型企業才辦得到。因此必須透過許多協商與妥協，例如尼曼農場裡的豬隻得經過長途跋涉，才能抵達合格的屠宰場。

保羅的養殖場與尼曼農場令人印象深刻的地方並非在於眼見之處，而是在那些你看不到的地方。他們不對動物施打抗生素或是賀爾蒙，除非用於醫療用途；農場沒有鑿坑或在大型容器內堆放病死豬屍體；農場沒有惡臭的主要原因在於沒有積滿穢物的貯水池；由於生活於野地的動物為數不少，糞肥全都回歸土壤，供作物生長，成為豬的食物來源。儘管不免受到一些痛苦，但更多的是簡單平凡的生活，這段期間甚至成了豬隻純粹愉悅的時光。

保羅與其他尼曼農場旗下的豬農不僅得遵守（或不必遵守）其中的規範，他們彼此簽訂合約，進行令人信服、真正獨立的審核作業，最難能可貴的是，他們甚至開放讓我這一類人參觀他們養殖的動物。這裡值得一提的是，因為多數符合人道的養殖標準不過是靠群眾的關注來牟取利潤。要從中辨識如尼曼農場這類微不足道的稀少企業是項艱鉅的任務（尼曼農場已是目前為止最具規模的家庭化農場），不單只是有別於工廠化農場而已[34]。

正當我準備離開保羅的農場時，他提起溫德爾．貝瑞文章中的一段，超市裡每個購買行為與餐廳菜單中的每道菜餚，都和養殖政策之間有著強烈且不可避免的連結——所謂的養殖政策包含飼主、養殖方式與保羅自身的決策。每回你對食物做出選擇時，保羅在此引用貝瑞的用語，形同將決定交由「農場代理」。

在《日常生活的藝術》（*The Art of the Commonplace*）這部著作中，貝瑞總結「農場代理」的利害攸關。

> 我們的方法論與……採礦愈來愈雷同……這對我們來說應該再熟悉不過。我們不夠瞭解的是個體，特別是個別消費者與企業行為展現間的共謀範疇……多數人……將代理權讓渡給各大企業，以生產並提供消費者所有想取得的食物。[35]

這是一種授權的想法。巨大的食品工業最終取決於消費者的選擇，在餐廳侍者不耐煩地等候我們點餐之時，或是我們在購物推車或購物袋裡放進一切光怪陸離的食物之時，做出決定，造就這一切。

我們在保羅家中結束一天行程。雞隻在前院恣意走動，漫步至一旁關著豬隻的獸欄。「這幢房舍最初是曾曾祖父馬里斯．弗洛伊所興建，他從德國北部移民過來。」保羅說。「隨著家族人口數增加，建築物也逐步擴張搭蓋。我們從一九七八年定居於此，這裡是安與莎拉成長的地方，她們平常會走到路底去搭校車。」

幾分鐘之後，保羅的妻子菲莉絲告訴我們，工廠化農場在附近買了塊地，不久將搭蓋一座能夠容納六千頭豬的農場。這座養豬場將鄰近保羅與菲莉絲打算在此安享餘年的家園，而他們坐落於山丘上的家，能夠俯瞰廣闊平原，是保羅耗費數十載，在這片中西部草原辛苦耕耘，與妻子稱之為「夢想農場」的家園。如今，與其夢想鄰近的卻是一場噩夢：數千隻蒙受苦難的豬隻，罹病的豬摻雜其間，而保羅一家也將身處在令人作嘔的難聞氣味裡。鄰近的工廠化農場不僅削減保羅的土地價值（據估計，養殖業減損土地價值耗費美國人二百六十億美元）[36]，也摧毀了土地。而難聞的氣味不僅使得傳統與現代化養殖難以共存，並可能危害保羅及其家人的健康，這與保羅窮盡一生努力的目標背道而馳。

「造成這樣結果的人同樣是土地的所有人。」保羅說。菲莉絲進一步解釋：「人們恨透了這些農場主。有什麼工作必須做到如此惹人討厭？」

在廚房展開討論的同時，工廠化農場正隨之蔓延擴散。保羅將理想訴諸行動，展開抵制，而菲莉絲同為地方政治抗爭分子，訴求為減少愛荷華州工廠化養豬農場的勢力與存在。這段文字正是當時信手寫下，如果這個故事能帶給你任何啟發，或許那場於愛荷華州廚房裡的討論將激發更多抵制的聲浪，阻止工廠化農場的惡臭蔓延。

3
THREE

糞肥

威利斯家廚房裡的場景正不斷上演。世界各地的人為保護自己免於工廠化農場與養豬場發出的惡臭所汙染，群起奮戰。

美國對抗這類養豬場法律訴訟案之所以成功，都是聚焦於汙染的潛在影響（當人們談論養殖場對環境造成的傷害，多半是指這部分）。問題再清楚不過：畜禽所排出的巨量糞便。大量屎尿處理不當，滲入河川、湖泊與海洋，殘害野生動物，汙染空氣、水源、土地，危害人體健康。

現今，一般養豬場每年產生七百二十萬磅糞肥，養雞場產生六百六十萬磅，牛隻飼育場則產生三億四千四百萬磅糞肥。[37]美國審計總署（The General Accounting Office, GAO）在報告中指出，每座農場「產生未經處理的廢棄物，較美國其他大城市人口所排放的還多。」[38]總計美國農場飼養動物的排泄物較人類排放的多出一百三十倍，[39]平均每秒鐘排放八萬七千磅。[40]排泄物的汙染強度是未經處理的城市汙水的一百六十倍。[41]然而，幾乎沒有任何廢棄物處理的基礎建設是用來改善農場動物的排泄物——明顯缺乏糞池，也沒有汙水管，沒人加以處置，加上沒有任何聯邦指導綱領對此做出規範。美國審計總署指出，沒有任何聯邦部門收集與工廠化農場相關、具可信度的資料，甚至連全國合法的工廠化農場有幾間都不清楚，因此難以「有效控管」。[42]那麼，這些排泄物都到哪兒去了？我將特別著重於瞭解美國首屈一指的豬肉製品大廠史密斯菲爾德，如何處理所飼牲畜的排泄物。

史密斯菲爾德每年宰殺的豬隻數目，比起紐約市、洛杉磯、芝加哥、休士頓、鳳凰城、費城、聖安東尼奧市、聖地牙哥、達拉斯、聖荷西、底特律、傑克遜維、印第安納波里、舊金山、哥倫布市、奧斯汀市、華茲堡市以及孟菲斯市加起來的人口總數還多——約莫三千一百萬頭。[43]根據環境保護局保守估計，每一頭豬排放的糞便是人的二到四倍[44]；每個美國公民的排泄物分量均約二百八十一磅，[45]這意味單單史密斯菲爾德一座工廠所產生的糞水汙物，至少跟加州與德州兩地人口加起來的排泄物分量一樣多。[46]

想像一座大城市少了龐大的廢棄物處理基礎建設，加州與德州的男男女女、大人小孩皆在一處開放式糞坑拉屎拉尿。現在，假想這些人終年、永遠都是如此。為了理解龐大數量的糞尿排放於空地對環境所造成的影響，我們必須知道其中包含哪些東西。傑夫·提茲（Jeff Tietz）投稿於《滾石》（*Rolling Stone*）雜誌一篇描述史密斯菲爾德的絕佳文章中，將工廠化養豬場的糞便含括的成分羅列出來：「氨、甲烷、硫化氫、一氧化碳、氰化物、磷、硝酸鹽與重金屬。此外，糞便滋養超過上百種足以使人類致病的病原體，包括沙門氏菌、隱孢子蟲病、鏈球菌與鞭毛蟲菌。」[47]因此，生長於一般養豬場環境的幼童，罹患氣喘的比率超過百分之五十，而居住於養豬場附近的幼童患有氣喘的機率多出一般幼童兩倍。[48]糞尿並非只包含糞便，還包含所有沾染於工廠化農場板條式地板上的一切。其中包括：仔豬死胎、胎衣、死亡仔豬、嘔吐物、血液、尿液、抗生素注射器、破損的殺蟲劑罐、毛髮、膿，甚至包含身體各部分的組織。[49]

養豬業者希望帶給大眾的印象是廣闊平原能夠吸收豬隻排泄物的毒素，但我們都知道事實並非如此。[50]排泄物流入水源，而諸如氨與硫化氫這類有毒氣體則會揮發至空氣中。當足球場大小的汙水坑接近滿溢，史密斯菲爾德一如其他業者，將液化後的糞肥灑入田野，或乾脆直接灑向空中，間歇噴發的糞水，造成有毒氣體滯留瀰漫，足以造成人類神經方面的嚴重損害。居住於工廠化農場附近的居民常抱怨有鼻血不止、耳朵疼痛、慢性痢疾與肺灼傷的問題。就算居民抗爭立法通過對工廠化農場嚴加規範，但業者對政府具有龐大的影響力，通常會令這些規範失效或根本未執行。

史密斯菲爾德的收益令人嘆為觀止，公司於二〇〇七年的營收達一百二十億，若將成本規模具體化：除了糞便造成的汙染，還包括汙染導致的疾病，以及減損土地價值，這是其中最明顯的例子。這些成本與其他負擔若不轉嫁給一般大眾，史密斯菲爾德不可能在不宣告破產的情況下，還能生產廉價的肉品。正如其他工廠化農場，史密斯菲爾德的高營收與「高效能」假象，來自於對供應商的大舉掠奪。

退一步看：糞便並非毫無益處。農人長久以來便是利用糞水澆灌田野，收成的作物供動物食用，牲畜的肉則供人類食用，而其排泄物再回歸於大地。問題出在相較於其他文化的歷史而言，美國人吃掉更多的肉，但從歷史來看則貢獻甚少。為了達成多吃肉的夢想，我們拋開保羅．威利斯的夢想農場，轉而向史密斯菲爾德靠攏，允許／導致農人將養殖業拱手讓出，以便企業斷然將成本轉嫁給大眾。消費者的健忘，或者更糟糕的是支持史密斯菲爾德這類企業的舉動，使其順理成章地以高密度集約化養殖方式對待動物。在此情況下，飼主無法在土地上種植足夠的作物，因此得仰賴飼料進口。再者，種植的作物根本吸收不了這些大量的糞便。光是北卡羅萊納三間工廠化農場所產生的氮（氮是提供作物生長的重要成分）就足夠整個州的作物吸收。[51]

回到原先的問題：這些具有危險性的大量糞便要往何處去？

根據計畫，液化後的汙物要灌進鄰近豬舍的大型「貯水池」。有毒貯水池約莫十二萬平方呎，與賭城的大型賭場的面積相當，深及三十呎。[52]湖面大小的公共廁所看似正常，十分合法，儘管穢物並非貯存在這裡。一個屠宰場附近就有百來個巨型汙水池（工廠化養豬場周圍常環繞著好幾個屠宰場）。[53] 如果不慎跌入其中一個水池，必死無疑。[54] 正如身處其中一間豬舍裡，如果恰巧停電，人不消幾分鐘便會窒息而死。傑夫・提茲說了一個與貯水池相關的可怕慘事：

密西根一名工人正在修復貯水池，因為味道過度刺激而失足跌了進去。他十五歲的外甥跳下去救他，因此昏厥，工人的表兄為了搶救這名青少年也跟著不幸喪命。工人的大哥為了救所有人，最後也賠上性命。最後，工人的父親也命喪黃泉。所有人全都因為豬糞而死於非命。[55]

史密斯菲爾德這類企業善於成本效益分析：支付汙染的罰鍰較放棄整座工廠化農場划算，養殖場是終結一切的最後手段。

正當法律準備對史密斯菲爾德等企業加以限制規範，他們總有辦法逃避法律責任。[56] 史密斯菲爾德於布拉登郡搭建世界首屈一指的大型肉品屠宰加工廠前，北卡羅萊納州議會撤銷了州郡控管養豬場的權力，方便史密斯菲爾德行事。撤銷管制養豬場的共同參與者，前任州參議員溫戴爾・墨菲（Wendell Murphy），如今為史密斯菲爾德董事會一員，又是前任墨菲家庭農場（Murphy Family Farms）董事長與總幹事，或許並非巧合，墨菲家庭農場於二〇〇〇年由史密斯菲爾德併購。

一九九五年，撤銷管制規定後幾年，史密斯菲爾德將超過二千萬加侖的汙水傾倒入北卡羅萊納的紐河。[57]這些汙水造成當時美國最大宗的環境汙染案，影響範圍較六年前「艾克森瓦德茲號」油輪的漏油案多出兩倍。[58]這些液化糞肥足以填滿二百五十個奧林匹克運動會規模的游泳池。[59]一九九七年，美國環保團體「山脊俱樂部」（Sierra Club）於報告中譴責「動物工廠前科累累」，史密斯菲爾德違反「淨水法」（Clean Water Act）七千條，令人瞠目結舌，為此遭罰——平均一天違反二十條規定。[60]美國政府指控該公司在切薩皮克灣支流帕甘河傾倒非法有毒廢棄物，並逕自對犯行紀錄加以竄改與銷毀。違反一條規定有可能是因為意外，可能就算違反十條規定都還能解釋得過去，但是一樁七千條的違規案，宛如一項縝密的計畫。史密斯菲爾德遭罰鍰一千二百六十萬美元，聽來像是公權力戰勝了企業。[61]在當時，一千二百六十萬美元的確創下美國歷史上汙染案的最大宗民事罰鍰，但對於該企業如今每十個鐘頭便有相同數目的收益來看，當年開罰的金額不過是九牛一毛。[62]史密斯菲爾德前任總裁約瑟夫．路特三世（Joseph Luter）於二〇〇一年獲得一千二百六十萬美元股票期權。[63]

飲食大眾則作何反應？一般說來，當汙染抵達警戒比例，我們可能嚷嚷幾聲抗議，接著，史密斯菲爾德這類企業就「哎喲」一聲賠不是，我們也就接受對方的道歉，繼續大啖工廠化農場生產的肉品。史密斯菲爾德不僅躲過法律責任，而且版圖日漸擴張。帕甘河汙水事件發生當時，史密斯菲爾德已是全美第七大的肉品加工廠；兩年後，躍升至龍頭地位，企業版圖仍在繼續擴大。現今，史密斯菲爾德已成為全美首屈一指的大型企業，每屠宰四條豬就有一條販售至全美各地。[64]我們目前的飲食方式，是把錢每天投入類似史密斯菲爾德這樣的企業，不難想見會換取何種報償。

美國環境保護局保守估計，雞、豬和牛的排泄物汙染美國二十二個州，三萬五千哩河道（地球一圈約莫二萬五千哩）。[65]短短三年，兩百種魚類銷聲匿跡，發生汙染事件時，該區域所有魚類幾乎在同一時間立刻死亡，肇因於工廠化農場並未阻止糞便流入水源。[66]根據記載，單單因動物糞便遭毒害死亡的魚群數目總計一千三百萬條，若將這些死亡的魚群一一排列，長度將沿著太平洋海岸從西雅圖到墨西哥邊境。[67]

工廠化農場附近的居民經濟困頓，業者也不予重視。居民被迫嗅聞糞便產生的臭味，雖然**通常**不足以致命，卻導致咽喉痛、頭痛、咳嗽、流鼻水、痢疾，甚至心理方面的疾病，包括過度緊張、沮喪、憤怒、疲倦等常見症狀。[68]根據加州參議院的報告，「研究顯示（動物穢物）貯水池會在空氣中散發有毒化學物質導致人類出現炎症、免疫、過敏與神經方面的問題。」[69]

已掌握充分理由相信養豬場附近居民與罹患所謂的食肉菌——正式名稱為金黃色葡萄球

菌（methicillin-resistant Staphylococcus aureus, MRSA），兩者之間有所關聯。[70]金黃色葡萄球菌導致「病灶大如茶碟，發紅腫大，碰觸會產生劇烈疼痛」，直至二〇〇五年，美國每年因此喪命的人數超過一萬八千人，比起罹患愛滋病死亡的人數還多。《紐約時報》（*New York Times*）專欄作家尼古拉斯・克里斯多夫（Nicholas Kristof）生長於農場，在文章中披露美國印第安納州一位醫師正準備公開這方面的發現，但醫生卻突然死於與金黃色葡萄球菌相關的併發症。儘管金黃色葡萄球菌與養豬場之間的連結尚未經過確切證實，然克里斯多夫指出：「重點在於，不論國內的養殖業經營模式是否已轉向生產廉價的肉品，國人健康卻因此犧牲。而早在做出結論前，證據已逐漸顯示答案是肯定的。」

地域性疾病若擴大蔓延至全國，起初不易察覺。全球最大公共衛生組織，美國公共衛生協會（The American Public Health Association, APHA）唯恐疾病蔓延而提高警覺，指出農場若出現遭動物排泄物和施打抗生素相關的感染疾病，應中止運作。[71]皮優工業畜產委員會集結專家，召開調查小組，從事為期兩年的研究後，近來更進一步提出為顧及動物福利與公共衛生利益，贊成全面逐步廢止幾項常見的「集約飼育與非人道規範」。[72]

但有權決定大眾應該選擇哪一類食物的高層，態度並不積極。目前看來，全國上下並未接獲禁令，更無逐步廢止之事。消費者讓史密斯菲爾德一類的企業坐擁財富，使其將賺來的大筆金錢投資在擴張海外版圖，或是擴張原有的一切。史密斯菲爾德原本只在美國設廠，如今事業版圖擴及全世界：比利時、中國、法國、德國、義大利、墨西哥、波蘭、葡萄牙、羅馬尼亞、西班牙、荷蘭與英國。[73]約瑟夫・路特三世手上握有的史密斯菲爾德股票近來價值已達一億三千八百萬美元。[74]他的姓氏發音應為「擄」特。[75]

新型態虐待狂

環境汙染問題有醫生及政府官員共同把關，他們的工作就是負責照料民眾，但我們要如何在證據不足的情況下，找出工廠化農場動物受虐的事實？

非營利組織暗中進行的蒐證，是民眾唯一有機會瞭解工廠化農場與屠宰場每天實際運作情況的途徑。[76]暗中拍攝的影片顯示，北卡羅萊納一所養豬場員工每天毆打凌虐豬隻，以棍棒猛擊母豬，並將鐵棒插入母豬的直腸與陰道一呎深。這些舉動並不會增添肉質滋味，也並非豬隻屠宰前的預備工作——純粹是惡質行為。另一部影片中，工人在豬隻意識清楚的情況下，鋸斷牠們的腿、剝除牠們身上的皮。[77]美國另一所大型豬肉加工廠裡，拍攝到員工摔打、踹踢豬隻；將牠們砰地摔至水泥地上，以金屬棒與榔頭搥打。[78]為期一年的調查發現，另一座農場慣性虐待整批豬隻。調查記錄下工人在動物身上捺熄菸蒂，以草耙與鐵鏟毆打並勒斃豬隻，並將牠們扔進糞肥坑裡淹死等證據。工人甚至將電棒插入豬隻的耳朵、嘴、陰道與肛門。調查結果發現，管理高層放縱這類虐待，但有關當局卻拒絕起訴。[79]不起訴是常態，不是例外。並非執法「鬆懈」，而是如果企業被抓到虐待動物的證據，他們也絕不會受到嚴重懲處。

所有養殖業都存在相同的問題。泰森食品為肯德基主要供應商，根據調查發現，在上級清楚明令之下[80]，某間泰森旗下大型加工廠的員工經常在家禽意識清楚的狀態下，摘取其頭部，在活體懸吊區（包括運送家禽的輸送帶）灑尿，讓劣等故障的自動化屠宰設備切割家禽的身體而非頸部，卻不將機器修復。[81]肯德基年度供應商「朝聖者之傲」對於屠宰場內的雞隻遭人踢、踩，摔至牆壁，雙眼遭菸草汁液噴濺，嚇得屁滾尿流，被人除去嘴喙……等惡行全都知情。泰森與朝聖者之傲不只負責供應肯德基[82]，撰寫此書時，兩家企業同為美國數一數二的雞肉加工大廠，每年宰殺近五十億隻雞。[83]

就算不透過暗中調查，得知工人將情緒發洩在動物身上的極端虐待，我們也都知道工廠化農場飼養的動物過著何種悽慘的生活。

試想懷孕的母豬，多產的生育力卻成為其悲慘命運的源頭。母牛一次只能產下一頭小牛，現代化工廠飼養的母豬平均卻能生養近九隻小豬，生育數年年增加，全拜飼主之賜。[84]母豬必須盡可能經常保持在懷孕狀態，已成為其生命的主要型態。產期將近，催生藥劑能減少產程耗費，使農場主有效控管時間。[85]仔豬離乳後，飼主在母豬體內注射荷爾蒙加快生理「週期」，使其能在產後僅僅三個星期左右便再度接受人工授精。[86]

每五次有四回，正值懷孕期的母豬要在「孕期籠」內待上十六週，狹窄的空間不容轉身的餘地。[87]母豬的骨質密度因缺乏運動而日漸減少，[88]母豬待在墊草不足的空間，身體膨脹四分之一，四周一片漆黑，發炎的皮膚流著膿液（根據暗中拍攝內布拉斯加一所養豬場，懷孕母豬的臉部、頭部、肩部、背部與腿部皆有多處開放性傷口，傷口都有拳頭般大小）。一名農場工人表示：「豬隻身上布滿各式傷口……這裡很難找到身上不帶傷口的豬。」[89]

母豬迫切迎接小豬出生的欲望受挫，使其沉浸於嚴重的痛苦之中。[90]牠本能地在生產前找尋合適的生產地點，以稻草與枯葉築窩。[91]飼主為避免母豬增加多餘的體重，節省糧秣開銷，限制母豬食量，使其經常處於飢餓的狀態。[92]豬隻天生傾向另覓他處睡覺與排泄，狹小的畜舍卻無法滿足需求。懷孕的母豬與養豬場其他豬一樣待遇，需躺臥或是踩踏在條板式地板的排泄物上。[93]飼主辯稱這類集約化管理更能幫助控管動物，但是當動物處在擁擠的空間裡，根本無法辨認哪隻豬腳部出現問題或罹患疾病，如何能顧及動物福利。[94]

這類養殖方式的殘酷手段不容辯駁，難平眾怒，引起社會大眾的廣泛討論。近來佛羅里達州、亞利桑那州與加州透過初步不記名投票方式，頒布逐步廢止孕期籠的法律。科羅拉多州在人道協會運動的威脅下，迫使業者同意支持立法廢止孕期籠，這不啻為充滿希望的徵兆。然而，四個州的禁令不足以消滅其他州繼續施行此一慣例，不過，與孕期籠的戰鬥獲得成功，確實是一場至關重要的勝利。

有愈來愈多的懷孕母豬被安置在狹小的畜欄而非被關在孕期籠裡。[95]縱使無法像保羅．威利斯所飼養的豬隻那樣在田野間奔跑，享受陽光，母豬畢竟能擁有少許空間睡覺和伸展四肢。牠們的身上不再到處是皮膚病，也不再瘋狂啃咬箱籠外的鐵條。這類改變不足以改善整個養殖場的環境，但對於改善母豬的生活卻別具意義。不論母豬懷孕期間是待在孕期籠或狹小獸欄裡，生產後——業者稱之為「分娩」——母豬仍舊得待在跟孕期籠一樣受限的環境裡。一名員工表示：「得把生產完的母豬打得屁滾尿流才願意進去。」[96]另一家農場的員工則描述，用棍棒把母豬揍得血跡斑斑是家常便飯。「有個傢伙揍爛了母豬的鼻子，母豬最後因無法進食而餓死。」[97]

這些辯稱「哺育籠」必須存在的理由，是因為母豬偶爾會壓死小豬。這跟與其冒險發生森林大火，得預先清除森林內所有樹木的歪理一樣。哺育籠如同孕期籠，都是將母豬限制在動彈不得的狹小空間。偶爾，母豬被以皮帶固定於地板，如此一來便不會壓傷小豬仔。贊同這個做法的人沒有說明，比如像威利斯這樣的農場一開始就不存在這種問題。這一點都不令人感到意外。當飼主選擇讓哺育中的母豬展現「母性」，母豬聞不到腳下踩的糞尿傳來惡臭，聽不見金屬欄杆鏗鏘作響，牠有足夠的空間檢視小豬的位置，挪動四肢緩緩躺下，當然能因此輕鬆避免壓傷幼豬。[98]

當然，身處危險的不只有小豬。根據歐盟委員會的獸醫科學委員會（European Commission's Scientific Veterinary Committee）研究指出，囚禁於箱籠內的豬隻，容易有骨折、腿部疾病增加、心血管問題、尿道感染以及肌肉嚴重萎縮影響躺臥能力等問題。[99]其他研究則顯示出豬隻基因缺陷、缺乏運動與營養不足，使百分之十至四十比例的豬隻不健康，出現諸如膝關節變形、弓腿與鴿趾狀腳趾。[100]業界期刊《國家豬農》（*National Hog Farmer*）報導，百分之七哺育中的母豬，常因空間受限的壓力與密集哺育，使其壽命因此減短[101]，其他養豬場的豬隻死亡率甚至超過百分之十五。[102]許多豬隻情緒不穩[103]的原因肇因於空間限制、過度啃咬籠外鐵條、不斷壓擠水瓶或是喝尿[104]。其他豬隻則出現哀悼的行為模式，動物科學家形容此為「後天習得的無助感」。[105]

接著，豬寶寶將證明母豬所受的折磨確有其事。

許多仔豬一出生便呈現畸形，常見的病症有顎裂、雌雄同體、乳頭凹陷、無肛症、長短腿、顫抖與疝氣。[106]鼠蹊部位疝氣十分常見，通常在替公豬去勢時，便一併以手術加以治療。[107]出生剛滿一週的小豬，就算沒有上述那些缺陷，依舊得忍受不少折磨。出生後四十八個鐘頭[108]，仔豬的尾巴與通常用以嘶咬其他小豬的「細牙」，會在沒有施打麻醉的情況下被去除[109]，此舉是為了降低養豬場內小豬為爭相吸吮母豬乳頭，發生啃咬彼此尾巴而受傷的機會，弱小的仔豬通常抵擋不住體力較佳者。仔豬生長的環境通常得保持溫暖（華氏七十二至八十一度）與漆黑，使其維持睡意，減少「社交衝突」，以及在受挫的情況下發生諸如啃咬、吸吮彼此肚臍、尾巴或耳朵的行為。[110]施行傳統養殖方式，如保羅・威利斯的農場，避免這些問題的方法便是讓動物享有更多空間、提供良好的生長環境，培養穩定的社群組織。

養豬場的仔豬出生兩天內要注射鐵劑，這是為了順應快速生長以及母豬因密集哺育而缺乏奶水所致。[111]公仔豬會於十天內在無施打麻醉的情況下被摘除睪丸。摘除睪丸的目的在於改變肉質的味道——美國消費者近年喜歡食用閹豬肉。[112]為了易於辨認，閹豬的耳朵會被切除一塊作為標記。這些仔豬離乳後，死亡比例高達百分之九到十五。[113]

仔豬若愈快食用固態食物，便能愈快達到市場要求的重量（二百四十至二百六十五磅）。[114]「固態食物」通常包括屠宰場的副產品：凝固的血漿（這類食物能讓仔豬長胖，卻也因此嚴重傷害牠們的腸胃道黏膜）。[115]仔豬常於十五週左右離乳[116]，但工廠化養豬場飼養的豬一般約在十五天離乳，並逐漸縮短至十二天。[117]這些剛出生的仔豬尚無法消化固態食物，因此要替牠們額外注射藥劑，防止痢疾。[118]

離乳的仔豬被迫關進以堅實鐵籠打造的「育兒室」，一層層堆疊，上層鐵籠的糞尿全都會往最下層流淌。飼主盡可能延長仔豬的籠養時間，然後將牠們移往最終目的地：擁擠的獸欄。獸欄過度擁擠的原因正如養殖業界的某本期刊所言：「滿塞的豬隻才夠本。」[119]在毫無移動空間的情況下，動物消耗的卡路里較少，可以減少餵食，同時又增加豬隻重量。

無論在任何農場，畜產的一致性皆為必要條件。仔豬若發育不良，過於瘦小，對農場資源來說便會成為負擔，不適合繼續養殖。牠們被抓起後腿搖晃，然後被工人以頭下腳上的方式砸向水泥地摔死。這類常見的處理方式稱為「重擊」。密蘇里一座養殖場的員工說：「我們曾在一天內重擊一百二十隻仔豬。」[120]

> 我們搖晃豬隻，重擊牠們，然後將牠們拋向一邊。十來隻受到重創的小豬被送往瀉槽，堆疊在運送死豬的卡車上。如果瀉槽內的豬隻一息尚存，你得再次對牠們施以重擊。我有幾次發現瀉槽內的豬臉上掛著脫落的眼球、血流不止、下顎碎裂，仍然顫動不止。

「他們稱此為『安樂死。』」密蘇里一名員工的妻子說。

餵食動物吃下大量抗生素、荷爾蒙與其他藥劑，能讓多數動物在屠宰前維持生命跡象，不論實際的生理情況如何。養殖場潮濕、密集飼養的壓力，在在削弱動物的免疫系統，大量糞尿聚集產生的有毒氣體，使得以上提及的種種問題無所遁形。在屠宰之前，約有百分之三十至七十豬隻呼吸道感染，而因感染呼吸道方面疾病的死亡率約占百分之四到六。[121]持續不斷的疾病感染促使新型流感病毒產生，因此，美國各州所有的養殖豬隻感染致命新型病毒的比例，百分之百來自集約飼養的病豬（這些病毒逐漸形成人畜共通感染疾病）。122

在工廠化農場的世界，沒有是非黑白。獸醫考量的不是動物健康，而是獲利能力；藥物不以疾病治療為目的，而成為摧毀免疫系統的替代品。工廠化農場的飼主並不以生產健康動物為目標。

5
FIVE

水面下的虐待病徵

我在描述養豬場的相關篇幅中所提及動物受虐與汙染等事實，皆為重要議題，代表整個工廠化養殖業所面臨的問題。儘管工廠化農場飼養的雞隻、火雞與牛隻遭遇的對待不盡相同，但基本上動物皆受盡折磨。魚類也是如此，我們傾向將魚類與陸棲動物視為相異的物種，但集約化飼養的海產，即所謂「水產養殖」，基本上就是水面下的工廠化養殖。

我們所食用的多數海產，包括需求量極大的鮭魚，皆來自水產養殖。這類養殖方式最初是為了海生魚類捕撈過度而想出來的因應辦法。但據稱水產養殖鮭魚並未降低市場對野生鮭魚的需求，反而更激發國際間對野生鮭魚的捕撈。[123] 一九八八年至一九九七年間，全世界野生鮭魚的捕獲量不降反升，達到百分之二十七，正是因為養殖鮭魚的大量產出。[124]

與魚類相關的動物福利議題並不陌生。《鮭魚飼育手冊》(*The Handbook of Salmon Farming*)此書教人如何飼養鮭魚，列舉六項「水產養殖環境的重點」：「水質」、「集中飼養」、「控管」、「情緒」、「養分攝取」與「社會階級」。[125]鮭魚痛苦的六項來源，以一般用語解釋分別為：一、混濁水質造成呼吸困難；二、集中飼養的結果，造成鮭魚彼此互相殘殺；三、侵略性養殖方式，使其生理壓力容易彰顯於外；四、情緒受到養殖者與其他水生動物的干擾；五、營養攝取不足，降低免疫系統抵抗力；六、無法產生穩固的社會階級，將導致更多互相殘殺的情況發生。這些皆為普遍存在的問題[126]，在這本指南中稱之為「魚類養殖的完整構成要素」。[127]

鮭魚與其他養殖魚類受苦的主要來源為汙水中大量孳生的寄生蟲，病蟲害有時會侵蝕魚的顏面，最後僅剩頭骨裸露在外，養殖業對此類現象見怪不怪，稱其為「死亡冠冕」。[128]單一所鮭魚養殖場產生的龐大寄生蟲數量，比起一般寄生蟲孳生的數目高出三萬倍。[129]

在此環境中存活下來的鮭魚（許多鮭魚養殖業者視百分之十至三十的死亡率為正常）[130]要餓上七至十天[131]，為的是運往屠宰場途中必須減少排泄物。接著，牠們被割去魚鰓，扔進水箱，流血至死。鮭魚通常在意識清楚的情況下遭到宰殺，死亡過程因痛苦而劇烈抽搐。也有屠宰場會先讓魚昏厥再進行宰殺，但目前的昏厥法並不可靠，動物可能因此承受更大的痛苦。[132]就像雞隻與火雞的情況，尚未有任何法律明定以人道方式宰殺魚類。

捕撈海魚難道就更符合人道方式？海中的魚在遭人類捕撈之前，肯定能自在生活，牠們不必身處在擁擠與汙穢不堪的池中。這些差異性至關重要，想想那些經常遭人類捕撈，在美國普遍可見的水產：鮪魚、蝦子與鮭魚。主要捕魚方式常見有三種：延繩釣、拖網與圍網。延繩釣像是海面上繫著浮筒而非竿子的電話線，沿著主線在一定間隔處有細小的「支線」，每條支線布滿鉤子。現在，想像畫面中出現不只一條滿布魚鉤的延繩釣，而有上百條這樣的釣線部署在同一艘船上。浮筒附有衛星定位與其他電子通訊設備，如此一來，漁夫可以等到有漁獲時再回返。而海面上當然不只一艘漁船，成千上百艘漁船宛如一支大型船隊。

現今的延繩釣長及七十五哩，長度足夠環繞英吉利海峽三圈。[133] 估計每天約莫部署了二千七百萬個魚鉤。[134] 延繩釣不僅殺害「鎖定的物種」，而且也順道使其他一百四十五種海中生物喪命。根據研究指出，每年以延繩釣方式捕獲的漁產，約莫有四百五十萬隻海中生物因混獲而喪命，其中包括三百三十隻鯊魚、一百萬條槍魚、六萬隻海龜、七萬五千隻信天翁，以及二萬隻海豚與鯨魚。[135]

不過，即使延繩釣結合拖網作業，並不會造成大量混獲。現代化常見的捕蝦拖網，其範圍約莫二十五至三十公尺寬，[136] 以每小時四點五至六點五公里的速度橫掃海底數個鐘頭，將蝦子與其他海底生物一塊兒掃進末端的漏斗狀漁網裡。[137] 捕蝦幾乎都以拖網方式進行，海底慘況宛如地上雨林全被砍伐殆盡。不論拖網的目標物為何，常將其他魚類、鯊魚、魟魚、螃蟹、烏賊與扇貝一起掃進魚網中[138]，一般說來，漁獲包括上百種各類魚蝦與其他生物，幾乎全無生命跡象。[139]

這類以拖網「捕撈」而不惜銷毀一切的惡行，平均來說，百分之八十至九十的混獲要扔出船外。[140]拖網行動的效率極低，實際被扔回大海的死亡海生動物甚至高達百分之九十八。[141]

整體而論，以拖網方式捕魚將因此減少海洋生物的多樣性且殘害其生命（科學家直至近年才估算出結果）。[142]現代化捕魚技術摧毀維繫複雜脊髓動物（如鮭魚、鮪魚）的生態體系，徒留少數仰賴植物與浮游生物為生的物種。令我們食指大動的魚類如鮪魚、鮭魚，通常為食物鏈頂端的肉食動物，人類消滅掠食者，造成食物鏈底端的物種短期內大肆繁衍。[143]當這類物種遭到人類濫捕之後，食物鏈的下一層將繼續受到破壞。物種的繁衍過程速度驚人，令人難以見到改變（你可否記得祖父母那一代通常食用哪種魚？）因為這群繁殖力強的物種數目並未大量削減，造成人類以為其數量依然穩定的錯誤印象。無人計畫這場毀滅，市場經濟卻不可避免地引領我們朝向不確定性。確切來說，人類並非掏空海洋，反倒比較像是大舉消滅森林成千上萬種生態一般，繼而創生出數量龐大的唯一物種。

拖網與延繩釣不僅造成生態間的不平衡，方式也相當殘酷。以拖網來說，數百種相異生物彼此擠壓，或遭珊瑚劃開，或打在堅硬的石頭上，持續個把鐘頭，接著被拖出水面，因水中壓力驟變而痛苦不堪（壓力驟降常會造成動物眼睛突出，或是內臟從口中脫出）。延繩釣也是一樣，動物面對死亡的過程通常較為緩慢。魚群掛在魚鉤上慢慢死去；有些因遭魚鉤劃傷嘴，受傷而死；有些則難逃掠食者攻擊致死。

最後要討論的捕魚方式是圍網，這類技術主要用來捕撈在美國最受歡迎的海產：鮪魚。漁網部署在一群被鎖定的魚群四周，一旦魚群被漁網包圍，漁網便從底部向上一拉，彷彿遭巨型錢包繩束起。遭圍困的魚群與其他海中生物隨漁網被絞車吊起，拉上甲板。被困在漁網中的魚群，緩緩掙扎至死。大部分死於船艙的魚常是因為窒息，或在意識清楚的狀態下遭割除魚鰓而死。有些魚被扔進冰塊堆裡，延長死亡過程。根據最近一期刊載於《應用動物行為學》（*Applied Animal Behaviour Science*）的研究指出，魚類在意識完全清楚的情況下被扔進冰塊裡（可能發生於人工飼養或野生捕撈的魚身上），得忍受長達十四分鐘的痛苦，緩慢地死去。[144]

這一切對我們來說是否重要，且其重要程度足以改變我們的飲食方式？或許，人們需要更加詳盡的標籤解說，好在採買魚類時做出明智的選擇？如果標籤載明每條以人工方式飼養，長約二點五呎的鮭魚，終其一生身處與浴缸面積相當的水池內，魚眼睛因水質嚴重汙染而淌血，擁有選擇權的肉食者該做出何種結論？[145]倘若標籤上提醒民眾，寄生蟲因疾病、基因改良與施打抗生素產生抗體的新型病毒，在水產養殖魚類身上大量繁衍呢？[146]

有些事情無須標籤載明也能知道。不難想見少部分的牛與豬能在迅速且受到良好關照的情況下遭到宰殺，卻沒有一條魚死得其所。一條也沒有。不必猜想也知道盤中的魚在上桌前歷經多大一番折磨，確實如此。[147]

我們所談論的魚類、豬隻，或其他遭食用的動物所受的折磨，是否為世上最重要的事？顯然不是。但問題不在此，那麼這件事比起壽司、培根與雞塊來說是否重要得多？這才是問題所在。

6

SIX

痛下決心

該怎麼吃這一問題之所以複雜，在於我們並非獨自用餐。桌邊情誼能增進社會關係，最早可回溯自遠古時期。食物、家庭與記憶最初便相互連結。人類不僅僅是會吃的動物，而且還會吃動物。

我最懷念那幾段每週與摯友享受壽司大餐的回憶，以及在後院的烤肉聚會，吃著父親烤的火雞肉漢堡，裡頭還加了芥末和燻烤洋蔥。還有每到踰越節在祖母家品嘗鹽味炸魚餅。這些場合若少了那些令人垂涎的食物彷彿就變了調——這點至關重要。

放棄品嘗壽司或是烤雞肉的失落，遠超過放棄大快朵頤的愉悅享樂。改變飲食習慣，讓味覺從記憶中消失，帶來文化上的失落，像一種遺忘。但或許這樣的遺忘值得接受，甚至值得培養（遺忘同樣可藉由培養而來）。為時刻牢記動物，顧及其福祉，我必須消除對某些滋味的依戀，找尋其他方式彌補那些記憶深處與食物有關的回憶。

記憶與遺忘，兩者為相同的心理過程。記下其中一件事的細節，不免遺漏另外一項，除非你能永遠保持書寫的狀態；記得這件事，卻讓另一件事悄悄從記憶中溜去，除非你能不斷保持回憶的狀態。遺忘既關乎道德又充滿暴力。我們不可能永遠記得眼前已知的一切。因此，問題不在於是否遺忘，而是被遺忘的人與事——也不在於我們是否改變飲食，而在於如何改變。

我與友人最近開始嘗試素食壽司，常到附近一家義大利餐廳用餐。我的兒子不會記得父親的烤火雞肉漢堡，而是我在後院烤著素食漢堡肉。上一回過踰越節，鹽味炸魚餅不再是餐桌上的要角，但我們仍訴說著與其相關的故事，顯然我並未放棄這一點。就像〈出埃及記〉，偉大的故事述說的是弱者如何在出其不意的情況下戰勝強者，而在新的故事裡，弱者與強者並存並進。

與特別的人在特定的時光享用獨特的食物，是我們刻意與他人做出區隔，製造別具意義的用餐時刻。用心的程度增加更能豐富用餐的意義。基於善意，我不斷與傳統做出妥協，但或許在此情況下，傳統卻無法與個人滿足做出妥協。

對我來說，食用工廠化農場生產的豬肉，或讓家人食用這類肉品是不對的。甚至連和友人享用這些食物卻默不作聲，這點也有錯，但難就難在該向對方說些什麼。豬隻顯然也能思考，卻因工廠化農場的飼養方式，過著慘絕人寰的生活。就像把狗囚禁在櫥櫃裡，相較之下卻顯得寬厚得多了。以環境因素來看，反對食用工廠化農場生產肉品的原因，在於密不透風的飼養環境並不人道。

基於同樣的理由，我不吃以工廠化集約飼養方式生產的禽肉或是海產。望著這些牲畜的眼睛與望著豬隻眼睛的感染力不同，但無礙於內心所見的一切。我從研究中得知，禽鳥和魚類具有智慧與社會化模式，其悲慘的待遇與養豬場裡的豬隻較易於讓人聯想的遭遇一樣，同樣都必須被嚴肅看待。

來自飼育場的牛肉養殖產業較不會觸怒我（暫且將百分之百以牧草飼養生產的牛肉，在屠宰時遭遇的問題，擱置一旁，畢竟相較於其他肉類，牛肉的問題較小。下個章節有更詳盡的解釋）。對要說牛肉比起集約養豬場或是養雞場所生產的肉品，會更易於讓人接受的說法，我仍舊採取保守態度。

對我來說，問題在於：吃肉這件事對我的家人而言並無任何必要性——不像這世上其他地方，我們對於食物還有其他各式各樣的選擇——但我們究竟是否應該吃肉？我如此回答一位嗜肉者提出的問題。素食飲食堪稱豐富，令人食指大動，但坦白說，如同許多茹素者也容易認為，飲食含括肉類在內才稱得上均衡。那些吃猩猩的饕客，覺得西方的飲食簡直匱乏得可以。我愛吃壽司、炸雞和牛排，卻得限制自己的口腹之慾。

自從一窺工廠化農場的真實樣貌後，拒絕食用傳統飲食對我來說並非困難的決定。我很難想像除了既得利益者之外，究竟有誰會維護工廠化農場。

保羅．威利斯的養豬場以及法蘭克．瑞茲的火雞場，卻讓事情變得複雜。我很佩服他們的所作所為及其所提出的替代方案，很難不把兩人視為英雄。他們關懷飼養的牲畜，以其所知的方式照顧並善待牠們。身為消費者的我們若能克制食用豬肉與禽肉的欲望，藉以制衡養殖牲畜的土地面積，也就不會因為生態因素，出現反對放牧飼養的聲浪。

人類食用各類肉品的需求是不爭的事實，卻無異於間接支持工廠化農場生產更多的肉品。此事非同小可，卻不是我個人拒絕食用保羅生產的豬肉或是法蘭克生產的火雞肉的主要原因。他倆現在跟我是摯友，肯定會讀到這些文字，因此下筆有些為難。

即使保羅盡其所能兼顧動物的福祉，但他飼養的豬隻依舊得遭閹割，還得歷經長途運送至屠宰場。他與動物保護專家黛安．哈佛森結識之前（這位專家協助保羅與尼曼農場牽線），保羅還是得切除豬尾巴，這顯示即使最和善的飼主，還是無法完全顧及動物的福祉。

接著是屠宰場的問題。法蘭克坦承他飼養的火雞遭屠宰的方式尚可接受，但與理想中的屠宰場仍存有一段距離。就屠宰場目前的情況來看，天堂肉品加工廠當真成了天堂。整個肉品加工業與美國農業部訂定的法規，使得保羅與法蘭克被迫將動物送去特定的屠宰場，卻只能握有部分掌控權。

每座農場，就像人生中一切大小事，各有缺點，存在不可抗力的事件，結果常無法盡如人意。生命充斥著各種不完美，其中有些事卻至關重要。養殖場與屠宰場問題橫生之前，其實早就問題重重？每個人對於保羅與法蘭克的農場皆抱持不同的看法。就連我所敬重的人也與我看法各異。但目前對我自己和家人來說，對肉品認知的關懷，足以令我完全放棄吃肉的念頭。

當然在特定狀況下，我願意吃肉，甚至願意吃狗肉，但這似乎不太可能發生。選擇茹素並非永遠不變的框架，在內心深處我仍不斷和吃肉與否的決定相互抗衡著。有誰能夠一輩子處在這樣的狀態下呢？

我不禁回想起卡夫卡站在柏林水族館前觀看魚兒的畫面，他的目光落在一隻魚身上，在他決定不再吃動物之後，重新尋回內心的平靜。卡夫卡將這隻魚視為隱而未見的家族成員，地位雖未與他相當，卻是他關懷的對象。我在天堂肉品加工廠也有相同的經驗。當我望著一隻豬，牠正準備進入馬里歐負責的屠宰室，只剩幾秒鐘可活，這一幕徹底卸除了我的心防，內心十分不「平靜」。可曾有過見臨終者最後一面的經驗？但我一點都不感到羞愧，這隻豬不是遺忘的對象，而是關懷的重點，我甚至感到寬慰，即使現在也這麼覺得。我內心的寬慰對這隻豬來說並不重要，對我而言卻意義非凡，這是我思索吃或不吃動物的考量。此刻，站在我這一方來看，我吃動物，卻非被吃的一方。當我清楚且刻意地想要遺忘，我卻感覺不到完整的自我。

此刻，家人全都真真切切地待在身旁。我的研究告一段落，往後將很少有機會再見到農場動物的眼睛。但一天當中許多時刻，一生當中數不清的日子，我將凝視的，將會是我孩子的雙眼。

不吃動物的決定對我而言是必要的，但也有限制，而且是基於私人的因素。這是我這一生做出的承諾，無關他人。換作六十年前，我堅持的理由或許不被理解，因為工業化的動物養殖業尚未興起。換成其他年代，我可能就會做出不同的結論。大體而言，我堅決不吃動物的理由並不表示我反對吃動物，或對這件事有複雜的情緒。反對以暴力「教訓」孩子，並不代表反對父母嚴加管教小孩。決定以這樣的方式教養我的孩子而不以其他方式，不是想要將同樣的決定加諸在其他父母身上。替自己或替家人做出的決定，不代表身處的國家或世界會跟著你的決定走。

也就是說，存在於我們之間的價值觀，包含了個人反思與攸關食用動物的各種決定，我撰寫此書的目的，並不是用以做出個人單方面的結論。養殖業的情況並非只取決於對食物的選擇，而是一種政治上的展現，單靠個人在飲食方面做出的選擇並不足以改變。而我究竟想將個人的決定，以及對養殖業提供另類方式的看法推展至多遠？或許我不再食用肉品，但對於保羅與法蘭克養殖動物方式的支持，卻與日俱增。我對他人有何期待？談論到食用動物的相關問題，我們對彼此又該抱持何種期望呢？

顯然，我個人對於工廠化農場極為反感，但現在還無法斷定任何結論。工廠化農場對待動物殘酷不仁，以及對環境造成汙染的事實，難道意味著所有人都應該抵制其生產的肉品嗎？退而求其次選擇採買非工廠化農場生產的肉品，是否就不算抵制？這類議題是否無關個人對食物的選擇，而是需要透過立法與集體抗議才有辦法解決？

我與他人意見相左之處在哪裡？為了追求更深刻的價值，我應該要求他人支持我的立場嗎？對理性的人來說，既定事實留有多少反對的空間，哪一點值得群起抗議？我不會堅持吃肉這件事對所有人來說是錯誤的選擇，或者因為養殖業目前仍有待改善，便認為肉品加工業無可救藥。然而，我對於食用動物方面所堅持的道德標準，究竟又該基於什麼樣的立場？

7

I Do

永續農場

美國家庭化農場飼養的動物，
宰殺供做肉類的比例不到百分之一。[1]

1
ONE

比爾與妮可萊特

引領我前往目的地的道路沒有任何標示，有用的地標已遭當地民眾剷除。「博利納斯（Bolinas）根本不值得去拜訪。」[2]當地其中一個居民投訴《紐約時報》的不受歡迎的小鎮專欄，「海灘髒亂，消防設施簡陋，居民充滿敵意，行徑有如野蠻人」。

但事實並非如此。沿著舊金山海岸行駛，長達三十哩的海岸線景致宜人，車窗外飛掠而過的沿途風景，與受到保護的天然海灣交互輪替。抵達人口數二千五百人的博利納斯，我不禁懷疑自己為何覺得二百五十萬人居住的布魯克林，是個適合安身立命的地方，也因此不難理解那些一腳踏進博利納斯的人何以千方百計阻止其他人進駐此地。

而這說明為何比爾．尼曼願意帶我造訪他的家，會令我大感驚訝。另一個原因則與他的職業有關：養牛飼主。

灰白色大麥町的體型較喬治更龐大且沉穩，牠是第一個出來歡迎我來訪的，接著才是比爾與他的妻子妮可萊特。

彼此相互寒暄一陣之後，他們便帶領我前往樸素的住家，位居邊坡的屋舍宛如山中的寺院，生了苔蘚的石塊突出於黑色土壤，其中開滿鮮豔的花朵與仙人掌之類的肥厚植物。燈火通明的門廊直接通往主要的起居室，雖占有最大的空間，但總體說來並不算大。石頭砌成的壁爐與一張深色的大沙發相對占去大半，沙發顯然為休憩之用，而非裝飾。書架上堆滿書籍，其中有些與飲食和動物養殖相關，大部分則與此無關。我們來到餐廳兼廚房的小空間，圍著木桌而坐，早餐的味道依稀殘留在空氣中。

「家父是俄國移民。」比爾娓娓道來。「家人在明尼阿波里斯開了家小雜貨舖，這裡是我成長與對食物啟蒙的地方。整個家族的人皆為此而忙，我無法想像自己過著不一樣的日子。」意思是指：身為**美國第一代移民，居住在以猶太人為主的城市，這位小男孩日後怎會成為世界首屆一指的牧場經營者？**這是個好問題，自然有前因後果。

「當時，所有人的生活重心全都圍繞在越戰這件事，我卻選擇用其他方式報效家國，隻身前往貧困區任教。我領教了農村的生活，從此愛上它，並且與第一任妻子在此建立家園。」（尼曼第一任妻子艾美因一場農場意外喪生。）

「我們有一小塊地，十一英畝。養了幾隻羊、雞和馬。我與妻子當時的生活並不寬裕，她到一間大農場當家教，意外換取幾隻牛還生下小牛作為工資。」這個「意外」卻成了尼曼農場的原始雛形。（現今，尼曼農場每年營收估計約達一億美元，還在持續成長。）

在我造訪兩人之際，妮可萊特較比爾花費更多心思在農場，比爾則忙著確保農場旗下數百名家庭化農場飼主所生產的牛肉與豬肉，能供應無虞。妮可萊特放棄成為美國東岸律師的機會，事實上她已經是一名律師，卻對於每頭小牛、母牛、公牛瞭若指掌，她致力滿足動物們的需求，似乎十分勝任這項工作。蓄著濃密鬍髭、棕色皮膚的比爾，顯然並非要角，如今他已成為主要的行銷者。

這對夫妻一點也不平淡無奇。比爾個性大膽，按直覺行事。他是島上一場墜機意外的生還者，贏得所有人的敬重，在非自願的情況下，被推舉為領導者。妮可萊特是個城市姑娘，較多話，防禦心強，渾身充滿能量，也善於關懷。比爾的個性卻是溫暖而嚴謹。他似乎對傾聽感到較為自在，這點正好與多話的妻子互補。

「我們兩人初次約會時，我以為是談公事。」妮可萊特說。

「妳害怕被我看穿妳吃素。」

「呃，我不是**害怕**，而是跟飼主相處多年，深知肉品業將茹素者視為恐怖分子。身處農村，常有機會接觸從事養殖業的飼主，要是他們知道你不吃肉，想法頑固不通，唯恐你會對他們大肆撻伐，所以把你視為危險分子。我不怕你發現我吃素，只是不想加重你的防衛心。」

「我們倆第一次面對面用餐……」

「我點了義大利蔬菜麵，於是比爾開口說，『噢，妳吃素啊？』我回答沒錯，結果他的話令我驚訝不已。」

我是個茹素的農場主

遷居至博利納斯農場半年後，我對比爾說：「我不僅想住在這裡，也很想瞭解農場的運作方式，想學習農場經營。」之後我開始參與農場的工作，事必躬親。起初，我以為自己會因為住不慣農場愈發感到不安而焦慮，但情況正好相反。我在這裡待得愈久，與動物們相處時間多了，看著牠們成長茁壯，也明白飼主的工作十分值得敬重。

我並不認為飼主的責任僅僅在於提供動物自在生活，免於受苦與殘酷對待。我深信人類虧欠動物一份存在感，我們取其性命作為食物，牠們絕對有資格享有生命基本的滿足感，諸如躺臥在陽光下、交配與養育幼畜。動物們值得快樂生活，我所飼養的動物的確如此！多數對於以「人道」方式生產肉品的標準只針對免於受苦這一項。這點對我來說無庸置疑，任何一座農場都不該虐待動物。但如果你飼養動物的目的最終要奪其性命，飼主應該擔負更多的責任！

這個想法並不新穎或有任何特出之處。縱觀養殖業歷史，多數農場主皆認同養殖動物的責任重大。現今的問題出在養殖業正在被、或是已經被工業化養殖方式所取代，也就是我們所稱的「動物科學」領域。傳統農場對於養殖動物提供的個別關照，改由巨大、非人性化的養殖體系取代之後，面對大型養豬場或是養殖成千上萬隻家禽的人工飼育場，飼主根本無從得知每隻牲畜的個別狀況。飼主要去處理的將是汙水與自動化系統方面的問題。動物在此情況下幾乎不再成為主要關注的重點。就算動物沒遭到忽略，飼主也會因此淡忘自己對動物的責任。

在我看來，動物們接受人類的安排，作為交換較好的生活條件。養殖業運作得當，人類能夠提供動物相較於野外生活更加有利的生長環境，並且能使動物死得其所，這點不容小覷。有幾次我忘了關上畜欄，動物數目卻並未因此短少。牠們之所以沒有離開，是因為這裡提供安全處所、新鮮牧草、乾淨飲水，偶爾也提供乾草，一切皆在可預測的情況下。熟悉的動物們也聚集在此，因此牠們在某種程度上會選擇留下。當然，動物們不得不如此。但話又說回來，牠們無法決定出身，而人類又何嘗能夠替牠們安排。

我深信生產有益健康的肉品來源是高尚的事——提供牲畜免於受苦，自在快樂的生活。動物的生命在作為人類食物的情況下遭奪取，而人類對於生命的期許不都是為了美好自在的生活以及能自然老死？

「人類為自然的一部分」這個觀念也同樣重要。我經常從大自然裡汲取範例，自然界一切皆符合經濟效益。動物即使並非遭人類獵捕而死，自然死亡的軀體也能迅速回歸大地。自然界的動物常遭其他動物掠食或被嗜吃腐肉的動物吞下肚。經營農場多年來，我們甚至留意到豢養的牛隻有幾次會啃咬鹿的骨頭，雖然我們對於牛的認知為食草動物。多年前，美國地質調查局（U.S. Geological Survey）研究發現，鹿會吃掉多數在地面築巢的鳥禽所產下的蛋，這點發現令研究者十分驚駭！自然界比起我們所想像的更具流動性。我們清楚發現在大自然中，動物間彼此掠食，人類既然身為大自然的一部分，食用其他動物也是很自然的事。

但是這並不表示我們非吃動物不可。我可以因為個人因素斷然拒絕吃肉。以我個人來說，因為能感覺到自己與動物間有特別的連結，所以吃肉這件事對我造成困擾，會感到不舒服。對我而言，工廠化農場的不當之處並不在於生產肉品，而是因為奪走動物應享的生活。換句話說，倘若我奪取別人某樣東西，一定會感到良心不安，因為這件事本身就不對。吃肉這件事並沒有錯，只不過要是我沾了肉，肯定會感到懊悔。

過去我認為茹素能幫我試圖改變農場動物的遭遇，戒除吃肉就能做到個人把關。現在卻覺得這個想法很愚蠢。肉品業對大眾的影響深植人心，我們身處於肉品生產與工廠化農場密切關聯的社會。作為一個素食主義者並不會因此減輕我的責任，國家究竟要如何改變國內的養殖方式，特別是全國甚至全世界的肉品消耗量都正與日俱增。

我熟識許多茹素者，其中有些人與善待動物組織和農場動物庇護所（Farm Sanctuary）有往來，許多人認為人性最終會解決工廠化農場的問題，促使人們不再吃肉。我不贊同這個看法。至少，在我此生不會見到這樣的結果。若有可能，勢必也要經歷好幾個世代。在此期間，必須有人挺身而出，替工廠化農場受苦的動物們發言，不論以何種方式，此事都值得擁護與支持。

幸好，未來仍然充滿了希望。回歸到更人性化的養殖方式依然指日可待。集體意識開始成型，不論是政治方面，或是消費者、零售商與餐飲業者。各式訴求匯聚一塊，其中一項便是善待動物。諷刺的是，我們會購買不以動物作為測試對象的洗髮精，在此同時，卻選擇購買以殘酷養殖方式生產的肉品。

伴隨燃料、農業用化學製品與糧食價格上揚，農場的經營模式也出現改變。幾十年來，政府對於促進工廠化農場發展的補助津貼日漸緊縮，特別是當前正面臨金融危機。事情開始有了轉機。

順便一提，全世界其實並不需要當前這般大量生產的畜禽數目。工廠化農場並非為了生產超過所需數量的肉品好「餵養飢餓之人」而生，而是為了替養殖業創造更多的利潤。工廠化農場有利可圖，但是其無法長久存在的原因在於：肉品業者主要關懷的重點並非餵養人們。企業操控美國數目龐大的養殖業，為的難道不是從中牟利？這是眾多企業經營的動力來源。當動物成了販售的商品，工廠即是地球本身，產品則為實際消耗的數目，所承擔的風險不同，想法觀念也會跟著改變。

也就是說，若想著要供人類食物所需，發展那些不能自行繁殖的動物根本毫無道理可言，但是若一心想要牟利，那麼不在乎動物的生理條件便很合理了。比爾跟我在農場養了幾隻火雞，這些火雞是傳統品種，與二十世紀初的火雞血統一脈相承。之所以要飼養有著早期血統的火雞，是因為現代的火雞根本無法行走，更別提自然交配或養育下一代。目前的養殖方式只在意供給人類食物所需，完全忽視動物的福祉。如果你關心人類食物來源的長遠發展，工廠化農場應是人類仰賴的最後一個生產系統。

諷刺的是，工廠化農場並未造福大眾，他們不僅依賴大眾的支持，還要大眾為他們的錯誤付出代價。他們嚷嚷著處理動物排泄物的成本有多高，然後背地又把成本轉嫁給環境與民眾。他們付出的代價相對較低，消費收據上並不會顯示這一切代價多年來早已轉嫁給所有人共同承擔。

回歸放牧的養殖方式勢在必行，這不是天馬行空的烏托邦式理想，而是史有前例。二十世紀中期工廠化農場興起之前，美國當時的養殖方式接近放牧，較少依賴穀物、化學飼料，以及機械化生產模式。以放牧方式養殖的動物生活較為自在，也不會造成環境汙染。放牧方式更加符合經濟效益。穀物價格的飆漲也將影響我們的飲食方式。以放牧方式飼養牛隻，啃食牧草才更符合自然。隨著工廠化農場被迫處理糞肥的問題而不是將問題丟給公眾，放牧的飼養方式經濟得多。這才是未來的趨勢：真正能永續發展，符合人道的養殖方式。

她說的對

感謝和我分享妮可萊特的想法。我在善待動物組織工作，她則是肉品生產商，我卻仍將她視為一同對抗工廠化農場的夥伴，我的朋友。我欣然同意她對於善待動物的重要性，以及工廠化農場控制低廉肉品價格做法的相關見解。我絕對贊成若要鼓勵人們吃肉，應該只吃以放牧方式飼養的動物，特別是牛隻。但事實擺在眼前：我們究竟為什麼要吃肉？

首先，試想環境與食物危機之間的關係：食用肉類與丟棄大量食物，兩者沒有道德上的區別。動物只能將人類餵食的少量食物所提供的卡路里轉換成肉——餵食動物六至二十六卡路里，只能產生一卡路里單位的肉。[3]美國種植大批作物作為餵食動物之用，同樣的情況也在世界各地上演，造成了毀滅性的結果。然而我們明明可以用同樣的土地面積種植作物，供給人類食用，或保存自然荒野。

正當地球上有近十億人口處於飢餓狀態，聯合國糧食特使竟聲稱，將一億噸的穀物和玉米作成生質燃料的行為是「違反人性的罪行」。[4]而養殖業每年耗去七億五千六百萬噸的穀物[5]，足以提供貧困國家十四億人口所需，又該以何種罪名稱之？[6]七億五千六百萬噸穀物這個數據，並不包含占據全球百分之九十八比例、共二億二千五百萬噸餵食農場牲畜的大豆總收成數在內。[7]就算你只食用尼曼農場生產的肉品，一樣也是在耗費糧食資源，從而提高貧困國家的糧食價格。促使我不再吃肉的原因正是這類不具效率的做法，而不是因為吃肉對環境造成傷害或是忽視動物福利。

有些農場主指出邊陲地帶無法種植作物，卻適合飼養牛隻，假設某天作物不再生長，牛隻便能夠提供食物來源。這些論調只適合應用在發展中國家。專研這類議題的頂尖科學家帕喬里（R. K. Pachauri）主持聯邦政府之間的氣候變遷小組會議。他對於氣候變遷的研究為他贏得了諾貝爾和平獎。帕喬里聲稱，站在純粹環境保護的立場來看，已開發國家應採素食主義飲食方式。[8]

替動物爭取權益當然是我任職善待動物組織的原因，而常識也告訴我們，動物跟人類一樣都是有血有肉的生命體。加拿大曾有一名豬農殺害數十名女性，並將被害者屍體掛在豬隻屠體經常吊掛之處。審判時獲悉，數名死者的屍體已被當成豬肉販售給消費者食用，引發大眾一陣譁然與噁心。消費者無從分辨豬肉與人肉之間的不同。他們當然分辨不出來，宰殺過的人類屍體與切割過的豬、雞、牛等生肉相似，儘管人類的屍首與畜禽肉無法相提並論。

許多動物與人類同樣具有五感，我們逐漸發現動物經過演化，行為、心理與情緒方面的需求跟人類一樣。人類身為高等動物，能感受喜悅與痛苦，快樂與悲傷。[9]事實證明，動物也跟人類一樣擁有各種情緒。[10]以「本能」界定動物的複雜情緒與行為表現，是極為愚蠢的，妮可萊特顯然也贊同這點。要忽視人類與動物之間這些相似處所隱含的道德意涵，在我們現今所處的社會不難辦到——它方便、精明，而且普遍，但卻是錯誤的。光是知道對與錯還不夠，道德領悟最重要的另一面就是起身行動。

妮可萊特對於動物的愛稱得上高尚嗎？若從她將動物視為個體，不加傷害的角度來看，的確如此；若是從在動物身上烙印、將幼畜與母畜分離，以及劃開牲畜喉嚨的角度來看，則令我費解。原因在於：她對於吃肉的論點只適用於飼養貓、狗，或是用以對待人類。大多數人都缺乏同情心。事實上，她的論點與蓄奴者提倡善待奴隸，而不是取消奴隸制的論調相似，論點結構也一致。人們會迫使他者成為奴隸，再提供「美好自在的生活使其自然老死」，就像妮可萊特對農場動物所做的一樣，這樣做會比虐待奴隸來得好嗎？當然會。但沒有人想被這樣對待。

試想：你會在沒有施打麻醉劑的情況下閹割動物？替牠們烙印？劃開牠們的喉嚨？你可以看看他們實際是怎麼做的，《生命的吶喊》（*Meet Your Meat*）這類影片是個不錯的入門，網路上很容易就能找到。多數人並不會從事這類工作，甚至不願觀看動物受虐。那麼掏錢讓他人代替自己做這些事的人就正直善良嗎？人們聯手對動物施暴，締結殺生同盟，是為了什麼？為了一個無人需要的商品——畜禽肉。

吃肉這件事或許是「天性使然」，多數人都能接受，況且人類吃肉的歷史並不算短，但這些都不是基於道德的論點。事實上，整個人類社會與道德演進所代表的，顯然已超越所謂的「天性使然」。支持南方蓄奴的人士不會談仁義道德，弱肉強食的叢林法則也不以道德為依歸，但很可能會讓肉食者對其吃肉的行徑感到釋懷。

逃離波蘭納粹集中營的諾貝爾文學獎得主以薩．辛格（Isaac Bashevis Singer）將物種偏見與「最極端的種族理論」相比。辛格辯稱動物權益為社會公平正義的純粹形式，因為動物是最不受重視的弱勢族群。

他提出人類認為虐待動物為「無傷大雅」的道德規範縮影，[11]人們出賣動物最基本與重要的利益，只因我們辦得到。人類當然不同於其他動物，人類獨一無二，但卻不能無視動物所受的痛苦。想想看：你是因為對科學文獻上描述雞隻的內容感到親近而吃動物，因此認定牠們所承受的痛苦無傷大雅，還是單純因為雞肉嘗起來很美味？

我們通常在面對無可避免或與利益嚴重衝突之間，做出道德抉擇。既然如此，那麼利益衝突便在於：人類欲求滿足味覺的享受，而動物不希望喉嚨遭人類劃開。妮可萊特會說他們的農場給予動物「美好自在的生活使其自然老死」，但他們提供動物們的生活仍不及多數人家中飼養的貓狗。相較於史密斯菲爾德，尼曼農場或許提供較佳的飼養環境，但美好生活呢？無論如何，比爾與妮可萊特的農場裡已屆齡十二歲，相當於人類老人年紀的牲畜，將有何遭遇？

妮可萊特和我都同意，食物的選擇對他人造成影響的重要性不容小覷。個人選擇吃素，終其一生只有自己崇尚素食主義。如果能因此改變他人，身為素食主義者的影響將因此加乘。想當然耳，你也能影響更多人改變他們對飲食的看法，只不過，無論你對食物的選擇為何，大眾對於飲食的觀點總是喜歡吹毛求疵。

決定吃肉的舉動（即使飼主較少虐待牲畜）將導致他人食用工廠化農場生產的肉品，而原先他們並不會如此選擇。據說主導生產「合乎道德標準肉品」（ethical meat）的人，諸如我熟識的友人艾瑞克．西洛瑟（Eric Schlosser）、麥可．波倫，甚至是尼曼農場旗下的農人，經常會將口袋裡的錢掏出來送給工廠化農場？[12] 就我看來，造就「合乎道德的肉食者」是一個失敗的想法；即便是著名的擁護者也無法全盤照辦。我遇見許許多多深受艾瑞克與麥可的理論影響的人，但如今有誰真的做到只吃尼曼農場生產的肉品。這些人不是成為素食主義者，便是繼續食用工廠化農場生產的肉類。

吃肉這件事符合道德倫理的說法，聽起來既「善良」又「寬容」，這是因為多數人樂見自己所做所為合乎道德。當妮可萊特掩蓋肉品的問題，使肉食者忘卻道德面真正的挑戰，合乎道德之事哪有不受歡迎的道理。論及女權、公民權與兒童保護等議題，昔日的「極端主義分子」，如今全成了社會保守主義分子（有誰提出關於奴隸問題的折衷辦法？）為什麼只要一提到吃不吃肉，「動物與人類有許多相似點」此一科學所指出再明顯不過的事實，就會突然變得大有問題？理察．道金斯（Richard Dawkins）形容動物跟人類是「近親」。就連提出「你吃的是一具屍體」這件不可否認的事實，也會被說成誇大其實。不，事實正是如此。

事實上，不該每天從荷包裡掏錢給他人，致使動物蒙受三度灼傷、切除睪丸，或是被劃開喉嚨，這樣的想法並不嚴厲或偏執。我們只是陳述一件事實：肉品來自動物身上，只有極少數動物能逃過灼傷、肢解，以及為了滿足人類短短幾分鐘的口腹之慾而遭到宰殺。味蕾的滿足難道能夠合理化人類對待動物的殘酷手段？

他說的有理

我尊重人們拒絕吃肉的各種觀點，不論理由為何。我與妮可萊特初次約會時，當她說自己茹素，我對她說：「很好啊，我尊重這一點。」

我大半生都在試圖建立一座有別於工廠化農場的養殖場，於是一手打造了尼曼農場。現代工業化肉品生產方式興起於二十世紀末，我打心底認為這種方式違反了動物養殖與屠宰之間長久以來的基本價值。許多傳統文化普遍認為動物應受到尊重，唯有以虔敬的方式才能取其性命。根植於這樣的認同，我們得以從猶太教、伊斯蘭教、美國本土文化，與世界各地其他的國家與宗教裡，見識到這類古老傳統的獨特儀式，以及被人類食用的牲畜應受到何種對待與宰殺。不幸的是，工業化生產體系拋卻了動物應充分享受自在生活，與善待動物的觀念。這是我之所以反對現今以工業化方式生產肉品的原因。

如前面所述，我將解釋為何選擇以傳統與自然的方式，飼養作為人類食物來源的牲畜。幾個月前，我曾向你描述，我生長於明尼阿波里斯市，為俄羅斯猶太移民之子，家父當初在街角開設一家尼曼雜貨鋪。經營雜貨鋪首重服務；老顧客只要一通電話就能立刻送貨到府。孩提時代，我經常幫忙送貨，也常跟著父親前往農人市集，幫忙將物品擺上攤位貨架，分裝雜貨，各種意想不到的差事都做過。母親也在店裡幫忙，她是個能幹的廚子，能利用店內現有的食材，從無到有變化出各式菜色。我們十分珍惜食物，從不浪費，也不視其為理所當然，更不會將其當作純粹為了填飽肚子的東西。家人聚在一塊料理食物，一齊享用，度過美好時光，互相關懷，已成為習慣。

我二十幾歲的時候，在博利納斯買了一塊地。過世的妻子與我一起辛勤耕作，我們自己種菜；種植幾株果樹；買了幾隻羊、雞跟豬。這是此生頭一回，所吃的食物大部分來自親手栽種與養殖。成果相當令人滿意。

這也是我這輩子頭一回直接面對肉類對我造成的衝擊。我與動物朝夕相處，熟悉每隻飼養的牲畜。宰殺牠們對我來說確實歷經了一番掙扎。我清楚記得初次宰殺飼養的豬隻當晚，我躺在床上輾轉難眠。我不知道自己所做的選擇是否正確，感到痛苦不堪。接下來幾個星期，我們與友人和家人聚在一塊兒享用豬肉，我明白這隻豬犧牲的重要目的在於供給我們美味、有益健康與營養價值高的食物來源。我下定決心，只要竭盡所能提供飼養的動物安適自在的生活，並以人道方式宰殺，使其免於恐懼與痛苦，那麼我便能安然接受飼養動物作為食物來源。

大多數人當然不用去面對肉製品（包括奶製品與雞蛋）涉及宰殺動物的殘酷事實。消費者可以脫離這類不愉快的現實，在餐廳享用或在超市購買處理過的肉類、魚類與乳酪，呈現在眼前的肉品都經過切塊，好讓消費者不會聯想到這些食物的來源。問題正出在此。如此一來，養殖業能將畜禽養殖轉變為不符合健康與非人道的方式運作，而大眾卻不會有所察覺。能夠親眼見識工業化生產的酪農場、養雞場或是養豬場的人畢竟是少數，多數消費者對於這類養殖場所知甚少。我確信多數人若見識到事實，肯定為之喪膽。

美國人早期的生活與食物的產地和生產方式有著密切連結。這些連結與熟悉感確保食物的生產符合大眾的價值觀念。但工業化農場經營卻打破這個連結，將我們帶入與食物生產脫節的現代化社會。當前食物生產的體系，特別是集約化動物養殖方式，違反了多數美國人的基本倫理觀。他們認為畜牧業處於道德容許的範圍內，另一方面卻又堅信每隻動物應過著安適自在的生活，並以人道方式予以宰殺。這已成為美國人價值體系的一部分。艾森豪總統於一九五八年簽署人道屠殺法案時表示，根據他收到的法律信函來看，美國或許是唯一關注人道屠宰的民族。

在此同時，美國民眾與其他國家的人皆認為吃肉這件事並不違反道德，這是文化與自然的一部分。一般家庭所食用的肉品與奶製品，通常採取相同的生產模式。這裡以蓄奴為例來說明，蓄奴普遍存在於特定地點與年代，卻絕非普世接受或具有維持每日生活所需的必要性，這道理如同魚、肉、蛋、奶，也並非所有人類社會普遍接受一樣。

而吃肉這件事再自然不過，是因為自然界多數動物都是弱肉強食，彼此廝咬。人類及其先祖從一百五十萬年前便開始吃肉。我們能從世界大部分地區，以及動物與人類的歷史中得知，吃肉這件事向來不是為了樂趣，而是為了基本的生存。

肉類的飼育與自然界普遍存在吃肉這件事，對我來說同為理所當然。有些人聲稱不該從自然體系裡尋求道德遵循的依歸，因為野生世界同樣存在強姦與殺嬰這樣的犯行。但這樣的反駁是站不住腳的，因為這裡指稱的行為有違常道，在動物界也非必然會發生。從乖僻的行為中期待找出道德遵循的依歸顯然愚蠢至極。而大自然的生態體系裡蘊含無數攸關經濟、秩序與維持平衡的智慧。吃肉這件事向來為自然界的常規。

倘若無視於自然的常規，只因肉類原本就浪費自然資源，所以人類不該吃肉？這個論點一樣有缺點。這些資料假設牲畜全都被集中飼養，以來自豐沃土地的穀類與大豆為飼料，因此被認為消耗資源。但這類資料並不適用於完全採取放牧方式飼養、食用牧草的牛、羊、鹿。

康乃爾大學教授大衛·皮門特爾（David Pimentel）專研食物生產過程的能源消耗問題，是研究這類議題首屈一指的科學家。皮門特爾並未倡導素食主義，他甚至聲稱：「根據已掌握的證據指出，人類實為肉食主義。」[13]他經常發表牲畜在全世界食物生產占據重要角色一類的文章。舉例來說，他在《食物、能源與社會》（*Food, Energy, and Society*）一書中指出，「提供人類食物來源的動物……占有不可或缺的角色。」以下更進一步闡述：「首先，動物能有效將棲息地的草料轉換為適合人類食用的食物。[14]其次，畜群提供食物資源的貯存所。再者，在雨水不足與作物歉收的日子，可以牛隻……替代糧食的交換。」

此外，聲稱動物養殖有害環境的人，其實也未能從整體的角度去瞭解美國及其他國家與食物生產之間的關係。翻動土地與種植作物對環境造成的災害更為嚴重。[15]事實上，生態體系的演進與放牧動物間的整體組成已有數萬年之久。以放牧方式養殖的動物最符合生態需求，並能有效保存大草原與牧草地。

溫德爾·貝瑞在文章中解釋，同時種植作物與養殖動物的農場是最完美的狀態，為生態體系的典範，植物群與動物群之間能夠持續交互影響。多數種植有機水果與蔬菜的農人都要依賴畜禽的糞肥來滋養作物。

現實情況是，所有食物的生產在某種程度上多少會對環境造成影響。永續農場的目標在於盡可能減少破壞。特別是養殖方式多樣化的情況下，以牧草養殖動物能夠將破壞降到最低，減少水資源與空氣的汙染，以及對自然環境的衝擊，使動物生生不息。建立這樣的養殖環境是我終生的職志，而我以此為傲。

3
THREE

孰是孰非？

接續在妮可萊特訪談之後的發言者，是任職於善待動物組織的布魯斯．弗列德瑞契（Bruce Friedrich），他與尼曼農場對養殖業的看法分屬兩種不同觀點。兩種觀點也分別代表兩種策略，布魯斯贊同動物**權益**，而比爾與妮可萊特則欲爭取動物**福祉**。

從某種角度來看，相異的觀點彼此間似有所連結：他們都尋求減少對動物施虐。動物權擁護者聲稱**動物並非生來任人宰割**，呼籲降低人類加諸於動物的傷害。根據這一觀點，重點在於究竟哪種方式，能夠在實際上減少對動物的暴力，驅使我們選擇此而非彼。

在我的研究過程中，動物權益擁護者並不會花時間批評，或是對動物養殖堅持原則的農場主諸如法蘭克、保羅、比爾與妮可萊特一類的好飼主，大加撻伐。對多數為動物爭取權益的人來說，他們並不反對堅持以人道方式養殖動物的想法，只是視此為一種無可救藥的浪漫，也不相信這樣的做法。就動物權益爭取者而言，爭取動物福祉人士的觀點就像奪取童工的基本法律權益，提供龐大的金錢誘因導致童工勞動而死，卻對使用童工以勞力換來的物品沒有任何社會禁忌，甚至期望法律爭取「兒童福利」，確保他們受到雇主善待。做此比喻的重點不在於兒童與動物在道德倫理的範疇同屬一個階層，而是兩者皆處於弱勢，倘若沒有其他外力加以介入，他們將受到無止盡的剝削。

想當然耳，「相信吃肉有益」的人，希望肉品來源不要中斷，卻沒有工廠化農場認定茹素者為不切實際的想法。的確，少部分人（趨勢明顯增加）或許想選擇吃素，但普遍來說，人類一直以來就喜歡吃肉，這點在將來也不會有所改變。茹素者的出發點固然很好，卻不切實際。更糟的是，他們成了感情用事的一方。

毫無疑問，我們生存的世界與盤中飧的選擇存在種種差異，然而，這些差異究竟會造成何種影響？奠基於尋求動物福祉的傳統農場，與奠基於爭取動物權益創造的素食主義農場，都同樣以減少（儘管永遠無法消除）牲畜所受的暴力為出發點。兩者價值觀不僅截然不同，採取的方式也不盡相同。儘管訴求各異，但雙方都呼籲大眾將心比心，審慎面對。

兩方提出的主張需要大眾寄予相當的信心，期望凝結個人的力量，眾志成城，也都需要擁護支持，不僅僅攸關個人的決定而已。此外也皆認為，為達成目標，我們不只要改變飲食習慣，也需勸導更多人加入。儘管兩派立場之間的差距不容小覷，然而雙方對於工廠化農場的差異觀點、各自秉持的信念，相形之下更顯得重要。

我個人決定茹素已有一段時間，目前我仍不清楚自己要達到什麼程度才能打心底尊重其他選擇。難道吃素之外的其他選擇，沒有可取之處？

4

FOUR

我連有錯的字眼都說不出口

比爾、妮可萊特與我一同漫步到海岸一處牧草隨風吹掠的峭壁邊緣。腳底下的海浪拍打在岩石岸邊。偶爾，眼前出現牛隻吃草的景象，黑色的身影襯托墨綠色的大海，牛隻低下頭，嘴裡咀嚼著一束青草。至少，牛在吃草的模樣看似自在，這是不爭的事實。

「你個人對於吃肉有何看法？」我問。

比爾：這可不像在吃一隻寵物，我至少分辨得出其中的差異。或許是牲畜數目夠多，因此你不會把牲畜當成寵物看待……但就算我不打算吃牠們，我也不會因此對牠們的待遇有何差別。

真是這樣？那麼他會替狗烙印嗎？

「關於傷害牲畜，像替牠們烙印之類的事，你怎麼說？」

比爾：部分原因在於這些牲畜為高價動物，而替牲畜烙印這等事至今並未完全廢止。牲畜為便於買賣與檢驗，以及防堵竊賊偷盜，才會出此下策，這麼一來也可以保護我們的資產。現今，已開發出比烙印更符合人性的方式，如視網膜掃描，或在動物體內植入晶片。我們試過烙鐵燒印與冷凍烙印，不過兩者對動物來說都會造成痛苦。直到有更好的替代方式出現，我們仍會採行烙鐵燒印的辦法。

妮可萊特：我最無法忍受的事便是在動物身上烙印。這件事已經談了許多年……牛隻偷盜事件仍層出不窮。

我向科羅拉多州立大學專研動物福祉、名聲享譽國際的柏尼・羅林（Bernie Rollin）教授請益，關於比爾認為烙印能杜絕偷盜一事。

我告訴你現今牛隻偷盜的方式：偷盜者將牛隻拖上卡車，載運至特定地點加以屠宰，你覺得有沒有烙印這件事有差別嗎？替牲畜烙印具有文化上的意涵，烙印的圖騰在家族間流傳多年，許多農場主不願放棄這項傳統。他們瞭解這件事很殘忍，但父親與祖父輩都這麼做。

我認識一名優秀的農場主，他告訴我他的孩子們感恩節與聖誕節都沒有返鄉團聚，唯有替家族牲畜烙印的節日才會趕回家參與。16

尼曼農場在許多方面致力推行現有的養殖方式，這或許是所有想創造農場典範的飼主，都能立即複製的農場經營模式，類似媒介方式經營。替牲畜烙印實際上並無存在的必要，也不會因此增加肉質的滋味，而必須視為農場傳統中一項不具理性的習慣，一種毫無存在必要的暴力行徑。

目前為止，牛肉堪稱最符合道德倫理標準的肉品加工業，因此我希望這裡揭露的真相不會過於赤裸裸。尼曼農場遵循「動物福利組織」（The Animal Welfare Institute）訂定的動物福利協議，竟允許以烙鐵或是腐蝕性化學劑，去除牛隻剛冒出的牛角以及替公牛去勢。另一個較不為人所知的問題，對動物福利而言卻更加糟糕，尼曼農場飼養的牛隻在屠宰前的最後幾個月皆生活在飼育場裡。尼曼農場的飼育場與一般工業化飼育場不同，儘管飼育場規模較小、不投餵藥劑、草料品質佳、畜舍保養良好，並顧及每隻動物的福祉，但比爾與妮可萊特餵食牛隻所吃的芻秣，卻有礙牛隻的消化系統，而且持續餵食數月。的確，相較於其他工廠化農場，尼曼農場的草料只添加少許穀粒。然而，動物基本的「物種特異性」行為依舊為了要生產絕佳肉質而被犧牲。

比爾：對我來說，現今最重要的是改變人類與動物的飲食模式。這需要眾人齊心努力。將來回顧此生所耗費的心力，我敢說：「我們創造一個值得人人仿效的模式。」即使在市場中遭遇壓榨，至少我們敢於做出改變。

這是比爾這一生投注的賭注，那麼妮可萊特呢？

「妳為什麼不吃肉？」我問，「我一整個下午都想不透。妳不斷聲稱吃肉這件事沒有錯，但顯然對妳來說是不對的。這個問題特別針對妳發問。」

妮可萊特：我有選擇的權利，不希望自己良心不安。加上因為我與動物有特殊的感應，這點令我感到很困擾。大概是因為這樣才令我覺得吃肉良心過意不去。

「妳能解釋為何會出現這種感覺？」

妮可萊特：或許是因為我覺得沒必要吃肉，但吃肉這件事沒有錯。瞧，我連有錯的字眼都說不出口。

比爾：就拿我個人對屠宰的經驗來說，我懷疑其他養殖業飼主若有同感，就會瞭解什麼是命定與主宰。因為你有權致動物於死地。活生生的動物，當死亡那扇門開啟，生命就此結束。動物列隊等候屠宰對我來說是最難熬的。我不知道該如何形容，生死一瞬間。此時你不禁捫心自問：「老天，難道我當真想要行使主宰權，將活生生的動物變成肉品？」

「你如何解決這樣的掙扎？」

比爾：呃，只要深呼吸幾口，儘管吸再多次都不夠。

只要深呼吸？乍聽之下頗似合理的反應，聽起來慈悲為懷。這位農場經營者在面對生死、主宰與命定的嚴肅議題時，沒有比這答案**更為**坦白的回應。

或者，這深呼吸不過是宣告放棄的嘆息，只想把問題丟到以後？這深呼吸是對抗或是消極地不願正面回應？改成呼氣如何？我們吸盡全世界的汙染物難道還不夠。而不予回應也等同有回應，對於袖手旁觀的我們也全都有責任。以屠宰動物為例，支手向天高舉，即形同手持刀柄。

深呼吸

幾乎所有牛隻皆以同樣方式走到生命的終點：屠宰場。遭宰殺的牛隻通常仍在發育階段。美國早年飼養一隻牛需要四到五年，如今牛隻生長到十二至十四個月便送去屠宰場。[17]雖然我們對於牛隻生命結束後的去向再熟悉不過（牠進入每個人家中，進到我們與孩子們的胃裡），牛隻的最後旅程對多數人來說毫無感覺且視而不見。

牛隻面臨的死亡之旅遭遇一連串程度不同的壓力：科學家透過搬運、運送與屠宰等過程，測量牠們體內的荷爾蒙變化。[18]假使屠宰場運作得當，經由荷爾蒙數據顯示牛隻從一開始面對搬運時的「壓力」指數，實際上高過運送或屠宰過程。[19]

劇烈的疼痛感不難察覺，除非你對於一整群或是個別動物相當瞭解，否則難以察覺動物想過的安適自在生活到底會是什麼模樣。屠宰這件事或許對現代的都市人來說不堪入目，但如果以牛隻的眼光來看，原本平靜的群體生活，受到不尋常的打擾與痛楚，不難想見當時的驚嚇程度有多高，這比起在掌控之中的死亡過程更令人感到驚恐。

當我在比爾的牧場裡漫步，多少能察覺到原因。如果我與放牧的牛隻保持一段距離，牠們似乎感覺不到我的存在。實際上並非如此：牛隻的視野接近三百六十度，對周遭環境隨時保持警覺。牠們熟知四周的動物，選出領袖，捍衛所屬的牲畜群。[20] 每當我向牠們接近，伸出手臂，彷彿跨越了一道隱而不見的界限，牛隻會立刻轉身離開。牠們擁有害怕遭到掠食拔腿狂奔的天性，因此面對連串綁繩、叫囂、扯牛尾、電擊與毆打等過程，可想而知牠們必定受到相當程度的驚嚇。[21]

牠們成群被驅趕至卡車或火車上，一旦搭上運輸工具，將面臨長達四十八小時的載運過程，期間不給予餵食或飲水。結果，牛群體重減輕，許多牛隻紛紛出現脫水的徵狀。[22] 由於經常處於極端的天候變化，許多牲畜常因此喪命，更有多數抵達屠宰場時，已不適合宰殺供人類食用。

我無法深入大型屠宰場內部，非業界相關人士若想一窺屠宰場究竟，只能臥底暗中探查，此種方式不僅得耗費半年以上，甚至會威脅生命安全。因此，以下關於屠宰場的描述將以目擊證人的敘述，加上業界的統計數字來呈現。我盡可能試著讓那些在屠宰場工作的員工說出實際情況。

麥可·波倫在其暢銷著作《到底要吃什麼？》裡，追蹤工廠化農場飼養的牛隻，編號五三四乳牛的一生，他個人買下這隻牛。[23]波倫提供豐富且完整的牛隻飼養說明，卻缺乏對於屠宰過程的嚴肅探討，而且從抽離的角度探討其倫理性，有違他個人原本條理分明、帶有啟發性的觀點。

波倫於報告中表示：「我無法見證那隻編號五三四的牛的屠宰過程，只獲知可能的屠宰日期。我對這點並不感到意外：肉品業明白，愈多人知道屠宰場的真相，消費大眾就愈少人想吃肉。」說得好。

波倫繼續說明：「重點不在屠宰過程不人道，而是多數人寧可不要知道盤子裡肉品的來源，或以何種代價換得。」[24]這樣的說詞給我一種擺盪於混淆視聽與避重就輕態度的印象。波倫進而解釋：「食用工廠化生產的肉品得有過人的膽識不去瞭解，或忘卻一切。」[25]這點的確需要過人的勇氣，因為我們忘卻的事不僅僅只有動物被奪去生命這一**事實**，還包含牠們**如何**慘死刀下。

作者將工廠化農場的事實帶到眾人面前的確值得大加讚揚，卻對於人類加諸於動物的可怖行徑輕輕帶過。麥爾斯（B. R. Myers）對《到底要吃什麼？》這部著作有一番精闢且發人深省的見解，說明了作者波倫如何操弄廣為人接受的思考模式：

方式如下：在書中以理性方式對另一觀點提出想法，深入挖掘。接著，對此論點不再繼

> 續加以闡述，不經意地拋開，佯裝自身並未缺乏理性思考，而能超越論點。導致看法與理性相互對峙形成一團迷霧，樂於和自身繁複思維與其粗淺的確切性共處。[26]

遊戲的不成文規定：絕對不能強調個人實際上處於殘酷對待動物與破壞生態，進而陷入不吃肉的矛盾選擇中。

我們不難理解肉品業拒絕讓嗜吃牛肉的饕客走近屠宰場的原因。就算屠宰場能迅速了結動物的生命，也很難想像成千上萬的動物在面對死亡那一刻的驚恐。使肉品業遵照既定倫理，提供動物安適自在的生活，並以人道方式宰殺，這一點並非遙不可及，不過如此一來，人們就不能再享受廉價的肉品。

在典型的屠宰場中，牛隻被領進瀉槽，進入「擊昏箱」，形狀為大型圓柱體，牛頭突出其外，負責擊昏牛隻的操作者或「行刑者」，在牛隻兩眼之間的位置，擊發空氣槍，鋼釘射進牛的頭骨內後，再將槍抽走，此舉通常足以使牲畜失去意識或造成死亡。偶爾會發生只造成動物暈眩但意識清楚，或稍後在「加工」過程中醒來的情況。是否能有效擊昏牲畜端賴空氣槍本身的做工與維護，以及擊發技巧——軟管氣體外漏，或是槍枝擊發前的氣壓是否充足，而不致造成動物受到穿刺傷但意識卻仍然清楚、因而飽受痛苦的狀況。

屠宰場也會設法降低槍枝擊發意外，倘若動物被「擊中要害」，心臟停止跳動，血流將因此趨於緩慢或是出現放血放不乾淨的情形（對屠宰場來說，掌握牲畜的血流時間「至關重要」，倘若血液留在牲畜體內，將容易孳生細菌，縮短銷售的壽命）。如此一來，導致有些屠宰場選擇較不具效率的方式擊昏牲畜。副作用是造成牲畜得多挨幾下重擊的機率提高，或意識保持清醒，甚或在加工處理過程中甦醒。[27]

這不是在說笑，也無法轉身逃避。直截了當地說：動物是在意識清楚的情況下，流血至死、活生生遭剝皮與肢解，這一類事尋常可見，業者與政府彼此心照不宣。幾所屠宰場聲稱，在動物意識清楚的情況下替動物放血、剝皮與肢解在業界是很普遍的事，甚至理直氣壯地指出為何單找他們的麻煩。[28]

天寶．葛蘭汀於一九九六年在業界舉行一場公開稽查，指出多數牛隻屠宰場並未一次就使牲畜昏迷。[29]美國農業部聯邦處主掌業者需以人道方式屠宰，卻未對違反規定的業者加以懲處，反而修改政策，停止追查違規業者，刪去人道屠宰法規相關規定，使稽查員無所適從。[30]至此，情況歸因於葛蘭汀應速食業者要求，舉辦這場大型公開稽查，而有了稍許改善，卻未見全面杜絕。[31]速食業者則是為了因應動物權益團體的要求，才舉辦這場公開稽查。葛蘭汀根據已公布的樂觀數字提出最新估計，仍然發現有四分之一的屠宰場無法確實根據人道方式屠宰牲畜。[32]規模相對較小的屠宰場，數據則不甚可靠，研究專家一致認為，這類屠宰場對待動物的方式可能更加殘酷。業界找不出完全符合標準的屠宰場。

在屠宰場列隊等候屠宰的牛隻似乎還不清楚大難將臨，但如果第一次擊昏沒有成功，牠們肯定會為生存而戰。當中一名員工描述，「牠們昂著頭環顧四周，試圖躲藏。牠們挨過一回苦頭，可不想再受罪一次。」[33]

列隊接續宰殺的速度較過去百年來成長八倍，然而訓練不足的員工在奇差無比的條件之下保證出差錯[34]（屠宰場裡的職業災害高居其他行業之冠，比率每年平均百分之二十七，薪資低廉，一次輪班得宰殺二千零五十頭牛）。[35]

天寶．葛蘭汀聲稱長期從事虐殺牲畜、泯滅人性的工作將導致一般人變得殘酷成性。[36]她表示這個問題持續存在，必須嚴加防禦。有時候，動物在屠宰過程中並未昏迷。《華盛頓郵報》（*The Washington Post*）曾接獲爆料的祕密影帶，影片應為屠宰場員工，而非動物保護協會的人所拍攝。影片記錄一隻隻意識清楚的動物正準備受到屠宰，其中一隻小公牛嘴裡被插入電擊棒。根據郵報所做的報導，「超過二十名員工簽署宣誓書，聲稱影帶裡的違規現象在業界普遍存在，這點主事者心知肚明」。[37]其中一名員工在宣誓書中說道：「我親眼見證數以千計的牛活生生遭到宰殺……七分鐘的屠宰過程，牛隻依舊意識清醒。我負責剝除牛隻的皮，見到牠們一息尚存，而獸皮被扒開至頸部。」[38]當員工的抱怨被聽見，通常會遭到被革職的命運。

返家後，我的情緒惡劣……直接下樓睡覺，大聲叱罵孩子之類。有一回，我真的很沮喪，我太太知道我心情不好的原因。三歲大的小母牛進了屠宰場，牠腹中的小牛冒出頭來。我知道這隻母牛就要上西天了，所以把小牛拉了出來。結果老闆氣炸了……他們稱這類小牛是「早產的仔畜」，要拿小牛的血做癌症研究，要帶走這隻小牛。屠宰場通常會將母牛開腸剖肚後，將母牛的子宮扯開，再拉出小牛。沒有比母牛橫掛在你面前，腹中小牛拚了命掙扎著要出來更令人怵目驚心的事……老闆想要帶走這隻小牛，我卻把小牛送回牲畜圍欄……我向領班、稽查員和屠宰場監管者抱怨這件事。甚至向監管肉品部門的長官舉發。我們找一天在用餐時長談事發經過。我氣急敗壞，好幾次搥牆壁出氣，因為他們只會袖手旁觀……我從沒見過美國農業部指派獸醫前往行刑圍欄。沒人要到那種地方。我以前是海軍陸戰隊，什麼血腥場面沒見過。但是屠宰場對牲畜的非人道對待且過度猖獗，令我難以忍氣吞聲。[39]

十二秒左右的時間，昏厥的牛隻，不論意識不清、半清醒、清醒或是一命嗚呼，都要前往「鎖鍊站」，在其中一隻後腿銬上鎖鍊，高高掛起。[40]

此刻，一隻腿高掛半空的牲畜們，正魚貫前往「行刺區」，這一站的員工負責割斷牛隻的頸動脈與頸靜脈。緊接著，動物們繼續魚貫地前往「放血區」，在此花費幾分鐘時間放血。每隻牛大約可排出將近五加侖半的血，因此得費點時間。[41]阻斷動物腦部的血流足以致命，卻無法使牲畜立即喪命（這是動物必須得處於無意識狀態的原因）。要是動物的意識處在半清醒狀態，或是頸部動脈與靜脈未完全切斷，會減緩血流速度，延長動物意識清醒的時間。「牲畜不斷眨著眼睛，伸長了脖子，東張西望，彷彿發狂一般。」其中一名員工說。[42]

牛隻此刻應該只剩屍體，接著運往「剝頭皮區」，這一站正如其名，剝除動物頭部的皮。動物在這一階段仍舊意識清楚的比率很低，但並不是完全不會發生。這在有些屠宰場很普遍，由於例子多不勝數，屠宰場甚至以非常方式對付這些還有意識的動物。熟悉這類方式的員工透露，「當剝皮工人在動物頭皮上劃下一刀，發現牛隻還在劇烈掙扎，表示這些動物尚有意識。或者，工人在動作前便發現牛隻還有意識。此時，工人會抽出刀子割斷牛隻頭部後方的脊椎神經。」[43]

此種方式只能令動物動彈不得，卻仍有感覺。我說不準其確切數據有多少，沒人正式統計過。只知道這是現今的屠宰體系之下，無可避免的結果，而且還在持續發生。

牛隻頭部的皮去除後，準備前往「截腿區」，切除動物的四肢。「恢復意識的牛，」其中一名作業員工說，「掙扎著要攀上牆似的……如果沒人處理這些牛，讓牠們昏迷，我們也沒法截斷牠們的腿。要是在牛隻意識清楚的情況下鋸斷牠們的腿，牛隻肯定痛得發狂，四肢拚命掙扎亂踢。」[44]

動物在這階段已完全被剝除身上的皮、取出內臟、切成兩半，這時候的模樣終於像一般的牛肉——掛在冷凍櫃中，而安靜得嚇人。

提議

美國動物保護協會的歷史並不長，他們倡導素食主義，儘管規模不大，卻有條不紊，與那些提倡「吃得健康」的組織截然不同。普遍存在的工廠化農場與屠宰場，對倡導茹素的非營利善待動物組織，以及談論茹素有益身心、實則主張動物權益的美國慈善協會（Humane Society of the United States, HSUS）敞開心胸。

經由研究結識的農場主當中，要算法蘭克．瑞茲最為特殊。原因有二：首先，就我所知，他是唯一完全遵照人道方式飼養動物的農場主。他既不像保羅閹割飼養的牲畜，也不像比爾在動物身上烙印。正當其他飼主頻頻抱怨「為求生存」或高喊「滿足消費者所需」的口號，法蘭克卻在險境中求生（如果農場經營不善，他恐怕要失去家園），甚至要求常客改變烹調方式（農場生產的火雞肉烹調時間必須拉長，否則不夠好吃。由於肉質鮮美，只要在煲湯或烹煮其他料理時加進少許肉便能香味四溢。他還提供食譜，甚至偶爾也準備幾道菜餚，重新教育消費者以傳統烹調方式煮食）。他的工作需要無盡的熱情與耐心，其價值不僅在道德層面，對於新世代肉食者來說，更加兼顧動物福利與經濟效益。

再者，法蘭克是唯一保存「純種」家禽有成的飼主，他所飼養的火雞經由美國農業部認可為「品種純正」。這項保存火雞傳統基因的飼育方式實在非常重要，為杜絕火雞場與養雞場大量增生，目前的養殖方式幾乎只依賴大型人工孵化場提供幼禽給飼主，養殖場的幼禽幾乎是由大型孵化場提供。這些以經濟效益考量生產的幼禽缺乏繁殖能力，在大量生產的過程中，基因缺陷隱藏著危害健康的疾病問題（我們食用的家禽如火雞，其有限的生命來不及活到生育年齡）。一般飼主根本沒有能力經營自有孵化場，而集中化控管幼禽的基因，將飼主與其飼養的牲畜和工廠化的生產體系相連。除了法蘭克之外，多數規模較小的家禽飼主，以及少數掏錢購買純種基因幼禽、以動物福利為出發點飼養的優秀飼主，每年還是會透過大型孵化所，以寄送方式購買幼禽。正如人們所想的，以寄送方式運送小雞嚴重違反動物福利[45]，而幼禽上一代所遭遇的飼育條件更令人憂心。[46]孵化所的飼育條件和工廠化農場的飼養條件一樣差，這是許多小型農場經營者的致命傷。綜合以上理由，法蘭克保留純種基因與飼育家禽的方式，使其具備創造有別於工廠化農場的潛在能力，這項能力幾乎無人能及。

法蘭克就像其他擁有傳統養殖技術的飼主，在缺乏援助的情況下，無法瞭解自己的潛力何在。空有完善設施、技術與純種基因的牲畜，仍舊無法創造一個成功的農場。初次與他交談，得知他的火雞需求量並不高（現在他也開始養雞），因此得提早半年屠宰火雞販售。雖然多數忠實顧客多為藍領階級，但他飼養的火雞頗受到餐廳大廚們，以及像丹．巴勃（Dan Barber）、馬里歐．巴塔立（Mario Batali）與瑪莎．史都華（Martha Stewart）等美食家們的好評。縱使如此，法蘭克依舊虧損連連，需仰仗其他差事補貼農場開銷。

法蘭克擁有自己的孵化場，但依舊需要仰仗其他設施，特別是管理得當的屠宰場。而當地不僅缺乏孵化場，也缺少屠宰場、過磅站、穀倉，以及其他提供傳統養殖場成長的設施。因此，並非消費者不願購買這類飼主的牲畜；而是他們無法在現今百弊叢生的農業環境裡有所革新。

正當此書的撰寫進行至一半左右，我致電法蘭克請益家禽養殖與攸關養殖業內幕的諸多問題。他那溫柔、耐心與撫慰人心的聲音消失了，聽起來滿是倉皇。他費盡心思才找到一所屠宰場願意替他宰殺火雞，屠宰場勉強符合他的標準（儘管與理想有段差距），後來一家企業併購這所屠宰場，最後卻歇業了。這不僅是便不便利的問題，而是附近的屠宰場不願在感恩節前替他宰殺火雞。法蘭克面對的不只是龐大的經濟損失，更令他擔心的是，若找美國農業部核可之外的屠宰場私宰家禽，很可能在不准販售的情況下，任憑火雞肉腐敗。

屠宰場關門大吉的情況十分普遍。社會生產的基礎崩壞，這類支撐著小型家禽農戶的屠宰場幾乎全數在美國。某個層面來說，這是企業在追求獲利的過程中，確保資源不會被競爭對手瓜分所要面對的考驗。顯然，大筆金錢的流向岌岌可危：數十億美元究竟會落到少數企業巨頭手上，或分散給為數不少的小型農場經營主。問題是不論法蘭克這類飼主如何備受壓榨，或遭受百分之九十九市占率的工廠化農場蠶食鯨吞，重點其實不在金錢。岌岌可危的是未來如何守住前人辛苦建立的倫理傳統，以及一切以「美國農場主」與「美國農業價值」為名的事物，將面臨利害攸關的局面——這類理想境界的祈願影響深遠。數十億美元的政府基金挹注農業；州政府農業相關政策造就我們身處的環境、空氣與水；在民主政體下，本著以農場主與農業相關為出發的價值標準，影響了全球的外交政策，從饑荒乃至氣候變遷議題等。然而，這裡提到的農場主並非飼主，而是企業。這些企業不僅僅是公司行號（他們至少保有道德良知），通常是為了實現利益最大化的大型財團法人。這些大型企業基於銷售與公共形象，以法蘭克·瑞茲的神話進行宣傳，即使背地裡將瑞茲本人逼入死胡同。

唯有小型農場飼主及提倡永續生產與動物福利人士，才能保存農業的傳統。實際參與畜牧業的人終究是少數，然而根據溫德爾·貝瑞的說法，每一位消費者都是農場代理人。47

但我們將代理權交給了誰？昔日，我們將道德倫理與大筆金錢，交付給少數把持農業綜合產業的官僚體系，幫助他們獲取個人龐大利益。今後，我們的代理人資格不僅要交給實際的農場飼主，而且要交給其他致力於人本關懷，而非投向企業懷抱的各個領域專家：例如前進農場（Farm Forward）的創辦者亞倫·葛羅斯（Aaron Gross）博士，組織的宗旨在於提倡農場的永續經營，宣揚動物福利，同時替反映各式相異價值觀的食物選擇繪製嶄新的藍圖。

工廠化農場成功打破人們與食物之間的關係，忽視飼主的存在，受命於企業支配農業相關運作。要是法蘭克與長期合作的夥伴「美國家畜品種保存委員會」（American Livestock Breeds Conservancy），以及前進農場這類新興的團體攜手合作，連結選擇性的肉食者與倡導素食主義分子，包括：學生、科學家、學者、家長、藝術家、宗教領袖、律師、廚師、經商者與飼主等網絡，將造成何種影響？[48]上述的新興聯盟能夠讓法蘭克無須再浪費時間去尋找屠宰場，而將所有精神耗費在利用現代最新技術從事傳統養殖，使其開展出更加符合人道、永續，甚至更民主化的農場制度？

我茹素卻協助搭建屠宰場

我吃素至今已有大半輩子，許多因素使我致力於素食主義，最主要的原因是生態的永續性與勞動問題，個人與公共衛生也有關聯，我關注的重點還是跟動物脫不了關係。這是為何當周遭的人得知我要設計搭建一座屠宰場時，大感驚訝的原因。

我倡導以素食為基礎的飲食有幾個脈絡，依舊秉持盡可能少吃肉，才能有效解決問題，儘管理想大過現實。但我對於優先順序的理解發生了變化，於是促成了我的自我瞭解。以前總認為茹素是走在時代尖端、反對主流的表態。如今我才明白，引領我走上吃素這條路的正是小型養殖場的家族背景，而非其他原因。

如果你知道工廠化農場是怎麼一回事，那麼承繼動物養殖的傳統倫理，使你很難不對養殖業有所反思。我並不想唱高調，在此所指的農場倫理是指一般能夠容忍閹割、烙印、宰殺那些把你當成餵食者，對你十分熟悉的小動物，挑個好日子一把割斷牠們的喉嚨。傳統養殖技術的確充滿暴力。縱使存在憐憫之心，也在不得不為的情況下遭人們遺忘。人們要求優良養殖場的意識抬頭，當動物福利的話題一開，你聽見飼主談的往往不是對於動物的關照，「沒有人厭惡動物，卻來從事這一行。」這說詞很有意思。話語中帶有其他含義，無非暗指飼主們之所以從事這一行是因為他們很有愛心，善於關懷、保護動物。話中充滿矛盾，卻帶有幾分真實，也隱含著歉意。畢竟，有必要特別強調自己對動物滿懷愛心嗎？

只可惜，現代化養殖業愈來愈無法忍受傳統的農村價值觀念。許多城市背景的動物福利組織，不論是否意識到自身正從嚴苛的歷史角度去看待那些遠比農村價值進步得多、更能代表都市價值的做法，諸如：敦親睦鄰、敢於表達、土地管理，並尊重一切交付在他們手中的動物。世界已然改變，相同的價值觀不再導引至同樣的選擇了。

我對以放牧方式養殖牛隻的永續農場寄予相當厚望，也見到現存的小型養豬場散發新與的活力，但一提起養雞場則幾乎不抱任何希望，直到我遇見法蘭克．瑞茲，參觀他那令人稱許的養殖場後，我的看法有了改變。法蘭克與其他少數接手養殖他所提供的火雞的飼主，是唯一有能力透過傳統品種基因，制定適合取代工廠化農場養殖模式的人選，這正符合當前養殖業的需求。

我與法蘭克談論過他所面對的阻礙，造成挫折沮喪的諸多問題，無非是資金不足。另一個顯而易見的問題則是他的畜產不僅重要，市場需求量也很大，這正是企業夢寐以求的，但法蘭克卻得經常謝絕超出他飼養能力的訂單。我找到「前進農場」組織願意幫他擴增產能。幾個月後，我與主事者一起在法蘭克家的客廳，針對投資者的可能人選進行首度磋商。

我們就目前法蘭克的眾多支持者一一釐清，將具有影響力的人選匯集在一起，其中包括記者、學者、美食家與政客，協調出能迅速達成目標的方式。擴增畜舍的計畫也同步進行。法蘭克另外增加飼養其他品種的火雞。首批嶄新建物正著手興建，他也和主要零售商協商量產的合作計畫。此時正逢他當初委託宰殺火雞的屠宰場被企業併購，卻又面臨關門大吉的命運。

結果早在意料之中。然而，那些接手法蘭克孵化場飼育幼禽的飼主，為投資農場花光了多年積蓄，為此則相當恐懼。法蘭克認為長久解決之計，便是興建屬於自己的屠宰場，一座移動式的屠宰場，能夠趕赴至任何一處有此需求的農場，好免除牲畜舟車勞頓之苦。他的建議很有道理。因此，我們著手就構造與經濟效益方面發想。這對我來說是個嶄新的領域，想當然耳，除了技術層面要克服，還包括情感面向。我得不斷說服自己調整不願宰殺動物的想法。倘若心裡有任何不自在，那份不安的感覺正是我所欠缺的。我不停捫心自問，為什麼對此感到不安？

我外公原本想待在農場，陪伴我母親成長，但他卻跟其他人一樣被迫離開家園外出工作，我母親從小便在農場長大。她來自美國中西部的一個小鎮，高中畢業。外公曾養過豬，他替豬閹割，飼養的牲畜都住在類似現今工廠化農場的畜舍。儘管他視這些牲畜為動物，但要是哪隻動物生病，他肯定會特別照料。他從不曾去計算壓縮動物的福利會替他帶來多少收益，這對他來說並不符合基督教的精神，而且也懦弱、不正直。

因此，是關愛勝過利益，說明了為何我至今仍然茹素，也是我協助搭建屠宰場的原因，這一點都不矛盾與諷刺。基於完全相同的念頭，我竭盡努力地避免食用奶、蛋、肉，也讓我投注時間心力致力於幫助法蘭克打造屬於自己的屠宰場，並致力成為其他農場的典範。如果你無法擊垮他們，何妨加入把事做好的行列呢？不過，問題的重點在於找出這些人在哪裡？

賭注

耗費將近三年時間研究動物養殖，我心中已有了定見，大致可分為兩方面。儘管花費些許篇幅瞎扯吃素前的各種嘗試，我決心茹素到底。很難想像自己會有如此改變，我只是不想與工廠化農場再有任何瓜葛，拒絕吃肉對我來說是唯一有效的方式。

其次，永續農場提供的遠景，使動物安適自在的生活（正如我們提供貓狗同樣的環境），並以人道方式屠宰動物（正如我們提供臨終寵物安息的方式）的確令我深受感動，並覺得可行。保羅、比爾、妮可萊特，以及最重要的法蘭克，他們不僅充滿愛心，更對農業大有貢獻。他們都是總統遴選農業部長時的最佳顧問人選。我真心希望政府官員以人民的納稅錢，致力於資助這類農場生存下去。

肉品業者試圖打壓絕對素食主義擁護者，指控他們實際上表裡不一、抹黑他們抱持雙重立場。但是誰說農場主人不能吃素？誰說吃素者不能協助搭建屠宰場？而像我這類茹素者當然可以支持以最人性化的方式養殖動物。

我確信法蘭克的養殖場經營不會有問題，但怎知其他跟隨法蘭克腳步、起而效尤的農場也能生存下去？我需要知道這點嗎？難道有選擇能力的肉食者在某種程度上採取的策略，比素食主義者更「天真」？

聲稱在能力所及範圍會對動物負責，卻同時以宰殺為目的而飼養動物的做法，立場何以輕言改變？瑪莉蓮．哈佛森對於農場飼主的矛盾處境，有番精闢見解：

> 農場主之於農場動物的倫理關係著實特殊。飼主辛苦飼養的活體動物最終逃不過成為人類盤中飧的命運，短暫一生經過篩選與宰殺，最後製成肉品，農場主卻不得與之有任何情感的依附，對於動物需要在活著的時候保有尊嚴一事，不得有異議。飼主在以商業利益作為前提的情況下，**費盡心思**飼養牲畜，又不得將動物純粹視為商品。[49]

如此要求對飼主來說合理嗎？現代化的養殖方式在面臨壓力的情況下，如果不徹底泯除憐憫之心，那麼肉品不可避免會淪為一種否定、一種挫敗？當代養殖業為我們提出質疑，然而又有誰知道養殖場未來會是何種光景？

我們只知道，選擇吃肉無非只是在遭嚴重施虐（製成雞肉、火雞肉、魚肉與豬肉）或輕微施虐（牛肉）的動物之間做選擇。但我們為什麼非得從中抉擇？為何動物受虐程度的多寡會成為選擇的考量，從而偏離了根本不該虐待動物的主題？不知從何時開始，荒謬的選擇限制了今日只能二選一的局面：**人們不覺得無法接受嗎？**

在我們決定飲食內容之前，是否該先弄清楚偏愛的佳餚美饌具有多強大的破壞性？數十億動物活在慘絕人寰的生活中，以非人道的殘酷方式被迫結束生命，難道不足以作為你我飲食考量的動機？動物養殖成為地球面臨嚴重威脅（全球暖化）的主要因素，難道還不足以說明一切？若延宕處理這些攸關道德良知的問題，辯稱**現在還不是**時候，那麼**何時**才是適當時機？

人類文化傾向將弱勢族群貶低為社會的次等階層，女人因此不及男人重要，傳統養殖方式被工廠化農場取代也是基於同樣的理由。我們對待動物的方式歸咎於我們想要、也能夠辦得到（有誰能對此加以否認？）。默許的神話存在於吃肉**這類**故事之中，當我們回返現實，便想一探故事的真實性。

不是這樣，再也不是了。這類神話不再能滿足任何對吃肉這件事不感興趣的人。最終，工廠化農場不再攸關餵養人類與否，而是在於龐大的獲利。除非法律與經濟因素有重大改變，否則肯定會走上這條路。不論宰殺動物作為食物對錯與否，我們清楚知道現今主要的屠宰方式必然會對動物造成虐待。這說明就連法蘭克這樣以動物為本位考量的飼主，也不免對他帶去屠宰場的動物們表示遺憾。他做出了妥協，卻無法爭取一場公平的交易。

尼曼農場近來發生一件不怎麼有趣的事。就在此書付梓出版之前，比爾被逐出這間以他的姓氏為名的企業。他本人的說法是，董事會強迫他離開，原因很簡單，因為公司想要獲取更多利益，不想遵從他顧及動物權益的做法。似乎就連堪稱全美首屈一指的肉品供應企業也出賣了理想。我在此將尼曼農場的例子寫進來，作為有選擇能力的肉食者的最佳範例。我（們）究竟做了什麼使這間企業因此沉淪？

我敢打包票，尼曼農場至今依舊是全國唯一以動物福祉為考量的企業品牌代表，其重視豬隻福祉的程度，遠大於對牛的重視。試問付錢給這些業者的消費者將做何感想？如果養殖業變成笑話一場，或許笑點在於：就連比爾．尼曼也說自己從此不吃「尼曼農場」出廠的牛肉。

我將賭注全押在吃素這一方，卻對法蘭克滿懷尊敬之意，人們喜歡他，將賭注押在人道動物養殖這方，支持理念相同的農場。吃不吃肉這件事觀點複雜，尚待解決。並非素食主義立場模糊不清，素食主義是一種論點，主張依舊，但另一方面也同時提倡，以更符合人道主義的方式養殖動物，開展更令人推崇的肉食方式。

如果無法剔除暴力，我們只能被迫在葷食或素食、養殖動物或戰爭之間做選擇。我們選擇吃肉，選擇開戰。這是吃不吃肉此一故事的真實版本。

有其他新的故事可說嗎？

8

Storytelling
故事續篇

終點在何處？

1

ONE

童年最後一個感恩節

童年時代的感恩節多半在舅舅、舅媽家度過。小舅是家族中頭一個在大西洋彼岸美國出生的成員。而舅媽的家族歷史可往回追溯至「五月花號」。這兩段重要的歷史使感恩節顯得如此特別、值得紀念，而且很美國。

感恩節當天，我們約莫在兩點鐘抵達。表兄妹跟我們在前院的斜坡道玩足球，直到弟弟不小心受傷，一群人再繼續轉往閣樓玩些與足球有關的電玩遊戲。二層樓之下，馬佛瑞克正對著烤箱流口水，父親侃侃而談政治與膽固醇，底特律獅隊（Detroit Lions）在無人觀看的電視機內賣力比賽，外婆則在家人的環伺下，以母語悼念逝去的親人。

二十來張花色各異的椅子，繞著四張高度與寬度不盡相同的桌子擺放，桌子併在一塊兒，鋪上相稱的桌布。我想大概沒人會真的以為這些擺設很完美，但它確實是如此。舅媽在每個盤子上放置一小堆爆米花仁，大夥兒在用餐期間，將盤子移到桌前，象徵感念的儀式。

佳餚不斷端上桌，有的順時鐘方向遞過去，有的則是逆時鐘方向傳回來，還有的則沿著桌子歪歪扭扭放置：棉花糖焗甜薯、自製麵包卷、青豆杏仁、紅莓醬、山藥、奶油馬鈴薯泥，外婆料理的一道猶太傳統點心，儘管在這時節享用有些不合時宜，以及醃漬的橄欖、黃瓜與蘑菇，還有烤箱內一隻大得可笑的烤火雞。所有人天南地北地聊天：金鶯隊、紅皮隊、住家附近的改變、個人的成就、他人的八卦（自己的八卦則被排除在外），而外婆則一個個查看小孫子們是否吃飽。

感恩節是個包容他者的節日，包容他者的意涵始於馬丁・路德・金恩（Martin Luther King）。從植樹節、聖誕節到情人節，都是感謝他人的日子。但感恩節卻沒有特別限定感謝的人事物。我們並非頌揚清教徒，但這一天卻是清教徒的感恩節日（清教徒直至十九世紀末才訂立此節日）。感恩節是美國人的日子，但並未特別感謝美國人——我們頌揚的不是美國，而是美國的理想。它的開放性使所有人都能表達心中想感謝的事物，以及形塑今日美國的一切——商業化、庸俗文化、侵略主義沉重地搭上節日的肩頭。

感恩節大餐是所有人最期待的一刻。大部分人不可能（也不會想要）一整天，甚至每天都如此大費周章，真要這麼吃的話，身體恐怕也無福消受。況且有多少人真心期盼每天都跟大家族成員共享晚餐？（光是想自己要吃什麼就夠令我頭疼了。）但在這一天，每道佳餚都是費盡心思烹調。過去，每年吃過的感恩節大餐不計其數，所有人皆衷心盼望這一刻的團聚。從菜色的配料、辛苦料理、擺盤到吃下肚的食物，全都象徵我們由衷的感恩。不同於其他日子，這一天是個懷著感謝，享受美食的團聚時光。

感恩節火雞與其他菜色的不同之處在於，火雞象徵食用動物的矛盾：人類對待火雞的方式，相較於其他動物來說，可說是史上最殘酷不仁的惡行。然而我們卻對於料理成食物、不再具生命的火雞表達感謝之意。感恩節的火雞肉交織著我們的遺忘與懷想。

我在感恩節前夕寫下這幾段話。自從定居紐約後，根據外婆的說詞，我幾乎很少返回華盛頓特區。過往的年輕歲月不再，幾位將爆米花仁傳回餐桌的成員已不在人世，家族間也陸續有了新的成員（現在的我不再是孤家寡人）。猶如生日派對上的搶椅子遊戲，說明了人生的結束與起始。

今年，頭一回要在自己家中度過感恩節，頭一回得自己張羅食物，也是兒子此生頭一回與我們共享感恩節大餐。如果要將此書的內容擷為一個問題——這個問題既非簡單、沉重或欺瞞，而且能完全抓到吃不吃動物的精髓——我不禁想提出：感恩節非得吃火雞嗎？

2

TWO

感恩節為何非吃火雞不可？

感恩節桌上擺放火雞的目的是什麼？或許是火雞的滋味鮮美，但味道並非主要原因——多數人一整年下來，鮮少吃火雞（每年感恩節消耗的火雞數量占總量的百分之十八）。另有許多美食滿足我們的味蕾，感恩節並不是為了大快朵頤——宗旨正好相反。

或許，火雞上桌的主要原因是某種儀式，就像我們慶祝感恩節一樣。怎麼說呢？或許因為清教徒在慶祝他們第一個感恩節時，就是吃火雞？但這個理由不太可能成立。移民美洲的清教徒當時沒有玉米、蘋果、馬鈴薯或紅莓，兩筆僅存的野史文獻提到普利茅斯的感恩節吃的是鹿肉與野禽。[1]雖然他們所吃的野禽很有可能是野生火雞，但十九世紀前，火雞並未在感恩節的慶祝儀式中出現。[2]如今歷史學家們發現，還有比英美學者提出於一六二一年普利茅斯開始慶祝感恩節的日期更早的證據。早在清教徒定居普利茅斯的前半個世紀，美國早年移民者便在現今的佛羅里達州，與提姆庫印地安人一同慶祝感恩節——證據指出這批移民者為天主教徒而非清教徒，他們說的是西班牙語而非英語，[3]他們食用以豆子熬煮的湯品。[4]

我們姑且相信清教徒發明了感恩節，並以吃火雞作為慶祝儀式。許多清教徒從事的活動，我們現在可不想再仿效（現代人所做的事同樣令清教徒們望塵莫及），將這一明顯事實撇開不論，有趣的是，我們現在所吃的火雞（turkey）或許是對清教徒食用豆腐雞（tofurkey）的誤解。感恩節餐桌上擺放的禽肉在被屠宰前，呼吸不到新鮮空氣，眼睛看不見藍天。當我們叉起一塊肉食用，殊不知這隻家禽沒有繁殖能力，而吞下肚的肉塊充滿抗生素，禽類的基因全都經過改造。倘若清教徒們能預見未來，對於我們桌上擺放的火雞作何感想？毫不誇張地說，他們很可能認不出那是火雞。

如果少了火雞會有什麼結果？因此打破傳統？何妨改以棉花糖焗甜薯、自製麵包卷、青豆杏仁、紅莓醬、山藥、奶油馬鈴薯泥及南瓜核桃派取而代之。或許，再加上一道印地安提姆庫人獨有的豆子湯。和所愛的人圍坐在桌前，聽見他們高聲談笑，享受食物飄出的香味。餐桌上不見火雞的蹤影，節日難道就會因此變質？感恩節就不再是感恩節嗎？

或者這麼做將更彰顯感恩節的意義？選擇不吃火雞，不是更能表達我們的感恩之意？試著想像可能發生的對話，**這是我們家人為何選擇以此方式慶祝感恩節的原因**。家人間是否感到失望或深受啟發？傳遞的價值觀是少還是多？節慶的歡樂氣氛是否因為少了想吃的食物而變淡？想像在你離世後，家人會如何慶祝感恩節，席間的每個人不再提出「我們怎麼不吃火雞？」而是「他們怎麼還吃火雞？」此刻對未來子孫的想像是否令我們蒙羞，以卡夫卡的方式來說，是否值得後人紀念？

工廠化農場的祕密再也守不住了。我耗費三年時間撰寫此書，例如，見到了第一份描述牲畜是造成全球氣候暖化罪魁禍首的報告[5]；也見到第一所主要研究機構（皮優工業畜產委員會）建議採取全面逐步廢止集約飼育的養殖方式[6]；見到科羅拉多州率先支持立法廢止孕期籠與哺育籠，儘管最後與業者進行協商（而非抗爭到底）[7]；見到第一家連鎖超級市場：全食超市（Whole Foods supermarkets）支持有系統地在肉品包裝背面標示動物飼養方式的大規模計畫[8]；首度見到全美重量級媒體（《紐約時報》）發表社論，全面反對工廠化農場的飼養模式，大聲疾呼「動物養殖演變成動物虐待」以及「糞肥……成為有毒廢棄物。」[9]

第一位將家禽關在室內養殖的西莉亞．史迪爾，大概無法預見她此舉帶來的後續效應。查爾斯．范特瑞斯曾引薦具有康瓦耳血統的雞，繁殖新漢普夏品種，於一九四六年奪下「明日之雞」競賽冠軍，成為基因改造的養殖業先驅，或許做夢也沒想到，他的貢獻所帶來的嚴重後果。

大眾無法替自己的無知辯解，唯有冷漠以對。但當前這一世代的人有知的權利。我們有責任和義務把對於工廠化農場的抨擊，轉變為受到大眾矚目的公共意識。該有人好好地問一問，**當你瞭解吃肉這件事的真相後，你做了什麼？**

食用動物真相

二〇〇〇年以來，就在天寶・葛蘭汀公布屠宰場條件已有改進的**報告**之後，養殖場員工被暗中記錄下，曾以球棒之類的木棍痛毆小火雞，或猛踩在雞隻身上，冷眼旁觀牠們「彈起」，以金屬管毆打體弱的豬隻，刻意肢解意識清楚的牛隻等惡行。[10]就算不透過動物權益組織暗中拍攝影片，也能知道這類殘暴行為確有其事，而且事例之多，不及備載。由屠宰工人見證，這些惡行可以寫滿幾本書，成為名符其實的酷刑百科。

蓋爾・艾斯尼茲（Gail A. Eisnitz）在著作《屠宰場》（*Slaughterhouse*）中，記錄下各式殘酷惡行，林林總總幾乎像本百科大全。研究時間前後超過十年，訪談曾有過屠宰場工作經驗的員工，總時數超過兩百萬個鐘頭；此一話題的相關調查資料，從未如此廣泛蒐羅、無所不包。

某天，電擊槍故障了一整天，員工於是拿出利刃，在牛隻意識清醒的狀態下劃開牛隻的頸背。[11]牠們重重倒在地上，顫抖著。再以刀子猛刺牠們的尾椎，迫使牠們扭動。截斷牠們的尾巴。然後痛毆牛隻……牛隻痛苦地吐出舌頭，瘋狂喊叫。

這真的很難啟齒。[12]但身處壓力之下，不得不照辦。聽上去的確很殘忍，我拿起電擊棒戳進牛的眼睛裡，久久才把電擊棒抽出。

人家不是說血的味道聞久了會令人更具有攻擊性，從事這類充滿血腥的工作，[13]確實會如此。你會出現要是眼前這隻豬踢了我一腳，我一定要討回來的心態。你準備好宰殺這隻豬，但這還不夠。牠得受盡折磨……你將電擊棒用力塞進牠的嘴裡，撐爆牠的氣管，讓牠被自己湧出的血嗆死。活生生劃開豬鼻，牠肯定四處亂竄。當牠抬起頭望著我，我趁牠好端端坐在那兒的時候拿起刀子——呃——將牠的眼睛挖出來。這隻豬痛苦得尖叫不已。有一回，我拿起刀子——這把刀真夠利的——直接劃開豬鼻，割下的鼻子像煙燻香腸。這隻豬發狂了一會兒，怔怔坐在原地，呆滯了。我拿起一把鹽灑向牠的鼻子，這下子這隻豬當真抓狂，到處衝撞鼻子。我把手裡剩下的鹽——手上戴著橡膠手套——塞進豬隻的肛門內。可憐的豬不知道自己該拉屎還是要瞎了……我並不是唯一幹出這些事的人，我認識有個傢伙，他把豬推入滾水槽，所有人——司機、替豬上鍊的人、每個關卡的員工——都拿起鉛管痛扁豬隻。所有人都心知肚明。

這些陳述皆為艾斯尼茲訪談時發現的內幕。業界並未承認這類事件，但也不認為這有什麼大不了。

根據暗中調查的結果，人權觀察組織（Human Rights Watch）描述屠宰場員工「有系統地違反人權」，他們經常拿動物出氣，或是不得不聽命管理者，無論如何都要維持屠宰線處於運作的狀態，不容質疑。[14]有些員工顯然有虐待狂的行徑，但我沒有遇見過。接受訪談的員工皆為良善、聰明與誠實之人，在惡劣的工作環境中，盡可能做到最好。責任應該歸咎於肉品業者的良知，他們視動物和人為機器。其中一名員工說：

比起生理傷害更糟糕的是心理層面的傷害。[15]倘若你在「行刺區」待上一段時間，你會殺紅了眼，無法付出關懷。你望著那隻豬的雙眼，牠和你一同走向血泊，你心裡想著，老天，這隻動物滿討喜的，甚至想拍拍牠。宰殺區的豬隻向著我走來，像隻小狗一般，用鼻子磨蹭我。怎知兩分鐘後我必須宰殺牠們——以鐵管將牠們毆打至死……我在樓上取出豬的內臟時，會覺得自己待在一般作業區的生產線上，為的是餵養人們。但在「行刺區」時，我不是在餵養人，而是部宰殺機器。

如此殘暴的野蠻行徑致使一個正派的人無法忽視的情況有多常見？一千隻牲畜裡，其中若有一隻動物受到上述形容的暴行對待，你還會繼續吃動物嗎？百分之一的機率呢？或是十分之一？麥可．波倫在《到底要吃什麼？》結尾處寫道：「我得說，部分的我羨慕茹素者能在道德方面撇清責任……然而，另一部分的我也對茹素者寄予同情。幻想自己清白無罪；憑恃否定現實，無異為傲慢的獨有形式。」[16]波倫針對茹素者可訴諸情感，與動物撇清關係的傲慢態度所做的回應，的確有理。但是，致力於追求清白無罪的夢想，當真是值得同情的一方嗎？而在這個例子裡，誰才是否定現實的人？

天寶．葛蘭汀率先將屠宰場施虐的規模量化處理，她在報告中提出目擊「蓄意展演的暴行，成為定期活動」，在她這趟公開訪視美國屠宰場進行調查的過程中，有百分之三十二的屠宰場都同樣有這種問題。[17]數字如此驚人，我反覆確認了三遍。**蓄意**展演，成為**定期**活動，**稽查官**在對外**公布**的審查期間進行訪視，屠宰場有充裕的時間將最糟的部分隱藏起來，卻還是被稽查官親眼目擊。而那些沒有親眼看到的暴行呢？還有種種不常見到的意外呢？

葛蘭汀強調，愈來愈多零售商要求肉品供應商接受審核，的確有效改善了屠宰場的條件，但效果有多少？檢閱全美養雞理事會近日對雞隻屠宰場的審核資料，葛蘭汀發現有百分之二十六的屠宰場對動物施虐的情況非常嚴重，根本不應該通過審核，應儘速勒令歇業[18]（理事會發現審核結果令人滿意，於是讓所有屠宰場都通過審查，儘管家禽活生生被任意拋擲、扔進廢棄物堆，在有意識的狀態下遭沸水淋燙）。[19]根據葛蘭汀近來針對牛肉屠宰的調查顯示，百分之二十五的屠宰場由於虐待動物的情況太過嚴重，因此審查結果一律失敗[20]（「將意識清楚的動物，掛在圍欄上吊死」為審查結果自動失效的最佳範例）。葛蘭汀在最近一次調查中，目睹屠宰場員工直接肢解意識清楚的牛隻[21]，清醒的牛隻被血淋淋地掛在圍欄上[22]，還發現員工「將電擊棒戳進牛隻的肛門」。[23]而沒有親眼目睹的情況又是如何？那些一開始就不願敞開門，接受審查的多數屠宰場又怎麼說？

飼主喪失且被奪去人與牲畜之間的直接關係。他們逐漸不再擁有動物，無法決定處理動物的方式，不允許應用他們的才智，不得不屈服於高速有效的現代化屠宰方式。工廠化模式帶來的疏離，所指的不僅是飼主（砍、劈、鋸、戳、剪、割）的工作方式，且所生產（不健康的噁心食物）的產品及販售的方式（來源不明，價格低廉），皆與期望有段差距。在工廠化農場或屠宰場的限制之下，缺少人道精神的人類，無法被稱為人。這類地方堪稱是目前全世界最光怪陸離的工作場所，除非你能不考慮到動物實際遭遇的經驗。

美國人的餐桌

我們不應該再自欺欺人。人道宰殺肉品的供應量根本無法供給多數人的需求。在美國，非工廠化生產的雞肉數量無法滿足史坦頓島（Staten Island）的人口所需，紐約市的非工廠化生產的豬肉供應量也一樣不足以供應市民，更別提要供應整個國家。[24]人道方式屠宰的肉品不過是簽了一張本票，而這並不是一個事實。倡導人道方式屠宰肉品的實際擁護者可得多吃些素食才行。

許多人似乎仍抗拒不了工廠化農場的誘惑，但是也會購買非工廠化出產的肉品。這樣很好。但如果就我們道德想像所及去延伸，可能就無法樂觀看待未來。任何把金錢挹注在工廠化農場的計畫，將導致無法終結工廠化農場的存在。如果抗議者為貪求便利，繼續搭乘蒙哥馬利巴士[25]，怎麼有效抵制種族歧視？如果罷工者宣布將返回工作崗位，如何有效達成罷工的目的？在此書找不到鼓勵人們購買另類來源肉品的同時，又認同工廠化農場生產的肉品這種觀點。

我們若能嚴肅看待終結工廠化農場這件事，至少別再花錢讓差勁的動物施虐者有利可圖、有機可乘。避免食用工廠化農場肉品的決定，對某些人來說輕而易舉，對其他人則顯得困難重重。對那些難以下定決心做出這類決定的人而言（包括我自己），重點在於伴隨而來的不便是否值得。至少我們**知道**，這樣的決定可以防止森林濫砍、抑制全球暖化、降低汙染、減少石油開採、減輕美國農村的負擔、減少人權受到侵害；增進公共衛生、減少歷史上最有系統地從事集體虐待動物的情況。那些我們不理解的事，或許同樣重要。這樣的決定究竟會如何改變**我們**？

撇開因選擇工廠化農場之外的體系所直接引發的重大改變，對食物選擇的慎重考慮本身就是一種力量，具有無窮的潛力。若一天三餐都能秉持同情與理性，若能對「吃」這個最基本的行為賦予道德想像與付諸實現的決心，從而改變人們的消費習慣，將會創造出什麼樣的世界？托爾斯泰（Leo Tolstoy）有句名言，指出屠宰場的存在與戰爭息息相關。[26]好吧，我們不會因為吃肉就打仗，雖然有些戰爭的確值得開打——更別提希特勒是個素食主義者。[27]但憐憫心像肌肉一樣，是可以透過使用和訓練來養成，選擇經常抱持善念而非殘酷言行，也可以改變我們。

選擇吃雞肉餡餅或是素食漢堡的決定影響甚鉅，這建議聽起來可能有點天真。倘若一九五〇年，要是有人聲稱，在餐廳或巴士所坐的位置，將成為消除種族藩籬的關鍵，聽來肯定也一樣荒誕。一九七〇年代初期，早在凱薩・查維斯（Cesar Chavez）爭取工人權益前，若聽聞拒絕吃葡萄就能解放遭受奴隸般對待的工人，想必也同樣令人難以置信。這些例子或許荒謬，但如果仔細回想，不能否認人類每日生活中的各式選擇形塑了我們生活的世界。早期波士頓茶葉事件的影響力量，大到足以引發美國獨立戰爭。決定吃什麼（將什麼抛出漁船外）的基本生產與消費行為，也能改變他人。選擇吃素或吃葷、工廠化農場或家庭化農場，並不會因此改變這個世界，但可教導我們自己、下一代、當地居民以及國家選擇良知而非隨波逐流，這也相對容易且重要。這是依憑我們的價值標準而活——或選擇加以背叛——的大好機會，端賴於在餐盤內擺放什麼食物。而跟隨或選擇背叛我們的價值觀不僅攸關個人，更攸關整個世界。

相較於追求廉價的產品，我們的文化遺產要崇高得多。小馬丁・路德・金恩（Martin Luther King Jr.）在一篇文情並茂的文章中寫道：「一個人堅守的立場，既無關安全、政治，更不媚俗。」[28]有時我們必須做出決定，那是因為「我們依憑良知行事。」這些著名的語句與查維斯的農場勞工聯會（United Farm Workers）同樣為我們的遺產。工廠化農場的情況或許無法與這些追求社會公平正義的活動相提並論，動物受虐如何與人類遭受壓迫相比。金恩與查維斯出於對人性遭受苦難的關懷而採取行動，而非為了受虐的雞隻或是全球暖化議題。

這很公平。人們大可以對於將人類與動物相比的事加以反駁或大動肝火，但這對於茹素的凱薩·查維斯與金恩的妻子，柯瑞塔·史考特·金恩（Coretta Scott King）及其子狄克斯特（Dexter King）來說，不值一提。如果我們預設立場認為查維斯與金恩無法替工廠化農場受壓迫的情況發聲，那麼我們在此詮釋他們存留的精神——闡釋美國文化的遺產——不免過於狹隘。

5
FIVE

地球餐桌大風吹

下次坐下來用餐時，想像另外有九個人跟你同桌，而在座所有人分別代表地球上其他民族。若以國家來安排，在場有兩名中國人，兩名印度人，第五個位置則代表東北亞、南亞與中亞。第六個位置代表東南亞各國與大洋洲。第七個位置代表非洲大陸的次撒哈拉地區；第八個座位則代表非洲大陸其他國家與中東。第九個位置為歐洲代表。最後一個你坐的座位代表美國南方、中部與北美。

如果以母語區分重新分配位置，唯有中國人可以獨坐一位。英語系和西語系國家得坐在同一張椅子上。若以宗教區分，有三名基督徒，兩名穆斯林人，三名佛教徒（包括中國的傳統宗教或印度教）。另外兩個人代表其他宗教傳統或不具任何宗教信仰（我本身信仰的猶太教，由於比例懸殊過大，連椅子邊都沾不上）。29

若以營養條件安排座位，會有兩個胖子，一個人營養不足。[30]有超過半數的人飲食以素食為主，只不過數字正在持續縮減。[31]嚴守全素規定與廣義素食者幾乎占不到位置。[32]大多時候，人們伸手取用的蛋、雞肉或是豬肉，皆來自工廠化農場出產。[33]眼前的趨勢再持續二十年，你食用的牛肉與羊肉也都會出自工廠化農場。[34]

若以人口數作區分，美國搶不到位置坐，但若以所吃的食物多寡來分，美國可以占兩到三個位置。沒人喜歡吃得跟我們一樣多，當我們改變飲食方式，整個世界也跟著改變。

本書著重於探討人們對食物的選擇如何影響地球生態，以及對動物造成的影響，我也能選擇通篇探討公共衛生、工人權益、農村衰敗或是全球性貧困等問題——這些議題同樣對工廠化農場有深遠的影響。當然，工廠化農場並非導致全球問題的主要因素，但值得注意的是，這些議題之間彼此交互的影響；而同樣值得注意的是，你跟我也未必真能對工廠化農場有所影響。但是沒有人能嚴正質疑，美國消費大眾如何影響全球農業。

我提出這樣的說法恐怕會引起非議，實際狀況當然複雜得多。身為一名「獨立飲食者」（solitary eater），你個人的決定自是對肉品業的影響不大。但就算你偷藏食物，躲在衣櫃裡偷吃，你其實也不是一個人吃，我們是以身為兒女、家族、社區、世代、國家，甚至代表全球的身分而吃。就算我們想做，也阻止不了吃所造成的影響。

任何一個茹素多年的人或許會說，簡單的飲食選擇對你周遭的影響之大，令人嘖嘖稱奇。美國餐飲業代表國家餐飲協會（National Restaurant Association）建議全美國每間餐廳至少要提供一道素食主菜。為什麼？原因很簡單：根據協會舉辦的票選結果顯示，超過三分之一的餐館經營者發現素食餐點廣受歡迎。[35]一份餐飲業重要的期刊《全國餐館新聞》（*Nation's Restaurant News*）建議餐廳「在肉食餐點中，加幾道素食菜餚。除了價格較為低廉……也減少顧客對餐廳投下否決票的機率。宴會中若有茹素者，業者通常都會配合改變菜色的安排。」[36]

廣告行銷花費數千萬美元打造，為的是確保消費者見到人們在電影中大口喝鮮奶或大啖牛肉；另斥資超過數百萬美元，以確保我手裡拿著一罐汽水時，你大老遠就能一眼認出品牌，不論那是可口可樂或百事可樂。國家餐飲協會並不會提供這類推薦，跨國企業也不會花費數百萬來佈局商品，讓我們感覺對周遭人有好的影響。他們只承認一件事，即吃是一種社交活動。

在我們舉起叉子的同時，總得先意識到自身與農場動物、工人、國家經濟和全球市場間的關係。不做決定，而是「跟其他人吃的一樣」，也算做出最簡單的決定，這個決定將逐漸演變成問題。毫無疑問，在多數時候、多數地點，決定跟其他人吃的一樣，可能是個好主意。但是如今若選擇跟其他人吃的一樣，無異在駱駝背上多加上一根稻草。我們這根稻草雖不致造成駱駝的負擔，但將會不斷在我們與下一代以及後代子孫每天的生活中重複上演。

世界大餐桌的座位安排與菜色，隨著飲食方式不同而變化。同桌的兩名中國人盤中盛裝的肉，分量是幾十年前的四倍，而且盤裡的肉將愈疊愈高。[37]此外，在座有兩名沒有乾淨飲水的用餐者，正冷冷地瞪著中國人。今天，畜產只占中國飲食的百分之十六，但工廠化農場飼養動物所用掉的水，超過全中國用水量的百分之五十——中國面臨水資源短缺的狀況，足以導致全球問題。[38]在座奮力找尋足夠食物填飽肚子的人當然有理由擔心，要是全世界逐漸步上美國的後塵，對肉品的需求量日益龐大，將使得他／她賴以生存的糧食數量益發匱乏。肉品需求大增，意味著需要消耗更多糧食，也表示必須從其他人手中掠奪更多。到二〇五〇年，全世界的牲畜所消耗的食物足以餵飽四十億人口。[39]這樣的趨勢將造成原本與我們同桌共食的飢餓人數，從一人輕易增加為兩人（每天有超過二十七萬人處於飢餓之中）。[40]可以確定的是，會多出一個位置給肥胖者。[41]我們不難想像，這張地球餐桌未來不是多增加一個胖子，就是多一個營養不良的人。

但事情大可不必走到這個地步。人們對於未來更加美好的祈願，出自於我們明白未來將走上何種悲慘境地。

從各方面理性地探討，工廠化農場顯然不應該存在，但是在研究與訪談的過程中，我卻找不出更有力的反駁。可是人們對食物無法以理性看待，食物代表文化、習慣與認同。對某些人來說，非理性將導致屈從。食物的選擇如同對時尚的看法或生活方式的選擇，人們不會對我們應該如何生活妄加評斷。我同意若對食物的認知不清以及其無限增生的意義，的確會讓人對於吃，特別是指食用動物，這方面的問題感到憂心忡忡。我與許多倡導拒絕工廠化農場產品的積極分子交談的過程中，發現他們對人們的理智判斷與其對食物的選擇，二者之間毫無連結，感到無止境地困惑與挫折。我十分同情他們的立場，卻不禁想著，是否正是這份對食物的非理性執著，最有可能改變未來。

食物絕對無法經由單純計算，得出哪種飲食方式消耗的水資源較少，或是讓牲畜受苦的程度較小。或許正因為如此，我們心中最大的想望其實就是驅使自己做出改變。在某種程度上，工廠化農場要求消費大眾壓抑良知，滿足口腹之慾。但在另一方面，拒絕工廠化農場的能力可能才是我們內心最大的渴求。

要瓦解工廠化農場的問題並非一味忽視，誠如那些積極分子所言，問題不在「人們不明白事實」。顯然，這正是其中一個原因。我在書中援引了大量的證據加以闡述，因為這些事實為必要的起點。另外，以科學化的方式呈現日常生活中的食物選擇，是如何形塑傳統，這點也同樣重要。我並非否定理性在很多方面的重要性，而是單純作為一個人而言，不僅僅只有理性層面的思考，人們對工廠化農場採取的態度，必須思索訊息的弦外之音，超越理性與欲望、事實與神話，甚至是人與動物之間的對立，從而表達我們的同理心。

終有一天，工廠化農場將會因為其荒謬的經濟構成走上終點，無法永續經營。地球最後將甩開工廠化農場，如同狗兒甩掉身上的跳蚤；唯一的問題是，不知道我們是否也會跟著被一起甩落。

思索吃或不吃動物這類問題，特別是公開探討，將會替這個世界注入一股不可預期的力量。這類問題正如其他問題一樣應該受到重視。從其中一個角度來看，肉品不過是我們生活裡的其中一項消耗品，就像紙巾或是休旅車一樣——只是在程度上有些不同。若嘗試在感恩節提倡紙巾減量，即使說破嘴描述紙巾製造商是如何黑心無良，恐怕也難以煽動任何人改變。不過，若提出以茹素方式慶祝感恩節，絕對會引起強烈反應，至少是強烈反彈。食用動物與否的問題與自我意識、回憶、欲望及價值有深切的呼應。然而，這些具有潛在爭議、潛在威脅與啟發的共鳴，卻充滿了意義。食物與動物在我們生活中皆占有重要的位置，食用動物這件事更是不容小覷。吃或不吃動物這一問題，迫使人類對於達到我們所謂「身而為人」的理想做出必要的修正。

迎接他的第一個感恩節

我該在感恩節感謝些什麼？孩提時代，在桌邊傳遞的爆米花仁，象徵著我對自己與家人健康的祈願。這對一個孩子來說並不尋常。或許無關乎家族系譜，不過是內在情感的深刻表達，或是對外婆那番箴言「你應該健康無虞」所做的回應。這番理論聽起來像個指控，像是在說「你一點都不健康，應該要健康一點。」不論原因為何，即使在孩提時代，我都認為健康這點並不可靠（戰後許多生存者的孫子與曾孫輩，並不只是因為薪水高與聲望高才從事醫師這一行）。第二輪的爆米花仁象徵我對無憂無慮的快樂生活表示感謝；之後，則是對所愛之人表示感念，這裡指的當然是圍繞在身邊的家人，也包含友人在內。這是我今日對於健康、快樂，以及能夠與所愛之人相伴的感謝。但這裡不再單指我自身想要對此表達感謝。待兒子逐漸長大，大到能夠參與這個儀式之時，一切將有所不同。此刻，我僅代表他表達心中的感謝之情。

感恩節如何成為表達我們內心誠摯感謝的媒介？何種儀式與象徵有助我們傳達對健康、快樂，以及能夠與所愛之人相伴的感謝？

家人一同慶祝感恩節自是合情合理，全家可團圓聚首，一塊兒享用食物，不過並非一開始就是如此。聯邦政府經過數十載觀察，原本想將感恩節定為齋戒日。但根據班傑明・富蘭克林（Benjamin Franklin）的說法（我認為這個節日與他有很大的關聯），「有個質樸的農人」提議吃感恩節餐「能更加表達感激之意」。[42]我懷疑這名農人正是富蘭克林自己，如今吃感恩節餐已成為全國遵從的信念。

糧食能夠自給自足並食用自己親手種植的食物，從歷史角度來看，更能夠宣揚美國人的自主精神，不必屈從於歐洲列強的龐大勢力。正當其他殖民地需要仰仗大量進口作物維持生存，美國早期的移民者由於原住民的協助，大多能自給自足。[43]食物生產不僅為自由的象徵，也是自由的必要條件。我們在感恩節食用美國本土的食物，表達對自由的感謝之意。在許多方面，感恩節也開創了美國獨有的消費主義倫理觀。感恩節大餐是美國對於良知消費的基本展現。

然而我們所吃的食物呢？我們的消費行為是否有意義？

出現在感恩節餐桌上那四千五百萬隻毫不起眼的火雞，一點都不健康、快樂，重點是，牠們從未被關愛。就算大眾對於感恩節火雞的看法不盡相同，至少對以上三點能達成共識。

火雞原本為食蟲動物，如今卻被大量餵食不健康的飼料，其中包含「肉、木屑與皮革副產品」，根據大量資料記載，飼料裡的其他內容物可能會令你瞠目結舌，不敢置信。44 由於經常感染疾病，火雞是所有工廠化農場動物中最為體弱多病的禽類，也因此較其他畜禽施打更多抗生素，使得火雞逐漸對抗生素產生抗體，這類藥物對火雞而言不可或缺，但也因此危害人類健康。最顯而易見的例子就是，我們食用含有抗生素的火雞，卻使得人類的疾病愈加難以治癒。

分辨何為殘酷、良善，何為造成環境災害的原因，以及永續農場經營的方式，不該是消費者應擔負的責任。以非人道方式宰殺，與有害人體的畜禽產品，這些全都不合法。我們不會去購買含鉛的兒童玩具、含氯氟烴的噴霧劑，也不會服用沒有標示副作用的藥物。當然更不應該購買工廠化農場出產的肉品。

不論是想模糊焦點或忽視問題，我們都打心底知道工廠化農場殘酷不仁，人類在所屬能力範圍內對生命體的影響具有深刻的意義。我們對工廠化農場的態度，最終決定我們在面對弱勢、隔閡、無法替自己發聲的牲畜時，如何回應——在無人迫使我們展開行動的情況下，亦將成為人類的一項考驗。縱使想法並不一致，卻需要正視這一問題。

歷史學家說了一個與亞伯拉罕・林肯（Abraham Lincoln）相關的小故事，林肯從春田市返回華盛頓時，強迫整個團隊幫助一群令他於心不忍的小雞，返回窩巢。有人為此批評他，林肯只簡單回應：「如果這群小雞沒有回返母雞的身邊，我今晚肯定輾轉難眠。」[45]他並未對幫助小雞這件事所代表的倫理價值、雞隻自身價值，或是與生態體系之間，以及與上帝之間的關係多做解釋，儘管他大可多加著墨。相反地，他僅僅觀察到自己一旦見到這一幕，便因此承受道德的重擔。倘若他置之不理，便覺得有愧於心。實際上林肯的行徑亦可說是表裡不一，想當然耳，他吃過的雞隻數目多過他所幫助的，但面對一群受困的生物，他仍採取了回應。

不論我與家人相聚用餐，或是本著良知吃食，工廠化農場對我來說不僅不合理，更不人道。接受工廠化農場，不管是以其生產的肉品餵養家人，或付錢購買變相支助他們，都會讓我覺得有愧於己，使我覺得有愧於身為外婆的孫兒、兒子的父親。

這就誠如外婆曾說過：「如果什麼都不在乎，何以值得挽救。」

致謝

Little, Brown肯定是我跟這本書最適合的出版商。我要感謝 Michael Pietsch 一開始便對《吃動物》持續不斷的支持；感謝 Geoff Shandler的智慧、精闢見解及幽默；Liese Mayer數月以來提供深刻且兼容並蓄的觀點；Michelle Aielli、Amanda Tobier與 Heather Fain無盡的創意、精力與開放態度。

Lori Glazer、Bridget Marmion、Debbie Engel及 Janet Silver在本書尚在構思階段時給予極大的鼓勵，如果不是他們自始至終予以支持，我不知是否有信心從事專業領域之外的研究。

在此，少不了提及這群與我分享經驗的專業人士，特申謝忱：派崔克・馬丁斯、比爾・尼曼及妮可萊特・尼曼夫婦、法蘭克・瑞茲、柏尼・羅林、黛安・哈佛森與瑪莉蓮・哈佛森姊妹、范特斯馬家族、吉恩・鮑爾、麥可・葛瑞格、丹尼爾・波利、強納森・巴爾康、Paul Shapiro、Noam Mohr、Miyun Park、Gowri Koneswaran、Bruce Friedrich、Ralph Meraz、the League of Independent Workers of the San Joaquin Valley，以及其他要求匿名的養殖畜牧業工作人員。

Danielle Krauss、Matthew Mercier、Tori Okner與 Johanna Bond在過去三年來的研究過程中多所協助（幫忙收集研究資料），是不可多得的夥伴。Joseph Finnerty的慧眼提供我必要的信心，分享我的探索，以及大小錯皆逃不過 Betsy Uhrig的眼睛，讓此書更加臻於完善與精確——任何疏漏處皆由我個人承擔。Tom Manning替章節劃分標題的方式讓內容一目瞭然，不致使統計數據亂無章法。他的遠見幫了大忙。前進農場的 Ben Goldsmith在各方面的協助大於我所能表達，而他對於養殖業的擁護深具啟發。Nicole Aragi一如往常是個細心的朋友兼讀者，也是個絕佳的經紀人。

感謝這趟農場之旅有亞倫．葛羅斯教授相陪。他宛如韓蘇洛身邊的丘巴卡（Chewbacca），我的布爾溫克（Bullwinkle）與小蟋蟀（Jiminy Cricket）。他不僅是個具啟發性的交談對象兼學者，在深刻記錄下個人探索之旅的同時，若少了他的協助根本無法完成。撰寫食用動物這類議題，不僅需要大量統計數據加以佐證，而且具有文化與歷史的複雜層面。許多古聖先賢撰寫過主題類似的著作——從古代哲學家到當代科學家。亞倫教授協助我將更多訪談聲音化為文字，擴展此書的廣度，深入個人化的探索過程。他所做的一切超過一個夥伴應做到的程度。良師益友總能提升自我。我打心底感謝他的大力相挺，這本書沒有他的協助，肯定無法完成。他是個偉大的心靈導師，提倡了更加符合人道的養殖方式，也是一位難得的摯友。

註釋

第一章｜說故事

1 根據法蘭斯瓦．卡普蘭（François Couplan）與詹姆士．杜克（James Duke）合著的《北美食用植物百科》（*The Encyclopedia of Edible Plants of North America*）提供的資料所做的推斷；〈有助健康的可食藥草與有益植物〉（Edible Medicinal and Useful Plants for a Healthier World），Plants for a Future, http://www.pfaf.org/leaflets/edible_uses.php（accessed September 10, 2009）。

2 譯註：matzo，是猶太人在逾越節期間食用的一種傳統麵包，不添加發酵粉，僅使用麵粉和水製作。

3 數字來源根據目前可取得的有效資料。相較於其他工廠化農場養殖的動物，雞隻多半以肉品供應為主，而且幾乎來自工廠化農場。以下則是工廠化農場畜禽養殖各自所占的比例：

肉雞：百分之九十九點九四（根據二〇〇七年統計數據與美國環境保護局條例）。
蛋雞：百分之九十六點五七（同上）。
火雞：百分之九十七點四三（同上）。
豬：百分之九十五點四一（同上）。
肉牛：百分之七十八點二（二〇〇八年，美國國家農業統計局〔NASS〕報告）。
乳牛：百分之六十點一六（根據二〇〇七年統計數據與美國環境保護局條例）。

4 譯註：challah，猶太節日麵包，以三股長條形麵團編成辮子形狀，分別象徵真理、和平、美好。

第二章｜飲食倫理學

1 現代工業化的捕魚，參閱頁二一一。

2 美國寵物產品製造協會（American Pets Products Manufacturers Association, APPMA），二〇〇七－二〇〇八年，引自強森

（S. C. Johnson），〈照片：美國人舉辦國際賽事聲稱表達對寵物的愛〉（Photos: Americans Declare Love for Pets in National Contest），Thomson Reuters, April 15, 2009, http://www.reuters.com/article/pressRelease/idUS127052+15Apr-2009+PRN20090415（accessed June 5, 2009）。

3 基斯．湯瑪士（Keith Vivian Thomas），《人類與自然世界》（*Man and the Natural World: A History of the Modern Sensibility.* New York: Pantheon Books, 1993），頁一一九。

4 〈寵物在美國〉（Pets in America），PetsinAmerica.org, 2005, http://www.petsinamerica.org/thefutureofpets.htm（accessed June 5, 2009）。註：「寵物在美國計畫」與南卡羅萊納大學合作，在麥克基西克博物館（McKissick Museum）進行寵物在美國展覽。

5 基斯．湯瑪士，《人類與自然世界》，頁一一九。

6 「我最大的噩夢就是如果孩子們對我說：『爸，我改吃素。』那麼，我可能讓他們坐上鐵柵欄，電死他們。」引自維多利亞．甘迺迪（Victoria Kennedy），〈戈登．拉姆齊的驚人育兒食譜〉，《每日鏡報》（*Daily Mirror*），April 25, 2007, http://www.mirror.co.uk/celebs/news/2007/04/25/gordon-ramsay-s-shocking-recipe-for-raising-kids-115875-18958425/（accessed June 9, 2009）。

7 「研究結果顯示狗肉在此一條目作為犒賞用食物。」引自〈狗肉，密索蘭佳餚〉（Dog meat, a delicacy in Mizoram），《印度報》（*The Hindu*），December 20, 2004, http://www.hindu.com/2004/12/20/stories/2004122003042000.htm（accessed June 9, 2009）。

8 「四世紀時，高句麗王城陵墓的壁畫繪製了狗與豬、羊一同遭到屠宰。」羅夫．帕茲（Rolf Potts），〈人吃狗〉（Man Bites Dog），收錄於 Salon.com，October 28, 1999, http://www.salon.com/wlust/feature/1998/10/28feature.html（accessed June 30, 2009）。

9 同前出處。

10 卡文．施瓦伯（Calvin W. Schwabe），《不為人知的料理》（*Unmentionable Cuisine.* Charlottesville: University of Virginia Press, 1979），頁一六八。

11 艾爾南．科爾特斯（Hernán Cortés），《來自墨西哥的信》（*Letters from Mexico.* New Haven, CT: Yale University Press, 1986），安東尼．派格登（Anthony Pagden）譯，頁一〇三、三九八。

12 佛龍（S. Fallon）與艾尼格（M. G. Enig），〈勇氣與油脂：美國原住民飲食〉（Guts and Grease: The Diet of Native Americans）收錄於 Weston A. Price Foundation, January 1, 2000, http://www.westonaprice.org/traditional_diets/native_americans.html（accessed June 23, 2009）。

13 施瓦伯，《不為人知的料理》，頁一六八、一七六。

14 詹姆士．庫克（James Cook），《詹姆士．庫克船長的太平洋探險之旅：一七六八至一七七九年間航海日誌選集》（*Explorations of Captain James Cook in the Pacific: As Told by Selections of His Own Journals, 1768–1779.* Mineola, NY: Dover Publications, 1971），葛瑞菲爾．普萊斯（Grenfell Price）編，頁二九一。

15 〈菲律賓人與狗：簡介〉（Philippines Dogs: Factsheets）收錄於 Global Action Network, 2005, http://www.gan.ca/campaigns/philippines+dogs/factsheets.en.html（accessed July 7, 2009）；〈吃狗肉的宗教歷史〉（The Religious History of Eating Dog Meat）收錄於 dogmeattrade.com, 2007, http://www.dogmeattrade.com/facts.html（accessed July 7, 2009）。

16 凱文．史塔佛（Kevin Stafford）《狗兒的福祉》（*The Welfare of Dogs.* New York: Springer, 2007），頁一四。

17 賽南．莫瑞（Senan Murray），〈以狗肉當晚餐，在奈及利亞大行其道〉（Dogs' dinners prove popular in Nigeria）收錄於 *BBC News*, March 6, 2007, http://news.bbc.co.uk/1/hi/world/africa/6419041.stm（accessed June 23, 2009）。

18 施瓦伯，《不為人知的料理》，頁一六八。

19 同前出處，頁一七三。

20 美國人道協會（Humane Society of the United States）〈寵物過剩評估〉（Pet Overpopulation Estimates），http://www.hsus.org/pets/issues_affecting_our_pets/pet_overpopulation_and_ownership_statistics/hsus_pet_overpopulation_estimates.html。

21 〈動物安樂死庇護所〉（Animal Shelter Euthanasia），美國人道促進會（American Humane Association），2009, http://www.americanhumane.org/about-us/newsroom/fact-sheets/animal-shelter-euthanasia.html（accessed June 23, 2009）。

22 〈種族食譜／亞洲與太平洋小島食譜／菲律賓食譜：燉狗肉（宴客風格）〉（Ethnic Recipes: Asian and Pacific Island Recipes: Filipino Recipes: Stewed Dog〔Wedding Style〕），食譜來源：http://www.recipesource.com/ethnic/asia/filipino/00/rec0001.html（accessed June 10, 2009）。

23 Fishbase.org網站將全球二十七萬六千五百隻常見的海洋生物，編目為三萬一千兩百種，令人嘆為觀止。Fishbase, January 15, 2009, http://www.fishbase.org（accessed June 10, 2009）。

24 「近百分之九十九女性受訪者說明她們經常與寵物交談（男性相較之下則占百分之九十五），而女性認為寵物同樣能與她們溝通的比例則占百分之九十三（男性相較之下只占百分之八十七）。」《美國商業資訊》（*Business Wire*），〈男女的最佳伴侶大不同：調查顯示女性與其飼養的寵物比起另一半更加親密〉，bnet, March 30, 2005, http://findarticles.com/p/articles/mi_m0EIN/is_2005_March_30/ai_n13489499/（accessed June 10, 2009）。

25 「小魚能夠循著珊瑚礁發出的細碎爆裂聲響，追蹤珊瑚礁的位置。舉例來說，啃咬小蝦如『煎培根』般的音量，能夠傳遞二十公里遠。」史塔夫（Staff），〈魚類追尋珊瑚礁的聲音〉（Fish Tune Into the Sounds of the Reef），《新科學人》（*New Scientist*），April 16, 2005, http://www.newscientist.com/article/mg18624956.300-fish-tune-into-the-sounds-of-the-reef.html（accessed June 23, 2009）。

26 理查・艾里斯（Richard Ellis），《掏空的海洋》（*The Empty Ocean*. Washington, DC: Island Press, 2004），頁一四。引用羅伯特・摩根（Robert Morgan），《世界漁業》（*World Sea Fisheries*. New York: Pitman, 1955），頁一〇六。

27 喬治（J. P. George），《延繩釣》（*Longline Fishing*），〈羅馬：聯合國糧食及農業組織，一九九三年〉（Rome: Food and Agriculture Organization of the United Nations, 1993），頁七九。

28 艾里斯，《掏空的海洋》，頁一四、一三一。

29 「除了一千四百二十億銷售額，肉品業經濟的漣漪效應，還包括商品與服務在內耗費數百萬美元，另包括包裝、運送、製造與零售。」

「美國肉業協會」（American Meat Institute），〈美國肉業協會窺探：餵養我們的經濟〉（The United States Meat Industry at a Glance: Feeding Our Economy），meatAMI.com, 2009, http://www.meatami.com/ht/d/sp/i/47465/pid/47465/#feedingoureconomy（accessed May 29, 2009）。

30 聯合國糧食及農業組織，家畜、環境與發展計畫（Food and Agriculture Organization of the United Nations, Livestock, Environment and Development Initiative），〈家畜籠罩的陰影：環境議題與選擇〉（Livestock's Long Shadow: Environmental Issues and Options），頁xxi，羅馬，2006, ftp://ftp.fao.org/docrep/fao/010/a0701e/a0701e00.pdf（accessed August 11, 2009）。

31 海洋的健康狀況不易測量，但科學家透過嶄新有力的統計方式「海洋營養指數」（Marine Trophic Index, MTI）可掌握海洋生態的約略狀態，儘管稱不上精密。想像海洋中的每個生物皆可透過「營養級」，分出一至五項等級，作為食物鏈中標示的位置。第一營養級為植物，是海洋食物網的基礎，食用植物的微小生物，如蜉蝣則為第二營養級，而以蜉蝣為食的生物則歸類為第三營養級，依此類推，最上層的掠食者則是第五營養級。如果無法根據此方式將所有海洋生物分類，可以平均營養級來計算—將海洋視為整體的約略方式。總數，事實上，合乎MTI的估計。MTI指數高，顯示食物鏈種類多元，海洋生態豐富，比方說如果海洋充滿植物，那麼海洋肯定被歸類為第一營養級，如果只充滿植物與蜉蝣生物，MTI指數將介於第一、二等級間，如果海洋食物網複雜多元，MTI指數自然相對升高。MTI指數沒有對或錯，但指數若持續下降並不好：不僅對於以魚類為食的人類來說是個壞消息，對魚類本身來說也是如此。一九五〇年以降，MTI指數因為工業化捕魚方式興起而穩定下滑。丹尼爾·波利（Daniel Pauly）與傑·麥克林（Jay McLean）合著，《完美海洋》（*In a Perfect Ocean*. Washington, DC: Island Press, 2003），頁四五—五三。

32 家畜為溫室氣體最主要的汙染源。「糧食及農業組織」〈家畜籠罩的陰影〉，頁xxi、一一二、二六七；「皮優慈善基金會」（Pew Charitable Trusts）、「約翰霍普金斯大學彭博公共衛生學院」（Johns Hopkins Bloomberg School of Public Health）與「皮優工業畜產委員會」（Pew Commission on Industrial Animal Production），〈把肉放上檯面：美國工業畜產農場〉（Putting Meat on the Table: Industrial Farm Animal Production in America），2008, http://www.ncifap.org/（accessed August 11, 2009）。

33 麥爾斯（R. A. Myers）與包瑞斯·沃姆（B. Worm），〈大型掠食魚類的滅絕、存活或復育〉（Extinction, Survival, or Recovery of Large Predatory Fishes），《倫敦皇家學院哲學會報系列 B—生物科學》（*Philosophical Transactions of the Royal Society of London Series B —Biological Sciences*），頁一三—二〇，January 29, 2005, http://www.pubmedcentral.nih.gov/articlerender.fcgi?artinstid=163（accessed June 24, 2009）。

34 包瑞斯·沃姆等，〈海洋生態體系喪失生物多樣性之衝擊〉（Impacts of Biodiversity Loss on Ocean Ecosystem Services），

Science, November 3, 2006, http://www.sciencemag.org（accessed May 26, 2009）。

35 丹尼爾．波利等，〈全球漁業趨勢：海洋生態體系與食物安全衝擊〉（Global Trends in World Fisheries: Impacts on Marine Ecosystems and Food Security），*Royal Society*, January 29, 2005, http://www.pubmedcentral.nih.gov/articlerender.fcgi?artid=1636108（accessed June 23, 2009）。

36 根據聯合國糧食及農業組織統計，每年六百億隻農場飼養的動物，超過五百億隻雞為肉雞，幾乎可以確定出自工廠化農場。可以此數字估算全球工廠化農場養殖的動物數量。http://faostat.fao.org/site/569/DesktopDefault.aspx?PageID=569#ancor。

37 參閱第一章，註釋2。

38 史蒂芬．史隆（Stephen Sloan），《海洋破產》（*Ocean Bankruptcy*. Guilford; CT: Lyons Press, 2003），頁七五。

39 路易森（R. L. Lewison）等，〈漁業對受威脅物種效應之量化：遠洋延繩釣對蠵龜與棱龜造成的衝擊〉（Quantifying the effects of fisheries on threatened species: the impact of pelagic longlines on loggerhead and leatherback sea turtles），《生態學通訊》（*Ecology Letters*）7, no. 3（2004），頁二二五。

40 「次要的魚線鉤著烏賊、魚，或是偶爾發現的新鮮海豚肉。」引自〈何謂延繩釣？〉（What is a Longline?），Sea Shepherd Conservation Society, 2009, http://www.seashepherd.org/sharks/longlining.html（accessed June 10, 2009）。

41 艾里斯，《掏空的海洋》，頁一九。

42 科斯洛（J. A. Koslow and T. Koslow），《靜默深海：深海之探索、生態與保育》（*The Silent Deep: The Discovery, Ecology and Conservation of the Deep Sea*. Chicago: University of Chicago Press, 2007），頁一三一、一九八。

43 同前出處，頁一九九。

44 史隆，《海洋破產》，頁七五。

45 這部分對班雅明、德希達與卡夫卡的探討，感謝宗教及批評理論家亞倫．葛羅斯（Aaron Gross）教授賜教。

46 馬克斯．布勞德（Max Brod），《法蘭茲．卡夫卡》（*Franz Kafka*. New York: Schocken, 1947），頁七四。

47 德希達（Jacques Derrida），《因為動物，所以我存在》（*The Animal That Therefore I Am*. New York: Fordham University Press, 2008），瑪莉露意絲．馬列（Marie-Louise Mallet）編，大衛．威爾斯（David Wills）譯，頁二八、二九。

48 艾里斯，《掏空的海洋》，頁七八。

49 同前出處，頁七七、七九。

50 與海馬攸關的描述摘自〈海馬〉（Sea Horse），「線上大英百科全書」（Encyclopaedia Britannica Online），2009, http://www.britannica.com/EBchecked/topic/664988/sea-horse（accessed July 7, 2009）；「環境司法基金會慈善信託」（Environmental Justice Foundation Charitable Trust），《揮霍海洋：魚蝦拖網如何威脅全球生態與食物安全》（*Squandering the Seas: How Shrimp Trawling Is Threatening Ecological Integrity and Food Security Around the World*. London: Environmental Justice Foundation, 2003），頁一八；理查．達頓（Richard Dutton），〈波內赫的著名海馬為潛水之行聖杯〉（Bonaire's Famous Seahorse Is the Holy Grail of Any Scuba Diving Trip），http://bonaireunderwater.info/imgpages/bonaire_seahorse.html（accessed July 7, 2009）。

51 《揮霍海洋》，頁一八。

52 〈雙年報告：二〇〇四—二〇〇五年〉（Report for Biennial Period, 2004–2005），part I, vol. 2，「大西洋鮪類資源保育委員會」（International Commission for the Conservation of Atlantic Tunas），馬德里，2005, http://www.iccat.int/en/pubs_biennial.htm（accessed June 12, 2009）。

53 《揮霍海洋》，頁一九。

第三章｜說文解字

1 參閱：「環境保護論」，頁七十。

2 提姆．英格爾德（Tim Ingold），《何謂動物？》（*What Is an Animal?*. Boston: Unwin Hyman, 1988）1.我們從維弗洛斯．德卡斯托的人種誌找到對南美洲阿拉威德（Araweté）族人的記載，令人感到驚訝的是，動物的模式在其他文化中被加以概念化：「人與動物的差異並不清楚……我無法在阿拉威德族的宇宙觀找到對於『自然』的描繪（；）……對『動物』來說，沒有類群這樣的觀念：一些與屬性相關的字彙，如「魚」、「鳥」，以及對其他物種，根據棲息地和食物分布與對人類的作用所做的換喻，（do pi指『可食用』、temina ni指『供玩賞的動物』），和薩滿教與食物禁忌之間有密切的關聯。動物領土的區分基本上與其他存在體……如人類與靈體……一致。維弗洛斯．德卡斯托（Eduardo Viveiros de Castro），《從敵人觀點出發：亞馬遜社會的人性與神性》（*From the Enemy's Point of View: Humanity and Divinity in an Amazonian Society.* Chicago: University of Chicago Press, 1992），凱瑟琳．霍華（Catherine V. Howard）譯，頁七一。

3 近年來，各學科間著重於人文科學，關注人類與動物間的互動，反映或形塑我們對自身的瞭解，這類相關研究不勝枚舉。探討童書中，幼童與狗之間的互動，及大眾對動物福祉的公開支持可以參閱《動物他者與人類想像》（*Animal Others and the Human Imagination.* New York: Columbia University Press），亞倫．葛羅斯與安．維勒利（Anne Vallely）編，即將出版。

4 「人類否定說」（Anthropodenial）出自法蘭斯．德瓦爾（Frans de Waal）。法蘭斯．德瓦爾，《人類否定說》（*Anthropodenial.* New York: Basic Books, 2001），頁六三、六九。

5 賽納米．斯巴達（E. Cenami Spada），〈無定形、機械形態學與擬人觀〉（Amorphism, mechanomorphism, and anthropomorphism），收錄於《擬人觀，軼事與動物》（*Anthropomorphism, Anecdotes, and Animals.* Albany, NY: SUNY Press, 1997），米契爾（R. W. Mitchell）等編，頁三七—四九。

6 蛋商聯會建議每隻母雞至少應享有六十七平方吋的空間，美國慈善協會則指出最小空間限制普遍存在於養殖業。「蛋商聯會的美國家禽產蛋養殖守則」蛋商聯會認證（Alpharetta, GA: United Egg Producers, 2008），http://www.uepcertified.com/program/guidelines/（accessed June 24, 2009）；〈放養雞蛋產 vs. 籠養雞蛋產〉（Cage-Free Egg Production vs. Battery-Cage Egg Production），美國人道協會，2009, http://www.hsus.org/farm/camp/nbe/compare.html（accessed June 23, 2009）。

7 羅傑．普維爾（Roger Pulvers），〈寵愛動物之國：被當成寵物或成為盤中飧〉（A Nation of Animal Lovers — As Pets or When They're on a Plate），《日本時報》（*Japanese Times*），August 20, 2006, http://search.japantimes.co.jp/cgi-bin/fl20060820rp.html（accessed June 24, 2009）。

8 美國與歐洲雞隻飼養的範圍從零點七至一平方呎不等；印度與其他國家的雞飼養於籠內。拉弗．恩斯特（Ralph A. Ernst），〈加州雞肉〉（Chicken Meat Production in California），加州大學合作推廣中心（University of California Cooperative Extension），June 1995, http://animalscience.ucdavis.edu/avian/pfs20.htm（accessed July 7, 2009）；康寧漢（D. L. Cunningham），〈喬治亞州禽產：成本與收益分析〉（Broiler Production Systems in Georgia: Costs and Returns Analysis），

thepoultrysite.com, July 2004, http://www.thepoultrysite.com/articles/234/broiler-productionsystems-in-georgia（accessed July 7, 2009）。

9 美國蛋類委員會（American Egg Board），〈蛋產歷史〉（History of Egg Production），2007, http://www.incredibleegg.org/egg_facts_history2.html（accessed August 10, 2009）。

10 法蘭克．高迪（Frank Gordy），〈肉雞〉（Broilers），收錄於《美國家禽史：一八二三－一九七三》（*American Poultry History, 1823–1973*. Madison, WI: American Poultry Historical Society, 1974），奧斯卡．漢克（Oscar August Hanke）等編，頁三九二；麥克．唐納修（Mike Donohue），〈養殖企業如何有效助長肉雞業〉（How Breeding Companies Help Improve Broiler Industry Efficiency），thepoultrysite.com, February 2009, http://www.thepoultrysite.com/articles/1317/how-breeding-companies-help-improve-broiler-industry-efficiency（accessed August 10, 2009）。

11 法蘭克．瑞茲（Frank Reese），「好牧人火雞場」（Good Shepherd Poultry Ranch），二〇〇九年，七月，私人信件。

12 「每天增加二十五克至一百克左右。」諾列斯（T. G. Knowles）等，〈肉雞腿部病變：蔓延、危險因素及預防〉（Leg Disorders in Broiler Chickens: Prevalence, Risk Factors and Prevention），PLoS ONE, 2008, http://www.plosone.org/article/info:doi/10.1371/journal.pone.0001545（accessed June 12, 2009）。

13 艾波比（M. C. Appleby）等著，《家禽行為與福祉》（*Poultry Behaviour and Welfare*. Wallingford, UK: CABI Publishing, 2004），頁一八四。

14 同前出處。

15 吉恩．鮑爾（Gene Baur），《農場聖殿》（*Farm Sanctuary*. New York: Touchstone, 2008），頁一五〇。

16 派瑞（G. C. Perry）編，《蛋雞福祉》（*Welfare of the Laying Hen*. Wallingford, UK: CABI Publishing, 2004），vol. 27, Poultry Science Symposium Series，頁三八六。

17 《揮霍海洋：魚蝦拖網如何威脅全球生態與食物安全》，頁一二。

18 同前出處。

19 同前出處。

20 同第二章，註52，頁二〇六。

21 「大西洋鮪類資源保育委員會」，〈混獲物種〉（Bycatch Species），March 2007, http://www.iccat.int/en/bycatchspp.htm（accessed August 10, 2009）。

22 內華達普通農場經營免責，〈五七四章—殘暴對待動物：預防與懲處〉（Chapter 574 — Cruelty to Animals: Prevention and Punishment），NRS 574.200, 2007, http://leg.state.nv.us/NRS/NRS-574.html#NRS574Sec200（accessed June 26, 2009）。

23 沃夫森（D. J. Wolfson）與蘇利文（M. Sullivan），〈狐狸入侵雞舍〉（Foxes in the Henhouse），收錄於《動物權益：當前的爭辯與新方向》（*Animal Rights: Current Debates and New Directions.* Oxford: Oxford University Press, 2005），桑斯坦（C. R. Sunstein）與努斯鮑姆（M. Nussbaum）合編，頁二一三。

24 譯註：wild rice，植物名。菰為多年生植物，生於淺澤，人工栽培的嫩莖肥大可供食用，秋結果實，稱為「菰米」，可食用。

25 韓森（D. Hansen）與布里吉（V. Bridges），「調查發現倒地牛隻與正常牛隻的神經性徵候進步與否，與獸醫師在三十八個州對畜群所做的TSE一致。」*Bovine Practitioner* 33, no. 2（1999），頁一七九—一八七。

26 「不同飲食方式排放的溫室氣體差異，正如在一般行車條件下，普通房車與運動型車款間的不同。」埃胥爾（G. Eshel）與馬汀（P. A. Martin），〈飲食、能源與全球暖化〉（Diet, Energy, and Global Warming），*Earth Interactions* 10, no. 9（2006），頁一—一七。

27 「聯合國糧食及農業組織、家畜、環境與發展初步」，〈家畜籠罩的陰影：環境議題與選擇〉，頁xxi，一二二、二六七，羅馬，2006, ftp://ftp.fao.org/docrep/fao/010/a0701e/a0701e00.pdf（accessed August 11, 2009）。

28 「皮優慈善基金會」、「約翰霍普金斯大學彭博公共衛生學院」與「皮優工業畜產委員會」，〈把肉放上檯面：美國工業畜產農場〉，2008, http://www.ncifap.org/（accessed August 11, 2009）。

29 這個數字實際上被低估，因為聯合國並未將運送牲畜時，運輸工具排放的溫室氣體算在內。糧食及農業組織，〈家畜籠罩的陰影〉，頁xxi、一一二。

30 政府間的氣候變遷小組科學家發現，牲畜運送過程持續排放百分之十三點一的溫室氣體；家畜的溫室氣體排放比例為百分之十八，相較於運送過程中，運輸工具排放百分之十三點一的廢氣，牲畜的溫室氣體總排放量較交通工具總和高出百分之三十八。H. H. Rogner、D. Zhou、R. Bradley、P. Crabbe、O. Edenhofer、B. Hare（Australia）、L. Kuijpers與M. Yamaguchi等導言，《氣候變遷，二〇〇七：緩解。第三工作團隊對政府間氣候變遷委員會的第四度評估報告》（*Climate Change 2007: Mitigation. Contribution of Working Group III to the Fourth Assessment Report of the Intergovernmental Panel on Climate Change.* New York: Cambridge University Press），B. Metz、O. R. Davidson、P. R. Bosch、R. Dave與L. A. Meyer合編。

31 糧食及農業組織，〈家畜籠罩的陰影〉，頁ｘｘｉ。

32 ＡＦＰ，〈茹素可以減少碳排放：研究〉（Going veggie can slash your carbon footprint: Study），August 26, 2008, http://afp.google.com/ article/ALeqM5gb6B3_ItBZn0mNPPt8J5nxjgtllw。

33 糧食及農業組織，〈家畜籠罩的陰影〉，頁三九一。

34 糧食及農業組織，〈家畜籠罩的陰影〉；聯合國糧食及農業組織，漁業與水產養殖部，〈二〇〇八年，世界漁業與水產養殖狀態〉（The State of World Fisheries and Aquaculture 2008），聯合國糧食及農業組織，羅馬，2009, http://www.fao.org/fishery/sofia/en（accessed August 11, 2009）。

35 P. Smith、D. Martino、Z. Cai、D. Gwary、H. Janzen、P. Kumar、B. McCarl、S. Ogle、F. O'Mara、C. Rice、B. Scholes與O. Sirotenko，〈農業〉（Agriculture），收錄於《氣候變遷，二〇〇七：緩解》。

36 麥可．雅各布森（Michael Jacobsen）等，〈綠色飲食的六項辯證〉（Six Arguments for a Greener Diet），科學公益中心（Center for Science in the Public Interest），2006, http://www.cspinet.org/EatingGreen/（accessed August 12, 2009）。

37 皮優慈善基金會等，〈把肉放上檯面：美國工業畜產農場〉。

38 道格．謝爾曼（Doug Gurian-Sherman），〈集中化動物養殖經營窺探：未公開的成本〉（CAFOs Uncovered: The Untold Costs of Confined Animal Feeding Operations），環保科學家聯盟，2008, http://www.ucsusa.org/food_and_agriculture/science_and_impacts/impacts_industrial_agriculture/cafos-uncovered.html；瑪格麗特．梅隆（Margaret Mellon），〈馴養：牲畜遭微生物感染評估〉（Hogging It: Estimates of Antimicrobial Abuse in Livestock），環保科學家聯盟，2001, http://www.ucsusa.org/publications/#Food_and_Environment。

39 莎拉・謝爾（Sara J. Scherr）與莎亞・夏皮特（Sajal Sthapit），〈透過食物與土地使用緩解氣候變遷〉（Mitigating Climate Change Through Food and Land Use），Worldwatch Institute, 2009, https://www.worldwatch.org/node/6128；克里斯多福・弗烈文（Christopher Flavin），〈世界現況，二〇〇八〉（State of the World 2008），Worldwatch Institute, 2008, https://www.worldwatch.org/node/5561#toc。

40 〈肉品與禽產標籤用語〉（Meat and Poultry Labeling Terms），美國農業部，食品安全與調查部門，August 24, 2006, http://www.fsis.usda.gov/FactSheets/Meat_&_Poultry_Labeling_Terms/index.asp（accessed July 3, 2009）。

41 《聯邦政府公報七三期》（*Federal Register* 73），一九八號，頁六〇二二八—六〇二三〇，October 10, 2008, Federal Register Online via GPO Access（wais.access.gpo.gov）, http://www.fsis.usda.gov/OPPDE/rdad/FRPubs/2008-0026.htm（accessed July 6, 2009）。

42 想知道美國農業部對標籤的清楚說明，請參閱美國慈善協會，〈蛋盒標籤簡短說明關聯動物福祉〉（A Brief Guide to Egg Carton Labels and Their Relevance to Animal Welfare），March 2009, http://www.hsus.org/farm/resources/pubs/animal_welfare_claims_on_egg_cartons.html（accessed August 11, 2009）。

43 「對消費者而言，『新鮮』意味禽肉全程在低於華氏二十六度以下處理。」美國農業部，食品安全與調查部門，〈禽肉標示新鮮〉（The Poultry Label Says Fresh），www.fsis.usda.gov/PDF/Poultry_Label_Says_Fresh.pdf（accessed June 25, 2009）。

44 鴿子的相關研究參考牛津大學館藏資料，強納森・巴爾康（Jonathan Balcombe），《愉悅的王國：動物與自然之感》（*Pleasurable Kingdom: Animals and the Nature of Feeling Good*. New York: Macmillan, 2007），頁五三，有詳盡說明。

45 萊爾・華特森（Lyall Watson），《袞袞豬公：豬頭豬腦的世界》（*The Whole Hog*. Washington, DC: Smithsonian Books, 2004），頁一七七。

46 豬隻溝通的方式包括緊咬下顎、牙齒格格作響、發出呼嚕聲、吼叫、尖叫、吠叫與噴鼻息。根據著名的動物行為專家麥克・貝克夫（Marc Bekoff）的說法，豬隻若想與同伴戲耍，會利用肢體語言表達，如「快活奔跑、扭頭。」麥克・貝克夫，《動物的情感生活》（*The Emotional Lives of Animals*. Novato, CA: New World Library, 2008），頁九七；美國人道協會，〈關於豬〉（About Pigs），http://www.hsus.org/farm/resources/animals/pigs/pigs.html?print=t（accessed June 23, 2009）。

47 我們也知道母豬餵奶時間一到，會呼喚仔豬，小豬也有獨特的叫喚聲回應母豬。彼得・尚恩（Peter-Christian Schon）等，

〈馴養豬隻的共同特徵與個別差異：多重參數分析〉（Common Features and Individual Differences in Nurse Grunting of Domestic Pigs〔Sus scrofa〕: A Multi-Parametric Analysis），*Behaviour* 136，no. 1（January 1999），頁四九－六六，http://www.hsus.org/farm/resources/animals/pigs/pigs.html?print=t（accessed August 12, 2009）。

48 天寶．葛蘭汀說明豬隻不僅喜歡玩具，而且對玩具絕對「有特定偏好」。天寶．葛蘭汀（Temple Grandin）〈豐富馴養豬隻的環境〉（Environmental Enrichment for Confinement Pigs），家畜保存機構（Livestock Conservation Institute），一九八八年，http://www.grandin.com/references/LCIhand.html（accessed June 26, 2009）。想多瞭解豬隻與其他動物之間的玩心，參閱貝克夫，《動物的情感生活》，頁二八。

49 野豬據記載也會安撫毫不相干的成年豬隻沮喪的情緒。貝克夫，《動物的情感生活》，頁二八。

50 麗莎．杜欽（Lisa Duchene），〈豬比狗聰明？〉（Are Pigs Smarter Than Dogs?）*Research Penn State*, May 8, 2006, http://www.rps.psu.edu/probing/pigs.html（accessed June 23, 2009）。

51 同前出處。

52 拉蘭（K. N. Laland）等，〈瞭解魚類：從三秒鐘記憶到文化層面〉（Learning in Fishes: From three-second memory to culture），《魚類與漁業》（*Fish and Fisheries*）4, no. 3（2003），頁一九九－二〇二。

53 根據 ISI Web of Knowledge，瀏覽三百五十篇摘要，做出約略的估計。

54 「許多魚類會築窩，飼養魚的幼苗，跟鳥類一樣；其他動物則會挖掘地道或找尋合適的藏匿地點。但如果你得不斷移動，找尋食物，要如何解決此一問題？動作誇張的隆頭魚每晚搜集海底碎石築新窩，新家一旦完成，隆頭魚一覺到天亮，隔天早上棄守新居另覓他處。」庫倫．布朗（Culum Brown），〈不僅有張漂亮的面孔〉（Not Just a Pretty Face），*New Scientist*, no. 2451（2004），頁四二。

55 舉例來說，「刺鰭魚多為一夫一妻制。」沃爾（M. Wall）與赫勒（J. Herler），〈與珊瑚共生的魚類蟄居後的行動模式及返鄉〉（Postsettlement movement patterns and homing in a coral-associated fish），*Behavioral Ecology*, 2009, http://beheco.oxfordjournals.org/cgi/content/full/arn118/DC1（accessed June 25, 2009）。

56 拉蘭等，〈瞭解魚類〉（Learning in Fishes），頁一九九－二〇二。拉蘭等引用米林斯基（M. Milinski）等，〈一報還一報：三棘魚，學名 *Gasterosteus aculeatus*，『信任』合作夥伴〉（Tit for Tat: Sticklebacks, *Gasterosteus aculeatus*, 'trusting' a

cooperative partner），*Behavioural Ecology* 1（1990），頁七—十一；米林斯基等，〈棘魚當真與互惠伴侶一再合作嗎？〉（Do sticklebacks cooperate repeatedly in reciprocal pairs?）*Behavioral Ecology and Sociobiology* 27（1990），頁一七—二一；杜蓋金（L. A. Dugatkin），《動物間的合作》（*Cooperation Among Animals*. New York: Oxford University Press, 1997）。

57 「如上所述，利用鐵砧壓碎有殼的水生動物，顯然為酵化物的作用，然而，嚴格說來，魚類並不會使用工具—動物必須直接透過媒介達成目標（Beck 1980），較貼近的例子為藉樹葉當成安全運送魚卵的物體，據記載南美洲棘鰭類熱帶淡水魚有此類行為（Timms and Keenleyside 1975; Keenleyside and Prince 1976）。鐵甲鯰，學名 Hoplosternum thoracatum，也同樣藉由飄落的樹葉，將魚卵黏在樹葉上，藉由『嬰兒車』把魚卵運送回泡沫窩巢（Armbrust 1958）。」

布夏瑞（R. Bshary）等，〈魚類的認知：靈長類動物的目光〉（Fish Cognition: A primate eye's view），*Animal Cognition* 5, no. 1（2001），頁一—一三。

58 麥奎格（P. K. McGregor），〈領地制度示警：環境中的個別辨識、安排與細察〉（Signaling in territorial systems — a context for individual identification, ranging and eavesdropping），《倫敦皇家學院哲學會報系列 B—生物科學》340（1993），頁二三七—二四四；布夏瑞等，〈魚類的認知〉，頁一—一三；葛瑞菲斯（S. W. Griffiths），〈學習魚類對記誦的認知〉（Learned recognition of conspecifics by fishes），《魚類與漁業》4（2003），頁二五六—二六八，引用拉蘭等，〈瞭解魚類〉（Learning in Fishes），頁一九九—二〇二。

59 「魚類跟鼠輩一樣聰明……聖安德魯斯大學，麥克・韋伯斯特（Mike Webster）博士發現，魚類在困境中會展現高度智能……韋伯斯特博士進行連串實驗，顯示鯉科淡水小魚利用共有的學習經驗，逃離被掠食者吞下肚的命運。在沒有任何危險的情況下，小魚會獨自決定脫離魚群，若掠食者出現在水池中，落單的小魚會觀察其他魚群的動作，採取行動。生物學家說：「這些實驗提供清楚的證據顯示鯉科小魚日漸仰賴社會化的學習，在察覺掠食者的威脅增加時，以此作為決定的依據。」莎拉・納普頓（Sarah Knapton），〈科學家發現魚類跟哺乳類一樣聰明〉（Scientist finds fish are as clever as mammals），telegraph.co.uk, August 29, 2008, http://www.telegraph.co.uk/earth/main.jhtml?view=DETAILS&grid=&xml=/earth/2008/08/29/scifish129.xml（accessed June 23, 2009）。

60 拉蘭等，〈瞭解魚類〉，頁一九九—二〇二。拉蘭等引用麥奎格，〈領地制度示警〉，頁二三七—二四四；布夏瑞等，〈魚類的認知〉，頁一—一三；葛瑞菲斯，〈學習魚類對記誦的認知〉，頁二五六—二六八。

61 拉蘭等，〈瞭解魚類〉，頁一九九—二〇二。拉蘭等引用布夏瑞等，〈魚類的認知〉，頁一—一三；布夏瑞與吳爾斯（M.

Wurth），〈裂脣魚，學名 *Labroides dimidiatus*，藉由觸覺刺激操控珊瑚礁魚〉（Cleaner fish *Labroides dimidiatus* manipulate client reef fish by providing tactile stimulation），《倫敦皇家學院會議紀錄系列 B—生物科學》（*Proceedings of the Royal Society of London Series B — Biological Sciences* 268, 2001），頁一四九五—一五〇一。

62 「二〇〇一年，我發表一篇文章，收錄在《動物的認知》（*Animal Cognition*. vol. 4，一〇九頁），探討澳洲淡水彩虹魚的長期記憶。魚被訓練找到魚缸邊緣魚網的脫逃洞口。經過五次實驗，牠們能夠正確無誤找到魚網的口。十一個月後，經過重新試驗，牠們脫逃的能力依舊存在，儘管並未察覺其中的陷阱裝置。對這群兩到三年的野生魚類來說表現還不賴。」布朗，〈不僅有張漂亮的面孔〉，頁四二。

63 拉蘭等，〈瞭解魚類〉，頁一九九—二〇二。

64 同前出處。

65 萊斯莉．羅潔斯（Lesley J. Rogers），《牠們的心智》（*Minds of Their Own*. Boulder, CO: Westview Press, 1997），頁一一四—一二九；巴爾康，《愉悅的王國》，頁三二、三三—三四。

66 羅潔斯，《牠們的心智》，頁一二四—一二九。

67 萊斯莉．羅潔斯，《雞隻的腦部發展與行為》（*The Development of Brain and Behavior in the Chicken*. Oxford: CABI, 1996），頁二一七，近來，一項科學報導支持她的論點。著名動物行為學者彼得．馬勒（Peter Marler）最新發表關於非人類靈長動物與鳥類的社會認知研究，證實羅潔斯的觀察，進而發表科學報導，提出鳥類與靈長動物間的相似處多過相異處。巴爾康，《愉悅的王國》，頁五二。

68 羅潔斯，《牠們的心智》，頁七四。

69 據研究指出，受傷的禽類學會辨別飼料中所含的鎮痛劑（甚至喜歡食用）。其他研究則指出，雞隻對於飼料中所含足以致病的藍色化學物質能加以辨認，避開食用，即使化學物質移除，母雞仍會教導小雞避免食用飼料中的藍色物質。雞群儘管不致立即受鎮痛劑或患病的影響，禽類仍能根據飼料做出令人嘆為觀止的分析。貝克夫，《動物的情感生活》，頁四六。

70 求愛中的公雞會呼喚母雞前來覓食，母雞多半會飛奔前來，然而，多數公雞即使未覓食，也會以特殊的叫聲呼喚母雞前來，除非距離遙遠，母雞仍會回應公雞的呼喚聲前往。羅潔斯，《牠們的心智》，頁三八；巴爾康，《愉悅的王國》，頁五一。

71 舉例來說，站在控制桿上的雞隻可以得到少量食物的回饋，若多等候二十二秒，可以獲得的回饋更多，百分之九十比例的雞隻願意加以等候（剩下百分之十缺乏耐心的雞隻，寧可選擇少量食物的立即性回饋）。巴爾康，《愉悅的王國》，頁二二三。

72 同前出處，頁五二。

73 「據載，肯德基每年購買雞隻的數目高達八億五千萬隻（公司不願正面回應此數字）。」摘自丹尼爾・茲沃德林（Daniel Zwerdling），〈屠殺概觀〉（A View to a Kill），*Gourmet*, June 2007, http://www.gourmet.com/magazine/2000s/2007/06/aviewtoakill（accessed June 26, 2009）。

74 「肯德基高層不願讓步，堅稱他們已『顧及雞隻福利，並以人道方式對待。』」引用出處同上。

75 「肯德基回應雞隻供應商醜聞。」foodproductiondaily.com, July 23, 2004, http://www.foodproductiondaily.com/Supply-Chain/KFC-responds-to-chickensupplier-scandal（accessed June 29, 2009）；〈暗中調查〉（Undercover Investigations），殘酷肯德基（Kentucky Fried Cruelty），http://www.kentuckyfriedcruelty.com/u-pilgrimspride.asp（accessed July 5, 2009）。

76 〈動物福祉計畫〉（Animal Welfare Program），肯德基，http://www.kfc.com/about/animalwelfare.asp（accessed July 2, 2009）。

77 安德魯・馬丁（Andrew Martin），〈善待動物組織弄皺羽毛：抗議重點針對消費者未迫使ＫＦＣ改變供應商的屠宰規則〉（PETA Ruffles Feathers: Graphic protests aimed at customers haven't pushed KFC to change suppliers' slaughterhouse rules），《芝加哥論壇報》（*Chicago Tribune*），August 6, 2005。

78 海瑟・摩爾（Heather Moore），〈不健康且非人道：肯德基對所有人無益〉（Unhealthy and Inhumane: KFC Doesn't Do Anyone Right），*American Chronicle*, July 19, 2006, http://www.americanchronicle.com/articles/view/11651（accessed June 29, 2009）。

79 〈諮詢委員會〉（Advisory Council），肯德基，http://www.kfc.com/about/animalwelfare_council.asp（accessed July 2, 2009）。

80 根據善待動物組織調查記錄，「調查人員分別在九天中，發現屠宰場員工在活體區便溺，其中包括將雞隻送往屠宰的輸送帶。」參閱〈泰森員工虐待雞隻，在屠宰線上便溺〉（Tyson Workers Torturing Birds, Urinating on Slaughter Line），善待動物組織，http://getactive.peta.org/campaign/tortured_by_tyson（accessed July 27, 2009）。

81 關於「亞格里加工」（Agriprocessors）屠宰的一切詳細過程，記錄於 Orthodox blog FailedMessiah.com。

82 拉比集會主席，猶太祭司，派瑞．蘭克（Perry Paphael Rank），寫給保守派祭司的信，December 8, 2008。

83 亞倫．葛羅斯，〈潔淨食物不再潔淨〉（When Kosher Isn't Kosher），*Tikkun* 20, no. 2（2005），頁五五。

84 同前出處。

85 〈特刊：有機物〉（The Issues: Organic），Sustainable Table, http://www.sustainabletable.org/issues/organic/（accessed August 6, 2009）；〈簡介：有機標示與行銷資訊〉（FactSheet: Organic Labeling and Marketing Information），USDA Agricultural Marketing Service，http://www.ams.usda.gov/AMSv1.0/getfile?dDocName=STELDEV3004446&acct=nopgeninfo（accessed August 6, 2009）。

86 「我見到一九九九年的眾多改變，較過去三十年所見到的還多。」艾美．蓋伯（Amy Garber）與詹姆士．彼得（James Peters），〈最新的寵物計畫：養殖場試圖擬定協議，改善牲畜的生長環境與屠宰條件〉（Latest Pet Project: Industry agencies try to create protocol for improving living, slaughtering conditions），《全國餐館新聞》（*Nation's Restaurant News*），Spetember 22, 2003, http://findarticles.com/p/articles/mi_m3190/is_38_37/ai_108279089/?tag=content;col1（accessed August 12, 2009）。

87 史提夫．寇普魯（Steve Kopperud）於二〇〇九年一月十二日，與哈佛學生路易斯．巴拉德（Lewis Ballard）進行電話訪談，巴拉德的論文以美國慈善協會及善待動物組織對於農場動物爭取的福祉為題。

88 大衛．摩爾（David W. Moore），〈大眾對動物權益的冷漠：支持嚴格立法，管理農場動物，反對對肉品加以測試與醫學研究的禁令〉（Public Lukewarm on Animal Rights: Supports strict laws governing treatment of farm animals, but opposes ban on product testing and medical research），Gallup News Service, May 21, 2003, http://www.gallup.com/poll/8461/public-lukewarm-animal-rights.aspx（accessed June 26, 2009）。

89 傑森．路斯克（Jayson L. Lusk）等，〈消費者傾向爭取動物福祉：全國電訪結果〉（Consumer Preferences for Farm Animal

Welfare: Results of a Nationwide Telephone Survey），奧克拉荷馬州立大學（Oklahoma State University），農業經濟系，頁ii、二三、二四，August 17, 2007, asp.okstate.edu/baileynorwood/AW2/InitialReporttoAFB.pdf（accessed July 7, 2009）。

90 摩爾，〈大眾對動物權益的冷漠〉。

91 沃夫森與蘇利文，〈狐狸入侵雞舍〉，頁二〇六。這裡不僅包含寵物，而且包括遭獵捕的動物、觀賞的鳥類、因教學目的遭解剖的動物，或是動物園、實驗室、賽馬場、搏擊場與馬戲團裡的動物。作者歸結資料，得出農場飼養的動物所占比例為百分之九十八，卻指出數據並不包含人工飼養的魚類，若將為數眾多的人工養殖魚類包括進來，比例應提高為百分之九十九。

第四章｜躲躲藏藏

此章的事件參與者及時間、地點，和利害關係人，皆已經過化名與修改。

1 參閱第三章「層架式雞籠」（Battery Cage），頁四三。

2 這些數字代表加州典型火雞養殖場（或大部分地區）的規模。約翰．佛瑞斯（John C. Voris），〈家禽事件簿，第十六號：加州火雞生產〉（Poultry Fact Sheet No. 16c: California Turkey Production），加州大學合作推廣中心，September 1997, http://animalscience.ucdavis.edu/Avian/pfsl6C.htm（accessed August 16, 2009）。

3 此篇獨白綜合本書其他工廠化農場的訪談。

4 雞隻死亡率平均一週約占百分之一，雞隻飼養平均死亡率則占百分之五。死亡率高出同齡蛋雞七倍之多，高死亡率肇因於加速生長的原因。〈歐盟肉雞福祉〉（The Welfare of Broiler Chickens in the EU），Compassion in World Farming Trust, 2005, http://www.ciwf.org.uk/includes/documents/cm_docs/2008/w/welfare_of_broilers_in_the_eu_2005.pdf（accessed August 16, 2009）。

5 麥當勞叔叔是速食業者「設計」出來，加深消費者印象的點子，「麥當勞」因此深入人心。艾瑞克．西洛瑟（Eric Schlosser），《速食共和國》（*Fast Food Nation*. New York: Harper Perennial, 2005），頁一四〇。

6 傑弗瑞．梅森（Jeffrey Moussaieff Masson），《對月亮唱歌的豬》（*The Pig Who Sang to the Moon*. New York: Vintage, 2005），頁六五。

7 〈馬太福音〉二三：二七（NIV）。

8 詹姆士．賽培爾（James Serpell），《與動物為伴》（*In the Company of Animals*. Cambridge: Cambridge University Press, 2008），頁五。

9 學者早有觀察，古老的壁畫充斥著動物的形象。例如，「洞穴藝術基本上為動物藝術：不論表現在繪畫、雕刻或雕塑品上，展現於中楣的雕刻圖案或是細緻的摹圖，幾乎可說啟發自動物的世界。」安妮特．拉明—翁波埃爾（Annette Laming-Emperaire），*Lascaux: Paintings and Engravings*. Baltimore: Penguin Books, 1959，頁二〇八。

10 麥可．波倫（Michael Pollan），《到底要吃什麼？》（*The Omnivore's Dilemma*. New York: Penguin, 2007），頁三一〇。

11 雅各．米爾葛倫（Jacob Milgrom），《利未記一—十六》（*Leviticus 1-16*），Anchor Bible series（New York: Doubleday, 1991）。

12 強納森．史密斯（Jonathan Z. Smith），《想像宗教：從巴比倫到瓊斯鎮》（*Imagining Religion: From Babylon to Jonestown*），Chicago Studies in the History of Judaism（Chicago: University of Chicago Press, 1988），頁五九。

13 索爾．利柏曼（Saul Lieberman），《巴勒斯坦猶太人與希臘：巴勒斯坦猶太人與希臘文化》（*Greek in Jewish Palestine: Hellenism in Jewish Palestine*. New York: Jewish Theological Seminary of America, 1994），頁一五九—一六〇。

14 伊蓮．思卡瑞（Elaine Scarry），《美與正義》（*On Beauty and Being Just*. Princeton, NJ: Princeton University Press, 2001），頁一八。

15 我們能從舊時倫理中觀察到動物與飼主的利益彼此重疊，卻在工廠化農場興起之後遭到棄置，此為擁護動物福祉的專家、哲學教授柏納德．羅林（Bernard Rollin）秉持的基本前提。我十分感激他所提出的種種反思。

16 史圖爾（D. D. Stull）與布洛德威（M. J. Broadway），《憂鬱屠宰場：北美畜禽產業》（*Slaughterhouse Blues: The Meat and Poultry Industry in North America*），Case Studies on Contemporary Social Issues（Belmont, CA: Wadsworth Publishing, 2003），頁三四。

17 同前出處，頁七〇—七一。

18 傑瑞米．李夫金（Jeremy Rifkin），《牛肉之外：養牛文化的興起與衰敗》（*Beyond Beef: The Rise and Fall of the Cattle Culture*. New York: Plume, 1993），頁一一〇。

19 史圖爾與布洛德威，《憂鬱屠宰場》，頁三三；李夫金，《牛肉之外》，頁八七—八八。

20 皮洛格（R. Pirog）等，〈食物、燃料與高速公路：從愛荷華觀點看食物之旅、燃料使用及溫室氣體排放〉（Food, Fuel, and Freeways: An Iowa perspective on how far food travels, fuel usage, and greenhouse gas emissions），Leopold Center for Sustainable Agriculture, Ames, Iowa, 2001, http://www.leopold.iastate.edu/pubs/staff/ppp/index.htm（accessed July 16, 2009）。

21 史圖爾與布洛德威，《憂鬱屠宰場》，頁三四。

22 西洛瑟，《速食共和國》，頁一七三；史提夫．碧裘柯里（Steve Bjerklie），〈大鳥的年代：八磅雞改變了屠宰方式與肉品業〉（The Era of Big Bird Is Here: The Eight-Pound Chicken Is Changing Processing and the Industry），Business Journal for Meat and Poultry Processors, January 1, 2008, http://www.meatpoultry.com/Feature_Stories.asp?ArticleID=90548（accessed July 15, 2009）。

23 《血、汗與恐懼：美國肉品與家禽工廠的員工權益》（*Blood, Sweat, and Fear: Workers' Rights in US Meat and Poultry Plants*. New York: Human Rights Watch, 2004），頁三三—三八。

24 史圖爾與布洛德威，《憂鬱屠宰場》，頁三八；史提夫．史崔弗勒（Steve Striffler），《雞隻：美國偏愛食物的危險轉變》（*Chicken: The Dangerous Transformation of America's Favorite Food*. New Haven, CT: Yale University Press, 2007），頁三四。

25 在雞飼料中額外添加維生素A與D，有助於雞隻在狹小的飼養環境中存活，預防過度成長及骨骼發育。吉姆．梅森（Jim Mason），《動物工廠》（*Animal Factories*. New York: Three Rivers Press, 1990），頁二一。

26 史圖爾與布洛德威，《憂鬱屠宰場》，頁三八。

27 蘇塞克斯郡歷史，〈西莉亞．史迪爾&肉雞業〉（Celia Steele & the Broiler Industry），sussexcountyde.gov, 2009, http://www.sussexcountyde.gov/about/history/events.cfm?action=broiler（accessed July 15, 2009）。

28 威爾森（W. O. Wilson），〈畜舍〉（Housing），收錄於《美國家禽史：一八二三—一九七三》，奧斯卡．漢克等編，頁二一八。

29 史崔弗勒，《雞隻》，頁三四。

30 林內特．沃德（Lynette M. Ward），〈蘇塞克斯郡狄拉威城的永續禽類養殖環境政策〉（Environmental Policies for a Sustainable Poultry Industry in Sussex County, Delaware），博士論文《環境與能源政策》（*Environmental and Energy Policy. University of Delaware, 2003, 4, 15*），http://northeast.manuremanagement.cornell.edu/docs/Ward_2003_Dissertation.pdf（accessed August 16, 2009）。

31 漢彌爾頓（P. A. Hamilton）等，〈德瑪瓦半島水質評估〉（Waterquality assessment of the Delmarva Peninsula），Report Number 03–40,http://pubs.er.usgs.gov/usgspubs/ofr/ofr9340。討論請參閱彼得．古德曼（Peter S. Goodman）〈食不知味的副產品：決選投票與汙染〉（An Unsavory Byproduct: Runoff and Pollution），《華盛頓郵報》，August 1, 1999, http://www.washingtonpost.com/wp-srv/local/daily/aug99/chicken1.htm（accessed July 6, 2009）。

32 梅森，《動物工廠》，頁二一。

33 波倫，《到底要吃什麼？》，頁五二—五四。

34 梅森，《動物工廠》，頁二一。

35 同前出處。

36 喬治．柯勒曼（George E. "Jim." Coleman），〈回憶過去五十年〉（One Man's Recollections over 50 Years），*Broiler Industrym*（1976），頁五六。

37 梅森，《動物工廠》，頁二一。

38 史密斯（P. Smith）與丹尼爾（C. Daniel），《雞之書》（*The Chicken Book*. Boston: Little, Brown, 1975），頁二七〇—二七二。

39 威廉．波伊德（William Boyd），〈肉品製造：科學、技術與美國禽產〉（Making Meat: Science, Technology, and American Poultry Production），*Technology and Culture* 42（October 2001），頁六三六—六三七，引自史崔弗勒，《雞隻》，頁四六。

40 保羅．何（Paul Aho），〈大展羽翼〉（Feather Success），Watt Poultry USA, February 2002, http://www.wattnet.com/Archives/

Docs/202wp30.pdf?CFID=28327&CFTOKEN=64015918（accessed July 13, 2009）。

41 德希達，《因為動物，所以我存在》，瑪莉露意絲．馬列編，大衛．威爾斯譯，頁二五－二六。

42 引用資料摘錄於描述工廠化農場的相關論文，彙編於吉姆．梅森具開創性的著作《動物工廠》，頁一。引用資料依序為：《飼主與畜牧業者》（*Farmer and Stockbreeder*. January 30, 1962）；拜耳尼斯（J. Byrnes），〈在楓樹林農場根據曆法飼養豬〉（Raising Pigs by the Calendar at Maplewood Farm），《養豬場管理》（*Hog Farm Management*. September 1976）；〈農場動物的未來〉（Farm Animals of the Future），《養殖業研究》（*Agricultural Research*. U.S. Department of Agriculture, April 1989）。

43 史考特．德克斯（Scott Derks）編，《美元的價值：一八六〇－一九九九》（*The Value of a Dollar: 1860–1999*），millennium ed.，頁二八〇：Bureau of Labor Statistics, Average Price Data, US City Average, Milk, Fresh, Whole, Fortified, Per Gallon。

44 參閱第一章，註釋2。

45 譯註：stress fracture，又稱「疲勞性骨折」，是一種因骨頭反覆承受負荷或長時間重複動作，造成損傷所引起的不完全骨折。

第五章｜疾病蔓延

1 結果根據美國農業部諾姆．摩爾（Noam Mohr）統計。

2 麥可．葛瑞格（Michael Greger），〈香港一九九七〉（Hong Kong 1997），BirdFluBook.com, http://birdflubook.com/a.php?id=15（accessed July 6, 2009）。

3 即使保守估計兩千萬人死於一九一八年爆發的流感，這個數字足以構成史上最致命的流行傳染病。甘頓（Y. Ghendon），〈透過歷史認識流感〉（Introduction to pandemic influenza through history），*European Journal of Epidemiology* 10（1994），頁四五一－四五三。死亡人數多寡如何界定端看當時處境，二次世界大戰死亡人數絕對較一九一八年流感導致的死亡人數來得多，但二次大戰歷時六年，大流感則在短短兩年內奪走兩千萬人的性命。

4 巴瑞（J. M. Barry），〈巨大毀滅性病毒〉（Viruses of mass destruction），Fortune 150, no. 9（2004），頁七四－七六。

5 強森（NPAS Johnson）與穆勒（J. Mueller），〈數據更新：「西班牙」流感一九一八－一九二〇年全球死亡人數〉（Updating the Accounts: Global mortality of the 1918–1920 'Spanish' influenza pandemic），*Bulletin of the History of Medicine* 76（2002），頁一〇五－一一五。

6 克洛斯比（A. W. Crosby），《流感與和平，一九一八》（*Epidemic and Peace, 1918*. Westford, CT: Greenwood Press, 1976），頁二〇五。

7 J. S.Nguyen-Van-Tam與漢普森（A. W. Hampson），〈流行病學與流感的臨床衝擊〉（The epidemiology and clinical impact of pandemic influenza），*Vaccine* 21（2003），頁一七六二－一七六八、一七六五，http://birdfluexposed.com/resources/tam1772.pdf（accessed July 6, 2009）。

8 葛瑞特（L. Garrett），〈下一場流感？致病原因〉（The Next Pandemic? Probable cause），*Foreign Affairs* 84, no. 4（2005）。

9 克洛斯比，《流感與和平，一九一八》，頁六〇。

10 皮特．戴維斯（Pete Davies），《惡魔的流感》（*The Devil's Flu*. New York: Henry Holt, 2000），頁八六。

11 世界衛生組織（World Health Organization），〈全世界對於「不可避免」的流感爆發應變不足〉（World is ill-prepared for 'inevitable' flu pandemic），*Bulletin of the World Health Organization*, 2004, http://who.int/bulletin/volumes/82/4/who%20news.pdf（accessed July 6, 2009）。

12 史摩林斯基（M. S. Smolinksi）等，《威脅健康的微生物：流感徵兆》（*Microbial Threats to Health: The Threat of Pandemic Influenza*. Washington, DC: National Academies Press, 2005），頁一三八。

13 預測流感對人類的影響格外困難，因為其中牽涉眾多專業領域（病理學、流行病學、社會學與獸醫相關知識等），並仰賴對病原體的複雜成因的瞭解與各項嶄新技術（如地理資訊系統、遙測分析與分子流行病學等），以及世界各地衛生當局的政策。〈WHO/FAO/OIE針對人畜共通疾病興起的因應對策報告：聯合荷蘭衛生評議會〉（Report of the WHO/FAO/OIE joint consultation on emerging zoonotic diseases: in collaboration with the Health Council of the Netherlands），May 3–5, 2004，瑞士日內瓦，頁七。

14 〈流感十大須知〉（Ten things you need to know about pandemic influenza），世界衛生組織，2005, http://www.who.int/csr/

disease/influenza/pandemic10things/en/（accessed July 16, 2009）。

15 同前出處。

16 陶本伯格（J. K. Taubenberger）等，〈一九一八年流感聚合基因特色〉（Characterization of the 1918 influenza virus polymerase genes），*Nature* 437, no. 889（2005），頁八八九—八九三；貝爾許（R. B. Belshe），〈流感源起：從一九一八年流感病毒談起〉（The origins of pandemic influenza–lessons from the 1918 virus），《新英格蘭醫學期刊》（*New England Journal of Medicine*）353, no. 21（2005），頁二二〇九—二二一一。

17 陶本伯格與瑞德日後的研究有驚人的發現：一九一八年流感病毒不同於一九五七年與一九六八年爆發的流感。這類病毒的表面蛋白會直接從禽類轉往與適應人體的病毒核基因相結合。與此相反的是，一九一八年爆發的流感病毒與哺乳動物的表面基因相符，雖然或許源自禽類，但這第一批病毒在哺乳動物（豬隻或是人類）身上早已適應若干年。麥德琳．德斯勒（Madeline Drexler），《微型殺手—揭開新興傳染病威脅的真相》（*Secret Agents*. New York: Penguin, 2003），頁一八九。

18 同前出處，頁一七三。

19 同前出處，頁一七〇—一七一。

20 同前出處，頁一七〇。

21 同前出處，頁一七一。

22 同前出處。

23 約瑟夫．拉杜（Joseph LaDou），《當前醫學與環境用藥》（*Current Occupational and Environmental Medicine*. New York: McGraw-Hill Professional, 2006），頁二六三—二六四；弗契爾（R. A. M. Fouchier），〈從紅嘴鷗身上攫取的紅血球凝集素亞型A流感新病毒（H16）特點〉（Characterization of a novel influenza A virus hemagglutinin subtype（H16）obtained from black-headed gulls），*Journal of Virology* 79, no. 5（2005），頁二八一四—二八二二；德斯勒，《微型殺手》，頁一七一。

24 德斯勒，《微型殺手》，頁一七一。

25 同前出處，頁一七二。

26 大衛．古德賽爾（David S. Goodsell），〈紅血球凝集素〉（Hemagglutinin），RCSB Protein Data Bank, April 2006, http://www.rcsb.org/pdb/static.do?p=education_discussion/molecule_of_the_month/pdb76_1.html（accessed July 16, 2009）。

27 歐基輔（Terrence o'Keefe）與松頓（Gray Thorton），〈畜舍擴張計畫〉（Housing Expansion Plans），Walt Poultry Industry USA, June 2006，頁三〇。

28 同前出處。

29 〈關於肉品業：動物福祉：雞隻的身體狀況〉（About the Industry: Animal Welfare: Physical Well-Being of Chickens），全美養雞理事會，2007, http://www.nationalchickencouncil.com/aboutIndustry/detail.cfm?id=11（accessed July 6, 2009）。

30 波斯馬（S. Boersma），〈肉雞迅速擴張管理〉（Managing Rapid Growth Rate in Broilers），*World Poultry* 17, no. 8（2001），頁二〇，http://www.worldpoultry.net/article-database/managing-rapid-growth-rate-in-broilersid1337.html（accessed July 8, 2009）。

31 根據世界家禽科學協會（World's Poultry Science Association）所做的一份地區性報告指出，「一般養殖體系造成肉雞腿部病變的主要因素，在於生長速率過快。」桑特拉（G. S. Santotra），〈監控肉雞腿部病變：丹麥一項關於禽產販售調查報告〉（Monitoring Leg Problems in Broilers: A survey of commercial broiler production in Denmark），*World's Poultry Science Journal* 57（2001）。

32 〈掀開疾病之戰：前言〉（Flip-over Disease: Introduction），*The Merk Veterinary Manual*（Whitehouse Station, NJ: Merck, 2008）, http://www.merckvetmanual.com/mvm/index.jsp?cfile=htm/bc/202500.htm（accessed June 28, 2009）。

33 麥斯威爾（M. H. Maxwell）與羅伯森（G. W. Robertson），〈一九九六年世界肉雞腹水調查〉（World broiler ascites survey 1996），*Poultry Int.*（April 1997），引自〈腹水調查〉（Ascites），Government of Alberta, July 15, 2008, http://www1.agric.gov.ab.ca/$department/deptdocs.nsf/all/pou3546?opendocument（accessed June 28, 2009）。

34 桑特拉等，〈監控肉雞腿部病變〉。

35 諾列斯等，〈肉雞腿部病變：蔓延、危險因素及預防〉，PLoS ONE,（2008）, http://www.plosone.org/article/info:doi/10.1371/journal.pone.0001545；基斯汀（S. C. Kestin）等，〈肉雞腿部病變蔓延與其基因型之關係〉（Prevalence of leg weakness in

broiler chickens and its relationship with genotype," *Veterinary Record* 131（1992），頁一九〇—一九四。

36 引用資料出自 *Veterinary Record*，美國慈善協會近來在一份白皮書中表示：「研究結果顯示禽類患有嚴重腿部病變，多處於痛苦的狀態。」ＨＳＵＳ，〈美國慈善協會報告：養雞場的動物福祉〉（An HSUS Report: The Welfare of Animals in the Chicken Industry），頁二一，http://www.hsus.org/web-files/PDF/farm/welfare_broiler.pdf。

37 鄧肯（I. Duncan），〈禽類福祉〉（Welfare Problems of Poultry），收錄於《農場動物福祉：挑戰與解決》（*The Well-Being of Farm Animals: Challenges and Solutions*），班森（G. J. Benson）與羅林（B. E. Rollin）編，（Ames, IA: Blackwell Publishing, 2004），頁三二〇；克里斯坦·伍德賽德（Christine Woodside），《農場生活：自給自足實際指南》（*Living on an Acre: A Practical Guide to the Self-Reliant Life*. Guilford, CT: Lyons Press, 2003），頁一三四。

38 鄧肯，〈食用雞隻的福祉〉，Farmed Animal Well-Being Conference, University of California–Davis, June 28–29, 2001, http://www.upc-online.org/fall2001/well-being_conference_review.html（accessed on August 12, 2009）。

39 〈三十九天部落格追蹤工廠化農場雞隻的生活〉（39-day blog following the life of a factory farmed chicken），Compassion in World Farming, http://www.chickenout.tv/39-day-blog.html；塔伯勒等（G. T. Tabler, I. L. Berry, and A. M. Mendenhall），〈死亡形態與商業販售肉雞間的關聯〉（Mortality Patterns Associated with Commercial Broiler Production），*Avian Advice*（University of Arkansas）6, no. 1 Spring（2004），頁一—三。

40 吉姆·梅森，《動物工廠》，頁二九。

41 〈全國性仔雞微生物感染底線資料集體計畫〉（Nationwide Young Chicken Microbiological Baseline Data Collection Program），Food Safety and Inspection Service, November 1999–October 2000, http://www.fsis.usda.gov/Science/Baseline_Data/index.asp（accessed July 17, 2009）；尼可斯·弗克斯（Nichols Fox），〈稱不上安全食物？〉（Safe Food? Not Yet），《紐約時報》，January 30, 1997, http://www.nytimes.com/1997/01/30/opinion/safe-food-not-yet.html?pagewanted=print（accessed August 16, 2009）；柯圖拉（K. L. Kotula）與潘迪亞（Y. Pandya），〈肉雞燙洗前的細菌感染問題〉（Bacterial Contamination of Broiler Chickens Before Scalding），*Journal of Food Protection* 58, no. 12（1995），頁一三二六—一三二九，http://www.ingentaconnect.com./content/iafp/jfp/1995/00000058/00000012/art00007%3Bjsessionid=1ms4km94qohkn.alexandra（accessed August 16, 2009）。

42 趙（C. Zhao）等，〈華盛頓特區零售雞肉、火雞肉、豬肉與牛肉盛行感染曲狀桿菌、大腸桿菌與沙門氏菌〉（Prevalence of *Campylobacter* spp., *Escherichia coli*, and *Salmonella* Serovars in Retail Chicken, Turkey, Pork, and Beef from the Greater Washington, D.C., Area），*Applied and Environmental Microbiology* 67, no. 12（December 2001），頁五四三一—五四三六，http://aem.asm.org/cgi/content/abstract/67/12/5431?maxtoshow=&HITS=10&hits=10&RESULT FORMAT=&fulltext=coli&searchid=1&FIRSTINDEX=2400&resourcetype=HWFIG（accessed August 16, 2009）；奇戈帝（R. B. Kegode）等，〈法哥大城零售商店肉品的曲狀桿菌、沙門氏菌與一般大腸桿菌種類〉（Occurrence of *Campylobacter* species, *Salmonella* species, and generic *Escherichia coli* in meat products from retail outlets in the Fargo metropolitan area），*Journal of Food Safety* 28, no. 1（2008），頁一一一—一二五，http://www.ars.usda.gov/research/publications/publications.htm?SEQ_NO_115=196570（accessed August 16, 2009）。

43 魯塞爾（S. Russell）等，〈對沙門氏菌耐受力低所引發的問題〉（Zero tolerance for salmonella raises questions），WattPoultry.com, 2009, http://www.wattpoultry.com/PoultryUSA/Article.aspx?id=30786（accessed August 16, 2009）。

44 柯圖拉與潘迪亞，〈肉雞燙洗前的細菌感染問題〉，頁一三六—一三九。

45 〈骯髒禽類：即使優質雞種也藏匿細菌的危害〉（Dirty Birds: Even Premium Chickens Harbor Dangerous Bacteria），《消費者報告》（*Consumer Reports*），January 2007, www.usapeec.org/p_documents/newsandinfo_050612111938.pdf（accessed July 8, 2009）。

46 瑪莉安．布洛斯（Marian Burros），〈大量細菌感染危害雞隻健康〉（Health Concerns Mounting over Bacteria in Chickens），《紐約時報》，October 20, 1997, http://www.nytimes.com/1997/10/20/us/health-concernsmounting-over-bacteria-in-chickens.html?scp=1&sq=%22Health%20Concerns%20Mounting%20Over%20Bacteria%20in%20Chickens%22&st=cse（accessed July 17, 2009）。
另參閱亞倫．山姆斯（Alan R. Sams），《禽肉加工》（*Poultry Meat Processing*. Florence, KY: CRC Press, 2001），頁一四三，http://books.google.com/books?id=UCjhDRSP13wC&pg=PP1&dq=Poultry+Meat+Processing&ei=ag9hSprSFYrgkwSv8Om9Dg（accessed July 17, 2009）；柯圖拉與潘迪亞，〈肉雞燙洗前的細菌感染問題〉，頁一三六—一三九；趙等，〈華盛頓特區零售雞肉、火雞肉、豬肉與牛肉盛行感染曲狀桿菌、大腸桿菌與沙門氏菌〉，頁五四三一—五四三六；布茲比（J. C. Buzby）等，〈食物引發的感染性疾病：醫療成本與生產力喪失〉（Bacterial Foodborne Disease: Medical Costs and Productivity Losses），*Agricultural Economics Report*, no. AER741（August 1996），頁三，http://www.ers.usda.gov/Publications/AER741/（accessed August 16, 2009）。

47 米德（G. C. Mead），《禽肉業的食物安全控管》（*Food Safety Control in the Poultry Industry*. Florence, KY: CRC Press, 2005），頁三三二；山姆斯，《禽肉加工》，頁一四三、一五〇。

48 〈買雞肉嗎？多付一塊七美金熬成肉湯〉（Buying This Chicken? You could pay up to $1.70 for broth），ConsumerReports.org, June 2008, http://www.consumerreports.org/cro/food/news/2008/06/poultry-companiesadding-broth-to-products/overview/enhanced-poultry-ov.htm?resultPageIndex=1&resultIndex=8&searchTerm=chicken（accessed August 16, 2009）。

49 同前出處。

50 《血、汗與恐懼：美國肉品與家禽工廠的員工權益》，頁一〇八、註釋二九八。

51 同前出處，頁七八－一〇一。

52 同前出處，頁二。

53 諾列斯，〈搬運及運送體衰的母雞〉（Handling and Transport of Spent Hens），*World's Poultry Science Journal* 50（1994），頁六〇－六一。.

54 關於屠宰時，無法動彈的禽類，是否處於昏迷或意識清楚的狀態有許多爭辯，仍具有意識的比例占有相當大的部分。相關評論請參閱席爾德斯（S. Shields）與拉吉（M. Raj，〈美國慈善協會報告：屠宰場禽類福祉〉（An HSUS Report: The Welfare of Birds at Slaughter），October 3, 2008, http://www.hsus.org/farm/resources/research/welfare/welfare_of_birds_at_slaughter.html#038（accessed August 16, 2009）。

55 蓋爾．艾斯尼茲（Gail A. Eisnitz），《屠宰場：貪婪、忽視與非人道，存在於肉品業駭人聽聞的故事》（*Slaughterhouse: The Shocking Story of Greed, Neglect, and Inhumane Treatment Inside the U.S. Meat Industry*. Amherst, NY: Prometheus Books, 2006），頁一六六。另參閱奎格（E. W. Craig）與弗萊契（D. L. Fletchere），〈加工與產品：比較高電流與低伏特電擊系統的精確性與肉類品質〉（Processing and Products: A Comparison of High Current and Low Voltage Electrical Stunning Systems on Broiler Breast Rigor Development and Meat Quality），*Poultry Science* 76, no. 8（1997），頁一一七八－一一七九，http://poultsci.highwire.org/cgi/content/abstract/76/8/1178（accessed August 16, 2009）。

56 丹尼爾．茲沃德林，〈屠殺概觀〉，*Gourmet*, June 2007, 96, http://www.gourmet.com/magazine/2005/2007/06/aviewtoakill

（accessed June 26, 2009）。

57 訊息自由法（The Freedom of Information Act）指出一九九三年，七十億隻遭屠宰的雞隻，其中有三百萬隻活生生遭沸水燙死。現今，數據雖有改變，九十億隻屠宰的雞隻當中，約略至少有三百八十五萬隻雞遭到這種方式對待。Freedom of Information Act #94-363, Poultry Slaughtered, Condemned, and Cadavers, 6/30/94, 引自〈禽類屠宰：需要立法〉（Poultry Slaughter: The Need for Legislation），United Poultry Concerns, www.upc-online.org/slaughter/slaughter3web.pdf（accessed August 12, 2009）。

58 利傑貝傑克（K. A. Liljebjelke）等，〈禽類屠體在加工初期遭沙門氏菌感染的來源為沸水槽水源與泡沫〉（Scald tank water and foam as sources of salmonella contamination for poultry carcasses during early processing），Poultry Science Association Meeting, 2009, http://www.ars.usda.gov/research/publications/publications.htm?SEQ_NO_115=238456（accessed July 11, 2009）。深入探討請參閱艾斯尼茲，《屠宰場》，頁一六六。

59 卡洛琳．迪瓦爾（Caroline Smith DeWaal），〈操弄雞隻：人類加諸於禽肉業的不適當規則〉（Playing Chicken: The Human Cost of Inadequate Regulation of the Poultry Industry），科學公益中心（CSPI），1996，http://www.cspinet.org/reports/polt.html（accessed July 11, 2009）。

60 同前出處。

61 莫拉．賀伯斯特（Moira Herbst），〈牛肉檢驗：美國農業部欲改善畜禽肉品檢驗方式，著重於微生物檢測。批評家認為此舉恐嚴重威脅公共衛生〉（Beefs About Poultry Inspections: The USDA wants to change how it inspects poultry, focusing on microbial testing. Critics say the move could pose serious public health risks），*Business Week*, February 6, 2008, http://www.businessweek.com/bwdaily/dnflash/content/feb2008/db2008025_760284.html（accessed July 11, 2009）；議會質詢報告，〈食物安全：需監控畜禽肉的微生物含量與危險因子檢測〉（Food Safety — Risk-Based Inspections and Microbial Monitoring Needed for Meat and Poultry），Meat and Poultry Inspection, May 1994, http://fedbbs.access.gpo.gov/library/gao_rpts/rc94110.txt（accessed July 11, 2009）。

62 史考特．布隆斯坦（Scott Bronstein），〈憲政報特別報告—雞隻：有多安全？前兩部分〉（A Journal-Constitution Special Report — Chicken: How Safe? First of Two Parts），《亞特蘭大新聞憲政報》（*Atlanta Journal-Constitution*），May 26, 1991。

63 比哈爾（R. Behar）與克拉莫（M. Kramer），〈發出惡臭物〉（Something Smells Foul），《時代雜誌》（*Time*）, October 17, 1994, http://www.time.com/time/magazine/article/0,9171,981629-3,00.html（accessed July 6, 2009）。

64 迪瓦爾〈操弄雞隻〉（Playing Chicken）。另參閱艾斯尼茲《屠宰場》，頁一六八。

65 魯塞爾（S. Russell）等，〈對沙門氏菌耐受力低所引發的問題〉。

66 比哈爾與克拉莫，〈發出惡臭物〉。

67 同前出處。

68 同前出處。

69 〈美國農業部對畜禽肉蓄積水法規〉（USDA Rule on Retained Water in Meat and Poultry），食品安全與調查部門，April 2001, http://www.fsis.usda.gov/oa/background/waterretention.htm。另參閱比哈爾與克拉莫，〈發出惡臭物〉。

70 〈生肉與禽肉蓄積水：禽肉冷凍規定〉（Retained Water in Raw Meat and Poultry Products; Poultry Chilling Requirements），《聯邦政府公報六十六期》，六號，January 9, 2001, http://www.fsis.usda.gov/OPPDE/rdad/FRPubs/97054F.html（accessed July 21, 2009）。

71 同前出處。

72 楊（L. L. Young）與史密斯（D. P. Smith），〈加工或切割過程中，以水冷或氣冷式保持肉雞水分〉（Moisture retention by water- and air-chilled chicken broilers during processing and cutup operations），*Poultry Science* 83, no. 1（2004），頁一一九—一二二，http://ps.fass.org/cgi/content/abstract/83/l/119（accessed July 21, 2009）；〈畜禽肉含水量〉（Water in Meat and Poultry），食品安全與調查部門，August 6, 2007, http://www.fsis.usda.gov/Factsheets/Water_in_Meats/index.asp（accessed July 21, 2009）；〈第九條例：動物與畜產〉（Title 9 — Animals and Animal Products），U.S. Government Printing Office, January 1, 2003, http://frwebgate.access.gpo.gov/cgi-bin/get-cfr.cgi?TITLE=9&PART=424&SECTION=21&TYPE=TEXT&YEAR=2003（accessed July 21, 2009）。

73 比哈爾與克拉莫，〈發出惡臭物〉。

74 估算數字以每年遭屠宰的肉雞數作為統計，根據聯合國糧食及農業組織近來提供的統計數據，來源為：http://faostat.fao.org/site/569/DesktopDefault.aspx?PageID=569#ancor。

75 波伊德（W. Boyd）與瓦特斯（M. Watts），〈農／工業即時服務：雞肉產業與美國戰後資本主義〉（Agro-Industrial Just-in-Time: The Chicken Industry and Postwar American Capitalism），收錄於《全球化食物：農業問題與全球重建》（*Globalising Food: Agrarian Questions and Global Restructuring*. London: Routledge, 1997），古德曼（D. Goodman）與瓦特茲（M. Watts）編，頁一九二－一九三。

76 農業統計部（Agricultural Statistics Board），〈禽肉屠宰：二〇〇八年年會概要〉（Poultry slaughter: 2008 annual summary），Table: Poultry Slaughtered: Number, Live Weight, and Average Live Weight by Type, United States, 2008 and 2007 Total（continued），頁二，美國農業部國家農業統計部，2009, http://usda.mannlib.cornell.edu/usda/current/PoulSlauSu/PoulSlauSu-0225-2009.pdf（accessed July 9, 2009）。

77 道格拉斯．哈波（Douglas Harper），線上辭源學字典（Online Etymological Dictionary），November 2001, http://www.etymonline.com/index.php?search=influenzA&searchmode=none（accessed September 9, 2009）；《牛津英文字典》（*Oxford English Dictionary*）流感（influenza）一詞解釋。

78 根據聯合國糧食及農業組織統計，全球十二億隻豬約莫有半數遭囚禁，來源請見：http://faostat.fao.org/site/569/DesktopDefault.aspx?PageID=569#ancor。聯合國糧食及農業組織，〈家畜政策簡報一：對於「家畜革命的回應」〉（Livestock Policy Brief 01: Responding to the 'Livestock Revolution'），ftp://ftp.fao.org/docrep/fao/010/a0260e/a0260e00.pdf（accessed July 28, 2009）。

79 人畜共通疾病定義為「任何經由或從『脊椎動物傳遞給人類』途徑感染。」來源出自「泛美衛生組織」（Pan American Health Organisation），*Zoonoses and Communicable Diseases Common to Man and Animals*，引自〈人畜共通疾病與獸醫公共衛生〉（Zoonoses and Veterinary Public Health〔VPH〕），世界衛生組織，http://www.who.int/zoonoses/en/（accessed July 8, 2009）。

80 布茲比等，〈食物引發的感染性疾病〉，頁三。

81 加德納．哈里斯（Gardiner Harris），〈禽類為流感爆發頭號來源，報導如是說〉（Poultry Is No. 1 Source of Outbreaks, Report

Says），《紐約時報》，June 11, 2009, http://www.nytimes.com/2009/06/12/health/research/12cdc.html（accessed July 21, 2009）。

82 〈骯髒禽類：即使優質雞種也藏匿細菌的危害〉，頁二一。

83 〈食物中毒的初步食物網資料建立：地點篩選，美國，二〇〇一年〉（Preliminary Foodnet Data on the Incidence of Foodborne Illnesses — Selected Sites, United States, 2001），疾病管制局（Centers for Disease Control），*MMWR* 51, no. 15（April 19, 2002），頁三二五—三二九，http://www.cdc.gov/mmwr/preview/mmwrhtml/mm5115a3.htm（accessed August 16, 2009）。

84 業界數字來自於動物健康學會（Animal Health Institute），《紐約時報》形容是「華盛頓貿易團體成為三十一個藥商代表。」丹尼斯．葛蘭帝（Denise Grady），〈科學家目睹農場對於抗生素的高使用率〉（Scientists See Higher Use of Antibiotics on Farms），《紐約時報》，January 8, 2001, http://www.nytimes.com/2001/01/08/us/scientists-see-higher-use-of-antibiotics-on-farms.html（accessed July 6, 2009）。

85 〈馴養：牲畜遭微生物感染評估〉，環保科學家聯盟，April 7, 2004, http://www.ucsusa.org/food_and_agriculture/science_and_impacts/impacts_industrial_agriculture/hogging-it-estimates-of.html（accessed July 21, 2009）。

86 同前出處。

87 瑪莉安．布洛斯（Marian Burros），〈禽肉業默默減少抗生素使用〉（Poultry Industry Quietly Cuts Back on Antibiotic Use），《紐約時報》，February 10, 2002, http://www.nytimes.com/2002/02/10/national/10CHIC.html（accessed July 6, 2009）。

88 史密斯（ K. Smith）等，〈明尼蘇達空腸弧菌感染之抗奎諾隆治療，一九九二—一九九八年〉（Quinolone-Resistant *Campylobacter jejuni* Infections in Minnesota, 1992–1998），《新英格蘭醫學期刊》340, no. 20（1999），頁一五二五，http://content.nejm.org/content/vol340/issue20/index.dtl（accessed July 10, 2009）。

89 美國人道協會，〈美國慈善協會報告：動物養殖非治療用抗生素使用攸關人體健康〉（An HSUS Report: Human Health Implications of Non-Therapeutic Antibiotic Use in Animal Agriculture），《農場動物福利》（*Farm Animal Welfare*），http://www.hsus.org/web-files/PDF/farm/HSUS-Human-HealthReport-on-Antibiotics-in-Animal-Agriculture.pdf（accessed September 14, 2009）。

90 〈在畜禽身上低劑量使用抗生素〉（Low-Level Use of Antibiotics in Livestock and Poultry），FMI Backgrounder, Food Marketing Institute, http://www.fmi.org/docs/media/bg/antibiotics.pdf（accessed August 5, 2009）。

91 〈美國慈善協會報告：動物養殖非治療用抗生素使用攸關人體健康〉。另參閱美國疾病防治中心早期對〈美國的傳染疾病〉（Infections in the United States）這篇文章中資料的解釋。《新英格蘭醫學期刊》338（1998），頁一三三三－一三三八，http://www.cdc.gov/enterics/publications/135-k_glynnMDR_salmoNEJM1998.pdf。

92 安德森（A. D. Anderson）等，〈美國食用動物抗生素使用對公共衛生的影響〉（Public Health Consequences of Use of Antimicrobial Agents in Food Animals in the United States），*Microbial Drug Resistance* 9, no. 4（2003）, http://www.cdc.gov/enterics/publications/2_a_anderson_2003.pdf。

93 同前出處。

94 〈WHO/FAO/OIE針對人畜共通疾病興起的因應對策報告：聯合荷蘭衛生評議會、世界衛生組織、聯合國糧食及農業組織、世界動物衛生組織〉，瑞士日內瓦，May 3–5, 2004, whqlibdoc.who.int/hq/2004/WHO_CDS_CPE_ZFK_2004.9.pdf（accessed August 16, 2009）。

95 同前出處。

96 同前出處。

97 〈牲畜疾病感染導致全球感染的風險〉（Global Risks of Infectious Animal Diseases），Issue Paper, Council for Agricultural Science and Technology（CAST）, no. 28, 2005, 6, http://www.castscience.org/publicationDetails.asp?idProduct=69（accessed July 9, 2009）。

98 麥可・葛瑞格（Michael Greger），《禽流感》（*Bird Flu*. Herndon, VA: Lantern Books, 2006），頁一八三－一一三。

99 〈牲畜疾病感染導致全球感染的風險〉，頁六。

100 崔福諾弗（V. Trifonov）等，〈近來感染人類的豬流感病毒（H1N1）來源〉（The origin of the recent swine influenza A（H1N1）virus infecting humans），*Eurosurveillance* 14, no. 17（2009）, http://www.eurosurveillance.org/images/dynamic/EE/

V14N17/art19193.pdf（accessed July 16, 2009）。另參閱黛博拉・麥克肯茲（Debora MacKenzie），〈豬流感：如何預防？〉（Swine Flu: The Predictable Pandemic?），*New Scientist*（April 29, 2009），頁二七〇六，http://www.newscientist.com/article/mg20227063.800-swine-flu-the-predictable-pandemic.html?full=true（accessed July 10, 2009）。

101 〈死亡肇因〉（Leading Causes of Death），美國疾病防治中心（Centers for Disease Control and Prevention），http://www.cdc.gov/nchs/FASTATS/lcod.htm（accessed August 16, 2009）。

102 〈美國飲食協會：我們是誰，做了什麼〉（ADA: Who We Are, What We Do），美國飲食協會（American Dietetic Association, ADA），2009, http://www.eatright.org/cps/rde/xchg/ada/hs.xsl/home_404_ENU_HTML.htm（accessed July 6, 2009）。

103 〈素食飲食〉（Vegetarian Diets），American Dietetic Association 109, no. 7（July 2009），頁一二二六—一二八二，http://eatright.org/cps/rde/xchg/ada/hs.xsl/advocacy_933_ENU_HTML.htm（accessed August 16, 2009）。

104 同前出處。

105 同前出處。

106 〈蛋白質神話〉（The Protein Myth），Physicians Committee for Responsible Medicine, http://www.pcrm.org/health/veginfo/vsk/protein_myth.html（accessed July 16, 2009）。運動營養專家提出：「避免過度攝取蛋白質，否則將影響正常生理功能……過度耗損身體，多餘蛋白質經由排泄，將增加尿液鈣質流失。婦女容易出現骨質疏鬆的症狀，因為高蛋白攝取導致骨質密度降低。高蛋白飲食也易增加冠狀動脈疾病……最後，蛋白質攝取過多容易影響腎臟功能。」伯尼（J. R. Berning）與史汀（S. N. Steen），《運動與營養》（Nutrition for Sport and Exercise. 2nd ed. Sudbury, MA: Jones & Bartlett, 2005），頁五五。

107 〈素食飲食〉，頁一二六六—一二八二。

108 〈LCWK9。死亡，十五個造成死亡的主因，以及死亡總數百分比：美國及各州，二〇〇六年〉（LCWK9. Deaths, percent of total deaths, and death rates for the 15 leading causes of death: United States and each state, 2006），美國疾病防治中心，http://www.cdc.gov/nchs/data/dvs/LCWK9_2006.pdf（accessed August 16, 2009）。

109 同前出處。

110 〈關於我們〉（About Us），乳業管理公司（Dairy Management Inc., DMI），2009, http://www.dairycheckoff.com/DairyCheckoff/AboutUs/About-Us（accessed July 16, 2009）；〈關於我們〉，全國乳品業理事會（National Dairy Council, NDC），2009, http://www.nationaldairycouncil.org/nationaldairycouncil/aboutus（accessed July 16, 2009）。

111 舉例來說，全國乳品業理事會將乳製品販售給眾多的非裔美國人中，百分之七十的人有乳糖不耐症。〈美國責任醫藥醫師委員會挑戰飲食成見的支持度增加〉（Support Grows for PCRM's Challenge to Dietary Guidelines Bias），*PCRM Magazine*, 1999, http://www.pcrm.org/magazine/GM99Summer/GM99Summer9.html（accessed July 16, 2009）。

112 因佩拉托（P. Imperato）與米契爾（G. Mitchell），《可承受的風險》（*Acceptable Risks*. New York: Viking, 1985），頁六五；約翰．羅賓斯（John Robbins），《新美國飲食》（*Diet for a New America*. Tiburon, CA: HJ Kramer Publishing, 1998），頁二三七—二三八。

113 想進一步了解美國飲食協會請參閱〈美國飲食協會〉（American Dietetic Association），美國國家健康資訊中心（National Health Information Center），February 7, 2007, http://www.healthfinder.gov/orgs/hr1846.htm（accessed July 16, 2009）。對美國農業部感興趣者，請參閱瑪莉安．奈索（Marion Nestle），《美味的陷阱：驚爆誇大健康的食品謊言》（*Food Politics: How the Food Industry Influences Nutrition, and Health*. Berkeley: University of California Press, 2007），頁三三、三四。

114 〈一九八八年，衛生署署長對營養與健康所做的報告〉（The Surgeon General's Report on Nutrition and Health 1988），瑪莉安．奈索編，衛生署（Office of the Surgeon General）與美國衛生部營養政策會（United States Department of Health and Human Services Nutrition Policy Board），美國公共衛生部（United States Public Health Service, 1988），http://profiles.nlm.nih.gov/NN/B/C/Q/G/（accessed July 8, 2009）。

115 奈索，《美味的陷阱》，頁三六一。

116 同前出處，頁xiii。

117 奈索，《會吃的人不生病》（*What to Eat*. New York: North Point Press, 2007），頁七三。

118 同前出處，頁七四。

119 「來自食品業的壓力主導政府官員與營養專家製作飲食指南，以「少吃」作為掩飾背後目的的婉轉說詞。唯有透過仔細閱讀、詮釋與分析才能察覺字面的真正意涵。奈索，《美味的陷阱》，頁六七。

120 艾瑞克．馬可斯（Erik Marcus），《肉品市場：動物、倫理與金錢》（*Meat Market: Animals, Ethics, and Money*. Cupertino, CA: Brio Press, 2005），頁一〇〇。

121 同前出處。

122 美國農業部經濟研究署，〈禽肉供應與需求新趨勢〉（Recent Trends in Poultry Supply and Demand），收錄於 *India's Poultry Sector: Development and Prospects/WRS-04-03*, http://www.ers.usda.gov/publications/WRS0403/WRS0403c.pdf（accessed August 12, 2009）。

123 數字根據美國農業部、美國人口普查局，與聯合國糧食及農業組織統計。感謝諾姆．摩爾的協助。

第六章｜「天堂」火腿片與糞肥

1 參閱第二章，註釋29。

2 艾斯尼茲《屠宰場》，頁一八九。

3 同前出處，頁一九六。

4 依照美國肉品業標準，百分之八十的動物屠宰時，並非在第一次電擊便喪失意識。馬里歐不經意透露這個數字，卻對於數字來源隻字不提。若根據天寶．葛蘭汀的標準程序來衡量，比例恐怕更高。

5 沃克（L. R. Walker），《破壞土地的生態系統》（*Ecosystems of Disturbed Ground*. New York: Elsevier Science, 1999），頁四四二。

6 〈家庭豬科：食用豬與小豬〉（Family Suidae; hogs and pigs），密西根大學動物學博物館（University of Michigan Museum of Zoology），2008, http://animaldiversity.ummz.umich.edu/site/accounts/information/Suidae.html（accessed July 17, 2009）。

7 美國農業部，〈豬隻，二〇〇六年，第一部：美國豬隻健康與管理實踐〉（Swine 2006, Part I: Reference of swine health

and management practices in the United States）、2007, http://www.aphis.usda.gov/vs/ceah/ncahs/nahms/swine/swine2006/Swine2006_PartI.pdf（accessed August 17, 2009）。

8 譯註：指每增加一個單位體重所需的飼料重量。

9 瑪多納・班傑明（Madonna Benjamin），〈豬隻運送與搬運：壓力與體衰豬隻〉（Pig Trucking and Handling: Stress and Fatigued Pig），*Advances in Pork Production*, 2005, http://www.afac.ab.ca/careinfo/transport/articles/05benjamin.pdf（accessed July 26, 2009）；帕吉歐（E. A. Pajor），〈瘦肉篩選對豬隻行為與福祉的影響〉（The Effect of Selection for Lean Growth on Swine Behavior and Welfare），Purdue University Swine Day, 2000, www.ansc.purdue.edu/swine/swineday/sday00/1.pdf（accessed July 12, 2009）；天寶・葛蘭汀，〈解決家畜的搬運問題〉（Solving livestock handling problems），*Veterinary Medicine*, October 1994，頁九八九－九九八，http://www.grandin.com/references/solv.lvstk.probs.html（accessed July 26, 2009）。

10 馬提尼茲（Steve W. Martinez）與薩林（Kelly Zering），〈豬肉品質與行銷組織的角色〉（Pork Quality and the Role of Market Organization/AER-835），美國農業部經濟研究署，November 2004, http://www.ers.usda.gov/Publications/aer835/aer835c.pdf（accessed August 17, 2009）。

11 納桑尼亞・強森（Nathanael Johnson），〈現代化豬隻養成〉（The Making of the Modern Pig），《哈潑雜誌》（*Harper's Magazine*），May 2006, http://www.harpers.org/archive/2006/05/0081030（accessed July 26, 2009）。

12 馬提尼茲與薩林，〈豬肉品質與行銷組織的角色〉。「美國肉品協會」（American Meat Science Association）估計百分之十五的豬肉會產生PSE肉質，之後的研究發現，百分之十五的PSE肉質，只會有肉質顏色蒼白、肉質過軟或是滲水其中一項問題。據估計，只有百分之三比例的豬肉同時擁有這三項缺點。美國肉品協會，*Proceedings of the 59th Reciprocal Meat Conference*, June 18–21, 2006, 35, http://www.meatscience.org/Pubs/rmcarchv/2006/presentations/2006_Proceedings.pdf（accessed August 17, 2009）。

13 天寶・葛蘭汀，〈豬隻於運送及屠宰時的福利〉（The Welfare of Pigs During Transport and Slaughter），科羅拉多州立大學，動物科學系，http://www.grandin.com/references/pig.welfare.during.transport.slaughter.html（accessed June 16, 2009）。

14 豬隻於運送途中引發心臟病，業者常以「豬隻疲軟徵候」稱之，並以此措辭形容豬隻「在沒有明顯受傷、創傷或罹病的情況下，無法行走。」班傑明，〈豬隻運送與搬運：壓力與體衰豬隻〉。

15 沈豐（Fern Shen），〈馬里蘭州養豬場造成難聞惡臭〉（Maryland Hog Farm Causing Quite a Stink），《華盛頓郵報》，May 23, 1999；羅蘭．普倫（Ronald L.Plain），〈美國養豬業趨勢〉（Trends in U.S. Swine Industry），美國肉類出口協會會議，September 24, 1997。

16 〈統計數據突顯美國農業問題，一九九五－一九九六年〉（Statistical Highlights of US Agriculture1995–1996），*USDA-NASS* 9, http://www.nass.usda.gov/Publications/Statistical_Highlights/index.asp（accessed July 28, 2009）；〈統計數據突顯美國農業問題，二〇〇二－二〇〇三年〉（Statistical Highlights of US Agriculture 2002–2003），*USDA-NASS* 35, http://www.nass.usda.gov/Publications/Statistical_Highlights/2003/contentl.htm（accessed July 28, 2009）。

17 里蘭．史溫森（Leland Swenson），全國農人聯會（National Farmers Union）主席，於眾議院司法委員會發表聲明，September 12, 2000。

18 狄米崔（C. Dimitri），〈二十世紀美國畜牧業與農場政策轉型〉（The 20th Century Transformation of U.S. Agriculture and Farm Policy），美國農業部經濟研究署，June 2005, http://www.ers.usda.gov/publications/eib3/eib3.htm（accessed July 15, 2009）。

19 馬修．史考利（Matthew Scully），《統治權：人的權力、動物的折磨，及呼籲慈悲》（*Dominion: The Power of Man, the Suffering of Animals, and the Call to Mercy*. New York: St. Martin's Griffin, 2003），頁二九。

20 〈關於我們〉（About Us），美國農業部推廣署，June 9, 2009, http://www.csrees.usda.gov/qlinks/extension.html（accessed July 15, 2009）。

21 崗德森（P. Gunderson）等，〈美國中、北部五大州的農場居民與員工之自殺流行病學研究，一九八〇年〉（The Epidemiology of Suicide Among Farm Residents or Workers in Five North-Central States, 1980），*American Journal of Preventive Medicine* 9（May 1993），頁二六－三二。

22 參閱第一章，註釋2。

23 黛安．哈佛森（Diane Halverson），〈奇普墨西哥烤肉提供大眾市場的肉品符合人道標準〉（Chipotle Mexican Grill Takes Humane Standards to the Mass Marketplace），*Animal Welfare Institute Quarterly*, Spring 2003, http://www.awionline.org/ht/d/ContentDetails/id/11861/pid/2514（accessed August 17, 2009）。

24 丹尼爾．尼瑞伯格（Danielle Nierenberg），〈快樂餐點：重新思考全球肉品業〉（Happier Meals: Rethinking the Global Meat Industry），Worldwatch Paper #171, Worldwatch Institute, August 2005，頁三八，http://www.worldwatch.org/node/819（accessed July 27, 2009）；尼瑞伯格，〈發展中國家的工廠化農場：從批評角度而言這並非進步〉（Factory Farming in the Developing World: In some critical respects this is not progress at all），Worldwatch Institute, May 2003, http://www.worldwatch.org/epublish/1/v16n3。

25 強森，〈現代化豬隻養成〉。

26 與尼曼農場豬肉部門負責人的私人通信，July 27, 2009。

27 溫德爾．貝瑞（Wendell Berry），〈地方經濟計畫〉（The Idea of a Local Economy），*Orion*, Winter 2001, http://www.organicconsumers.org/btc/berry.cfm（accessed August 17, 2009）。

28 百分之九十的公仔豬皆經過閹割。〈農場動物的麻醉劑使用：益處與風險〉（The Use of Drugs in Food Animals: Benefits and Risks），《國家科學院院刊》（*National Academy of Sciences*），1999。

29 估計百分之八十的工廠化農場飼養的豬遭飼主切除尾巴。同前出處。

30 艾倫．哈波（Allen Harper）博士，〈仔豬加工與豬隻福祉〉（Piglet Processing and Swine Welfare），Virginia Tech Tidewater AREC, May 2009, http://pubs.ext.vt.edu/news/livestock/2009/05/aps-20090513.html（accessed July 17, 2009）；提摩西．布萊克韋爾（Timothy Blackwell），〈畜產實踐與福祉：豬隻〉（Production Practices and Well-Being: Swine），收錄於《農場動物福祉》（*The Well-Being of Farm Animals*. Ames, IA: Blackwell publishing, 2004），班森（G. J. Benson）與羅林（B. E. Rollin）合編，頁二五一。

31 業者坦承攻擊事件十分尋常。舉例來說，「美國豬肉生產者委員會」（The National Pork Producers Council, NPPC）與「國家豬肉委員會」（National Pork Board）曾提出：「當豬隻彼此過於貼近，偶爾會出現啃咬同伴的舉動，特別是攻擊尾巴。一旦尾巴受傷流血，將導致進一步的攻擊舉動，甚至出現啃食受害動物的肉體行為。」《豬隻照顧手冊》（*Swine Care Handbook*），美國豬肉生產者委員會與國家豬肉委員會共同出版，1996, http://sanangelo.tamu.edu/ded/swine/swinecar.htm（accessed July 15, 2009）。
另參閱《豬隻照顧手冊》，2003，頁九—十。〈仔豬的殘暴行為（啃食同類）〉（Savaging of Piglets〔Cannibalism〕），

ThePigSite.com, http://www.thepigsite.com/pighealth/article/260/savaging-of-piglets-cannibalism（accessed July 27, 2009）；邁可隆（J. McGlone）與龐德（W. G. Pond），《豬肉》（*Pig Production*. Florence, KY: Delmar Cengage Learning, 2002），頁三〇一—三〇四；邁可隆等，〈成長中仔豬的暴行：去除尾巴與畜舍養殖方式對於行為、成效與免疫功能之影響〉（Cannibalism in Growing Pigs: Effects of Tail Docking and Housing System on Behavior, Performance and Immune Function），德克薩斯理工大學（Texas Technical University），http://www.depts.ttu.edu/liru_afs/PDF/CANNIBALISMINGROWINGPIGS.pdf（accessed July 27, 2009）；傑瑞科（K. W. F. Jericho）與丘奇（T. L. Church），〈啃食同類的仔豬〉（Cannibalism in Pigs），*Canadian Veterinary Journal* 13, no. 7（July 1972）。

32 美國農業部，〈豬隻，二〇〇六年，第一部：美國豬隻健康與管理實踐〉。

33 英國皇家防止虐待動物協會（RSPCA），〈農場動物福祉改善〉（Improvements in Farm Animal Welfare: The USA），2007, http://www.wspa-usa.org/download/44_improvements_in_farm_animal_welfare.pdf（accessed July 27, 2009）。

34 參閱 FarmForward.com網站，搜尋非工廠化農場畜產的資訊。

35 溫德爾．貝瑞，《日常生活藝術》（*The Art of the Commonplace*. Berkeley, CA: Counterpoint, 2003），諾曼．威茲巴（Norman Wirzba）編，頁二五〇。

36 〈集中化動物養殖經營窺探：未公開的成本〉，環保科學家聯盟，2008, http://www.ucsusa.org/food_and_agriculture/science_and_impacts/impacts_industrial_agriculture/cafos-uncovered.html（accessed July 27, 2009）。

37 美國農業部經濟研究署，〈糞肥作為肥料與能源的利用：議會報告〉（Manure Use for Fertilizer and Energy: Report to Congress），June 2009, http://www.ers.usda.gov/Publications/AP/AP037/（accessed August 17, 2009）。

38 〈集中化動物養殖經營：環境保護局需要更多資訊及明確策略，以保護重要水資源與空氣品質免於汙染〉（Concentrated Animal Feeding Operations: EPA Needs More Information and a Clearly Defined Strategy to Protect Air and Water Quality from Pollutants of Concern），美國政府職責部（U.S. Government Accountability Office），2008, http://www.gao.gov/new.items/d08944.pdf（accessed July 27, 2009）。

39 皮優工業畜產委員會，〈環境〉（Environment），http://www.ncifap.org/issues/environment/（accessed August 17, 2009）。

40 美國農業部引用美國參院委員會少數席次參議員湯姆・哈克金（Tom Harkin, D-IA），所提出一份攸關畜牧業、食物營養與林業管理的報告，估計美國牲畜每年產生約十億三千七百萬噸重的排泄物，相當於每秒產生八萬六千八百八十四磅重的廢棄物。同前出處。

41 此為明尼蘇達大學農業推廣技師約翰・卻斯坦（John P. Chastain）根據伊利諾州環境保護局於一九九一年統計的數據而來。明尼蘇達大學推廣部，生物體系與農業工程，*Engineering Notes*, Winter 1995, http://www.bbe.umn.edu/extens/ennotes/enwin95/manure.html（accessed June 16, 2009）。

42 〈集中化動物養殖經營：環境保護局需要更多資訊及明確策略，以保護重要水資源與空氣品質免於汙染〉。

43 史密斯菲爾德二〇〇八年，年度報告，頁一五，http://investors.smithfieldfoods.com/common/download/download.cfm?companyid=SFD&fileid=215496&filekey=CE5E396C-CF17-47B0-BAC6-BBEFDDC51975&filename=2008AR.pdf（accessed July 28, 2009）。

44 〈動物廢棄物處理議題〉（Animal Waste Disposal Issues），美國環境保護局，May 23, 2009, http://www.epa.gov/oig/reports/1997/hogchpl.htm（accessed July 27, 2009）。

45 根據大衛・皮門特爾（David Pimentel）的研究引用美國農業部二〇〇四年的數據，一隻豬每年產生的排泄物約一千兩百三十公斤（兩千七百一十二磅）重。因此二〇〇八年，史密斯菲爾德三千一百萬隻豬產生約八百四十億磅重的糞便。換算成美國兩億九千九百萬人口，每人排放的糞便量約為兩百八十一磅。大衛・皮門特爾，〈減少能源輸入美國食物體系〉（Reducing Energy Inputs in the US Food System），*Human Ecology* 36, no. 4（2008），頁四五九—四七一。

46 根據二〇〇八年，美國人口普查與〈動物廢棄物處理議題〉文章所估算。

47 傑夫・提茲（Jeff Tietz），〈大豬公〉（Boss Hog），《滾石雜誌》（*Rolling Stone*），July 8, 2008, http://www.rollingstone.com/news/story/21727641/boss_hog/（accessed July 27, 2009）。

48 法蘭西斯・西克（Francis Thicke），〈集中化動物養殖經營畜籠的有毒廢棄物副產品〉（CAFOs crate toxic waste byproducts），Ottumwa.com, March 23, 2009, http://www.ottumwa.com/archivesearch/local_story_082235355.html（accessed July 27, 2009）。

49 提茲，〈大豬公〉。

50 珍妮佛・李（Jennifer Lee），〈大型養豬場鄰近居民抗議空氣汙染危害健康〉（Neighbors of Vast Hog Farms Say Foul Air Endangers Their Health），《紐約時報》，May 11, 2003；提茲，〈大豬公〉。

51 提茲，〈大豬公〉。

52 同前出處。與大型賭場面積相比的想法出自我個人—金字塔（Luxor）與威尼斯人（Venetian）賭場，號稱賭場面積有十二萬平方呎。

53 同前出處。

54 西克，〈集中化動物養殖經營畜籠的有毒廢棄物副產品〉。

55 提茲，〈大豬公〉。

56 〈概述〉（Overview），北卡羅萊納州與全球經濟（North Carolina in the Global Economy），August 23, 2007, http://www.soc.duke.edu/NC_GlobalEconomy/hog/overview.shtml（accessed July 27, 2009）；羅伯・薛菲爾德（Rob Schofield），〈嗜血企業〉（A Corporation Running Amok），NC Policy Watch, April 26, 2008, http://www.ncpolicywatch.com/cms/2008/04/26/a-corporation-running-amok/（accessed July 27, 2009）。

57 〈動物廢棄物處理議題〉。

58 同前出處。

59 http://www.evostc.state.ak.us/facts/qanda.com；〈動物廢棄物處理議題〉。

60 〈動物工廠前科累累〉，「山脊俱樂部」（Sierra Club），頁一四，August 2002, http://www.midwestadvocates.org/archive/dvorakbeef/rapsheet.pdf（accessed July 27, 2009）；艾倫・納卡席馬（Ellen Nakashima），〈法庭科處史密斯菲爾德一千兩百六十萬美元罰金〉（Court Fines Smithfield $12.6 Million），《華盛頓郵報》，August 9, 1997, http://pqasb.pqarchiver.com/washingtonpost/access/13400463.html?dids=13400463:13400463&FMT=ABS&FMTS=ABS:FT&date=Aug+9%2C+1997&author=Ellen+Nakashima&pub=The+Washington+Post&edition=&startpage=A.01&desc=Court+Fines+Smithfield+%2412.6+Million%3B+Va.+Firm+Is+Assessed+Largest+Such+Pollution+Penalty+in+U.S.+History。

61 〈動物工廠前科累累〉。

62 二〇〇九年收益為一百二十五億元。〈史密斯菲爾德第四季報告及全年收益〉（Smithfield Foods Reports Fourth Quarter and Full Year Results），*PR Newswire*, June16, 2009, http://investors.smithfieldfoods.com/releasedetail.cfm?ReleaseID=389871（accessed July 14, 2009）。

63 Compensation Resources, Inc., 2009, http://www.compensationresources.com/press-room/ceo-s-fat-checks-belie-troubled-times.php（accessed July 28, 2009）。

64 提茲，〈大豬公〉。

65 除了水源汙染，工廠化農場也汙染美國十七個州的地下水。山脊俱樂部，〈乾淨水源與工廠化農場〉，http://www.sierraclub.org/factoryfarms/（August 19, 2009）。

66 瑪莉特・菲芮（Merritt Frey），〈汙染與宰殺：糞肥汙染與美國牲畜飼育場〉（Spills and Kills: Manure Pollution and America's Livestock Feedlots），Clean Water Network, Izaak Walton League of America and Natural Resources Defense Council, August 2000, 1，引自山脊俱樂部，〈乾淨水資源：發臭〉（Clean Water: That Stinks），http://www.sierraclub.org/cleanwater/that_stinks（August 19, 2009）。

67 假設每條魚約有六吋長。

68 〈美國慈善協會報告：工業化動物養殖對農場造成的衝擊〉（An HSUS Report: The Impact of Industrial Animal Agriculture on Rural Communities），http://www.hsus.org/web-files/PDF/farm/hsus-the-impact-of-industrialized-animal-agriculture-on-rural-communities.pdf（accessed August 19, 2009）。

69 〈加州集中化動物飼養設施〉（Confined Animal Facilities in California），加州州參議院，November 2004, http://sor.govoffice3.com/vertical/Sites/%7B3BDD1595-792B-4D20-8D44-626EF05648C7%7D/uploads/%7BD51DID55-IBIF-4268-80CC-C636EE939A06%7D.PDF（accessed July 28, 2009）。

70 尼古拉斯・克里斯多夫（Nicholas Kristof），〈我們的豬隻、我們的食物、我們的健康〉（Our Pigs, Our Food, Our Health），《紐約時報》，March 11, 2009, http://www.nytimes.com/2009/03/12/opinion/12kristof.html?_

r=3&adxnnl=1&adxnnlx=1250701592-DDwvJ/Oilp86iJ6xqYVYLQ（accessed August 18, 2009）。

71 〈政策陳述資料庫：新式集中化動物飼育償付代價之警告〉（Policy Statement Database: Precautionary Moratorium on New Concentrated Animal Feed Operations, American Public Health Association, November 18, 2003, www.apha.org/advocacy/policy/policysearch/default.htm?id=1243（accessed July 26, 2009）。

72 「皮優慈善基金會」、「約翰霍普金斯大學彭博公共衛生學院」與「皮優工業畜產委員會」，〈把肉放上檯面：美國工業畜產農場〉，頁八四，2008, http://www.ncifap.org/_images/PCIFAPFinalReleasePCIFAP.pdf（accessed June 18, 2008）。

73 羅馬尼亞：卡爾瓦裘（D. Carvajal）與卡斯托（S. Castle），〈美國養豬場對東歐的巨大影響〉（A U.S. Hog Giant Transforms Eastern Europe），《紐約時報》，May 5, 2009, http://www.nytimes.com/2009/05/06/business/global/06smithfield.html（accessed July 27, 2009）。

74 約瑟夫・路特（Joseph Luter），Forbes.com, http://www.forbes.com/lists/2006/12/UQDU.html（accessed July 27, 2009）。

75 電話留言訊息。他沒回覆電話，留下留言後，再也無法聯繫上。

76 我想國內沒有任何一間工廠化農場或屠宰場，同意在沒有規範的情況下，接受持續性、未公開及針對動物福祉進行的個別稽查。

77 根據善待動物組織調查員記錄。參閱〈貝爾克羅斯農場調查〉（Belcross Farms Investigation），GoVeg.com, http://www.goveg.com/belcross.asp（accessed July 27, 2009）。

78 根據善待動物組織調查員記錄。參閱〈海濱農場調查〉（Seaboard Farms Investigation），GoVeg.com, http://www.goveg.com/seaboard.asp（accessed July 27, 2009）。

79 〈首席檢察官要求起訴玫瑰花蕾養豬場經營者〉（Attorney General Asked to Prosecute Rosebud Hog Factory Operators），人道畜牧組織（Humane Farming Association, HFA），http://hfa.org/campaigns/rosebud.html（accessed July 17, 2009）。

80 根據善待動物組織調查員記錄。參閱〈泰森食品員工虐待禽類、在屠宰線上便溺〉（Tyson Workers Torturing Birds, Urinating on Slaughter Line），善待動物組織，http://getactive.peta.org/campaign/tortured_by_tyson（accessed July 27, 2009）。

81 根據善待動物組織調查員記錄。參閱〈上千隻雞遭肯德基供應商虐待〉（Thousands of Chickens Tortured by KFC Supplier），殘酷肯德基，善待動物組織，http://www.kentuckyfriedcruelty.com/u-pilgrimspride.asp（accessed July 27, 2009）。

82 「朝聖者之傲」從此破產。這並非勝利，不過是業界少了一個競爭者，使權力更加集中在買下朝聖者之傲資產的大型企業。麥可．J（Michael J. de la Merced），〈大型禽產商訴請破產保護〉（Major Poultry Producer Files for Bankruptcy Protection），《紐約時報》，December 1, 2008, http://www.nytimes.com/2008/12/02/business/02pilgrim.html（accessed July 13, 2009）。

83 〈上乘肉雞誕生企業：二〇〇八年中〉（Top Broiler Producing Companies: Mid-2008），全美養雞理事會，http://www.nationalchickencouncil.com/statistics/stat_detail.cfm?id=31（accessed July 17, 2009）。

84 哈洛威（F. Hollowell）與李（D. Lee），〈減少仔豬提前斷奶致死率訣竅〉（Management Tips for Reducing Pre-weaning Mortality），*North Carolina Cooperative Extension Service Swine News* 25, no. 1（February 2002）, http://www.ncsu.edu/project/swine_extension/swine_news/2002/sn_v2501.htm（accessed July 28, 2009）。

85 布萊克韋爾，〈畜產實踐與福祉：豬隻〉，頁二四九；SwineReproNet Staff，〈豬隻復育報告：人工催生〉（Swine Reproduction Papers; Inducing Farrowing），SwineReproNet關於肉品業的線上資源，伊利諾大學推廣部，http://www.livestocktrail.uiuc.edu/swinerepronet/paperDisplay.cfm?ContentID=6264（accessed July 17, 2009）。

86 瑪莉蓮．哈佛森，〈企業化生產豬肉償付的代價〉（The Price We Pay for Corporate Hogs），農業貿易政策機關（Institute for Agriculture and Trade Policy），July 2000, http://www.iatp.org/hogreport/indextoc.html（accessed July 27, 2009）。

87 美國農業部，〈豬隻，二〇〇六年，第一部：美國豬隻健康與管理實踐〉。

88 史賓塞（G. R. Spencer），〈利用動物模式研究人類疾病：懷孕及哺乳期的骨質疏鬆：動物模式：豬隻哺乳期的骨質疏鬆症狀〉（Animal model of human disease: Pregnancy and lactational osteoporosis; Animal model: Porcine lactational osteoporosis），*American Journal of Pathology* 95（1979），頁二七七－二八〇；馬欽（J. N. Marchent）與布魯姆（D. M. Broom），〈孕期母豬飼育條件對其肌肉與骨骼的影響〉（Effects of dry sow housing conditions on muscle weight and bone strength），*Animal Science* 62（1996），頁一〇五－一一三，引自布萊克韋爾，〈畜產實踐與福祉：豬隻〉，頁二四二。

89 〈內布拉斯加養豬場條件惡劣〉（Cruel Conditions at a Nebraska Pig Farm），GoVeg.com, http://www.goveg.com/nebraskapigfarm.asp（accessed July 28, 2009）。

90 布萊克韋爾，〈畜產實踐與福祉：豬隻〉，頁二四二。

91 同前出處，頁二四七。

92 〈母豬飼育〉（Sow Housing），Texas Tech University Pork Industry Institute, http://www.depts.ttu.edu/porkindustryinstitute/SowHousing_files/sow_housing.htm（accessed July 15, 2009）；梅森，《動物工廠》，頁十。

93 柯茲（D. C. Coats）與弗克斯（M. W. Fox），《麥當勞的工廠化農場：傳統農場神話與現今畜牧業虐待牲畜的驚人真相》（*Old McDonald's Factory Farm: The Myth of the Traditional Farm and the Shocking Truth About Animal Suffering in Today's Agribusiness.* London: Continuum International Publishing Group, 1989），頁三七。

94 布萊克韋爾，〈畜產實踐與福祉：豬隻〉，頁二四二。

95 約莫百分之九十懷孕的母豬被迫關在孕期箱。美國農業部，〈豬隻，二〇〇六年，第一部：美國豬隻健康與管理實踐〉。

96 艾斯尼茲《屠宰場》，頁二一九。

97 同前出處。

98 感謝動物福利專家黛安與瑪莉蓮．哈佛森，分析工廠化農場養殖的母豬，相較於家庭化農場，易於壓傷仔豬的原因。

99 〈集中化豬隻飼育福利〉（The Welfare of Intensively Kept Pigs），獸醫科學委員會（Scientific Veterinary Committee）報告，September 30, 1997, Section 5.2.11, Section 5.2.2, Section 5.2.7, http://ec.europa.eu/food/fs/sc/oldcomm4/out17_en.pdf（accessed July 17, 2009）。

100 辛蒂．伍德（Cindy Wood），〈勿忽視豬隻的腿部問題〉（Don't Ignore Feet and Leg Soundness in Pigs），佛州推廣部（Virginia Cooperative Extension），June 2001, http://www.ext.vt.edu/news/periodicals/livestock/aps-01_06/aps-0375.html。

101 肯．史塔爾德（Ken Stalder），〈母豬成長落後管理〉（Getting a Handle on Sow Herd Dropout Rates），《國家豬農》（*National Hog Farmer*），January 15, 2001, http://nationalhogfarmer.com/mag/farming_getting_handle_sow/。

102 基斯．威爾森（Keith Wilson），〈母豬死亡率令專家束手無策〉（Sow Mortality Frustrates Experts），《國家豬農》，January

15, 2001, http://nationalhogfarmer.com/mag/farming_sow_mortality_frustrates/（accessed July 27, 2009）；哈佛森，〈企業化生產豬肉償付的代價〉。

103 札奈拉（A. J. Zanella）與杜蘭（O. Duran），〈豬隻搬運及運送：北美觀點〉（Pig Welfare During Loading and Transport: A North American Perspective），I Conferencia Vitrual Internacional Sobre Qualidade de Carne Suina, November 16, 2000。

104 布萊克韋爾，〈畜產實踐與福祉：豬隻〉，頁二五三。

105 哈佛森，〈企業化生產豬肉償付的代價〉。

106 〈先天缺陷〉（Congenital defects），PigProgress.net, 2009, http://www.pigprogress.net/health-diseases/c/congenital-defects-17.html（accessed July 17, 2009）；瑞奇科斯基（B. Rischkowsky），〈食物及畜產與全球動物基因來源狀態〉（The State of the World's Animal Genetic Resources for Food and Agriculture），頁四〇二，聯合國糧食組織，羅馬，2007, http://www.fao.org/docrep/010/a1250e/a1250e00.htm（accessed July 27, 2009）；〈猝死疾病守則〉（Quick Disease Guide），ThePigSite.com, http://www.thepigsite.com/diseaseinfo（accessed July 27, 2009）。

107 布萊克韋爾，〈畜產實踐與福祉：豬隻〉，頁二五一。

108 參閱本章註釋25至33。

109 「仔豬出生便帶有八顆完整『細牙』，拔除其犬齒與第三顆臼齒的原因，是避免動物在爭奪吸吮母乳時咬傷手足。」韋里（D. M. Weary）與弗瑞賽（D. Fraser），〈拔除仔豬部分牙齒：避免剛出世仔豬相互搶食母乳，咬傷彼此臉部〉（Partial tooth-clippings of suckling pigs: Effects on neonatal competition and facial injuries），*Applied Animal Behavior Science* 65（1999），頁二三一。

110 詹姆士．賽培爾，《與動物為伴》，頁九。

111 布萊克韋爾，〈畜產實踐與福祉：豬隻〉，頁二五一。

112 薛（J. L. Xue）與迪爾（G. D. Dial），〈公豬飼養須知：觀察及預防豬隻感染〉（Raising intact male pigs for meat: Detecting and preventing boar taint），American Association of Swine Practitioners, 1997, http://www.aasp.org/shap/issues/v5n4/v5n4p151.html

（accessed July 17, 2009）。

113 哈洛威與李，〈減少仔豬提前斷奶致死率訣竅〉。

114 〈豬肉術語〉（Pork Glossary），美國環境保護局，September 11, 2007, http://www.epa.gov/oecaagct/ag101/porkglossary.html（accessed July 27, 2009）。

115 圖切特（K. J. Touchette）等，〈飼糧中添加噴霧乾燥血漿與脂多醣對離乳仔豬之影響：I.離乳仔豬之免疫軸系影響〉（Effect of spray-dried plasma and lipopolysaccharide exposure on weaned piglets: I. Effects on the immune axis of weaned pigs），*Journal of Animal Science* 80（2002），頁四九四－五〇一。

116 詹森（P. Jensen），〈放養豬隻之母性行為觀察〉（Observations on the Maternal Behavior of Free-Ranging Domestic Pigs），*Applied Animal Behavior Science* 16（1968），頁一三一－一四一。

117 布萊克韋爾，〈畜產實踐與福祉：豬隻〉，頁二五〇－二五一。

118 余與邱（L. Y. Yue and S. Y. Qiao），〈低蛋白飲食添加與晶粒胺基酸對於離乳兩周仔豬腸道發展之影響〉（Effects of low-protein diets supplemented with crystalline amino acids on performance and intestinal development in piglets over the first 2 weeks after weaning），*Livestock Science* 115（2008），頁一四四－一五二；拉萊思（J. P. Lalles）等，〈仔豬腸道功能好壞與否：生理學〉（Gut function and dysfunction in young pigs: Physiology），*Animal Research* 53（2004），頁三〇一－三一六。

119 〈豬隻密集飼養獲利高—假使管理得當〉（Overcrowding Pigs Pays — if It's Managed Properly），《國家豬農》，November 15, 1993，引自麥可．葛瑞格，〈豬流感與工廠化農場：快速追蹤災難發生原因〉（Swine Flu and Factory Farms: Fast Track to Disaster），*Encyclopaedia Britannica's* Advocacy for Animals, May 4, 2009, http://advocacy.britannica.com/blog/advocacy/2009/05/swine -fl u-and-factory-farms-fast-track-to-disaster/（accessed August 5, 2009）。

120 艾斯尼茲《屠宰場》，頁二二〇。

121 克拉克（L. K. Clark），〈豬隻呼吸疾病〉（Swine respiratory disease），IPVS Special Report, B Pharmacia & Upjohn Animal Health, November–December 1998, *Swine Practitioner*, Section B，頁七、八，引自哈佛森，〈企業化生產豬肉償付的代價〉。

122 威比（R. J. Webby）等，〈美國豬流感病毒 H 3 N 2演進〉（Evolution of swine H3N2 influenza viruses in the United States），*Journal of Virology* 74（2000），頁八二四三—八二五一。

123 納勒（R. L. Naylor）等，〈水產養殖對世界魚類供應之效應〉（Effects of aquaculture on world fish supplies），*Issues in Ecology*, no. 8（Winter 2001），頁一〇一八。

124 同前出處。

125 史戴德（S. M. Stead）與拉德（L. Laird），《鮭魚飼育手冊》（*The Handbook of Salmon Farming*. New York: Springer, 2002），頁三七四—三七五。

126 菲利浦．林柏瑞（Philip Lymbery），〈深入海底：養殖魚類福祉為何迫切需要改革〉（In Too Deep — Why Fish Farming Needs Urgent Welfare Reform），2002, 1, http://www.ciwf.org.uk/includes/documents/cm_docs/2008/i/in_too_deep_ summary_2001.pdf（accessed August 12, 2009）。

127 史戴德與拉德，《鮭魚飼育手冊》，頁三七五。

128 〈魚類養殖：海底工廠〉（Fish Farms: Underwater Factories），Fishing Hurts, peta.org, http://www.fi shinghurts.com/fishFarms1.asp（accessed July 27, 2009）。

129 亞伯達大學研究，引自〈養殖場海水魚虱感染野生鮭魚〉（Farm sea lice plague wild salmon），*BBC News*, March 29, 2005, http://news.bbc.co.uk/go/pr/fr/-/2/hi/science/nature/4391711.stm（accessed July 27, 2009）。

130 林柏瑞，〈深入海底〉，頁一。

131 這是建議宰殺鮭魚的方式。參閱史戴德與拉德，《鮭魚飼育手冊》，頁一八八。

132 割除意識清楚魚類的魚鰓不僅使其痛苦，而且會加深處理過程的困難度，因此在割除魚鰓前，最好讓魚昏迷（或至少使魚動彈不得）。宰殺鮭魚普遍有兩種方式：敲打魚的頭部，以及利用二氧化碳讓魚喪失意識。敲昏鮭魚的方式稱為「重擊昏厥法」。對準魚的頭部位置，用力重擊，這種方式需要具備高度「技巧，且手法要俐落，迅速將掙扎中的魚打昏」，內容請參閱《鮭魚飼育手冊》。動作稍有失誤，只會造成魚類的痛苦，而無法令其昏迷。由於此法有失精確，許多魚類是在意識清楚的情況下遭人割除魚鰓；另一個普遍存在的方式則是利用二氧化碳使魚昏迷，拉上船的魚放置於充滿二氧化碳的箱槽內，不消幾分鐘時間便陷入昏迷。違反動物福利之處在於魚類處在高度壓力的狀態，而且極有可能並非所有魚類會因此失去意識。史戴德與拉德，《鮭魚飼育手冊》，頁三七四—三七五。

133 〈延繩釣混獲〉（Longline Bycatch），AIDA, 2007, http://www.aida-americas.org/aida.php?page=turtles.bycatch_longline（accessed July 28, 2009）。

134 同前出處。

135 〈掠奪太平洋〉（Pillaging the Pacific），海龜復育計畫，2004, http://www.seaturtles.org/downloads/Pillaging.5.fi nal.pdf（accessed August 19, 2009）。

136 《揮霍海洋：魚蝦拖網如何威脅全球生態與食物安全》，頁八。

137 同前出處。

138 同前出處，頁一四。

139 同前出處，頁一一。

140 同前出處，頁一二。

141 同前出處。

142 參閱第二章，註釋29。

143 丹尼爾．波利等，〈捕撈海底食物網〉，*Science* 279（1998），頁八六〇。

144 艾許力（P. J. Ashley），〈魚類福祉：當前水產養殖議題〉（Fish welfare: Current issues in aquaculture），《動物行為科學應用》（*Applied Animal Behaviour Science* 200, no. 104〔2007〕），頁一九九—二三五、二一〇。

145 林柏瑞，〈深入海底〉。

146 肯尼斯．韋斯（Kenneth R. Weiss），〈魚類養殖場成為大海飼育場〉（Fish Farms Become Feedlots of the Sea），《洛杉磯時

報》（*Los Angeles Times*），December 9, 2002, http://www.latimes.com/la-me-salmon9dec09,0,7675555,full.story（accessed July 27, 2009）。

147 或許有人要問，我們如何確知魚和其他海洋動物能感覺到痛苦。我們絕對有理由相信至少魚能感覺得到，我們從比較解剖學得知魚類有許多結構上與神經方面的器官在知覺感官上扮演重要的角色。更確切地說，魚類有許多痛苦感受器官，能將痛苦信號傳遞給大腦（我們甚至能數算得出來），也知道魚能夠產生天然的類鴉片劑，如人類的神經系統產生作為鎮痛之用的腦啡及腦內啡。

魚類也同樣會產生「痛苦的行為」。這點我明顯感受得到，孩提時，我常跟著祖父去釣魚，而那些以釣魚作為休閒的人也不否認魚能感受到痛苦。正如大衛．佛斯特．華勒斯（David Foster Wallace）在一篇精彩的文章〈想想龍蝦〉（Consider the Lobster）中提到龍蝦的痛苦。

「殘暴虐殺動物並加以食用的議題不僅複雜，且令人感到不舒服，不論程度如何我都感到不自在，相信所有人也都如此。我知道嗜吃美食的饕客都不願見到自己殘酷且麻木不仁。就我所知，解決這類衝突的方式就是避免想到不愉快的場面。」不久，他談起原本避免想起的不愉快：「龍蝦的反應再怎麼遲鈍，比方說，在被放進滾水那一剎那，也會拚了命掙扎。如果將盛有龍蝦的容器，在冒著熱器的鍋上傾斜，龍蝦便會攀附在容器邊緣，甚至兩隻螯爪緊緊勾住熱鍋邊，猶似抓住屋頂邊緣免得摔落地面的人，更糟的在後頭，等到龍蝦浸入熱水後，即使蓋上鍋蓋，掉頭離去，你依舊能聽見鍋蓋乒乓作響，龍蝦想把鍋蓋掀掉。」無論對華勒斯或是對我來說，不難想見此景除了生理上的痛苦，心理也同樣承受著痛苦。龍蝦不僅極度痛苦，甚至在碰觸滾水之前，便開始劇烈掙扎，牠試著脫逃，不難想見瘋狂掙扎的舉動是如何恐懼與驚嚇。龍蝦不像魚是脊椎動物，能以科學角度得知牠們是否能感覺到痛苦，或者更確切地說，這種痛苦乃貼近人類所擁有，龍蝦是否有痛感比起魚類更複雜難解。結果，科學上的事實證明，多數人見到龍蝦亟欲掙脫滾水而掙扎時，難免對於牠們的痛苦寄予同情。華勒斯驗證這項科學事實令人欽佩，脊椎動物就解剖學角度而言能經驗痛苦，外顯痛苦的行為，以魚類為例，牠們能夠感覺到痛苦的事實不容懷疑。甘德洛（Kristopher Paul Chandroo）、余（Stephanie Yue）與摩西亞（Richard David Moccia），〈對於魚類的知覺感受及痛苦的當前觀點評估〉（An evaluation of current perspectives on consciousness and pain in fishes），《魚類與漁業》5（2004），頁二八一－二五九；史奈登（Lynne U. Sneddon）、布蘭斯威特（Victoria A. Braithwaite）與詹泰爾（Michael J. Gentle），〈魚類是否有痛苦感受器官？脊椎動物感受系統演進之證據〉（Do Fishes Have Nociceptors? Evidence for the Evolution of a Vertebrate Sensory System），*Proceedings: Biological Sciences*. 270, no. 1520（June 7, 2003），頁一一一五－一一二一，http://links.jstor.org/sici?sici=0962-8452%2820030607%29270%3A1520%3C1115%3ADFHNEF%3E2.0.CO%3B2-O（accessed August 19, 2009）；大衛．佛斯特．華勒斯，〈想想龍蝦〉，收錄於《想想龍蝦》（*Consider the Lobster*. New York: Little, Brown, 2005），頁二四八。

第七章｜永續農場

1 參閱第一章，註釋2。

2 派翠莎．布朗（Patricia Leigh Brown），〈博利納斯報：歡迎到博利納斯：請往前走〉（Bolinas Journal; Welcome to Bolinas: Please Keep on Moving），《紐約時報》，July 9, 2000, http://query.nytimes.com/gst/fullpage.html?res=980DE0DA1438F93AA35754C0A9669C8B63（accessed July 28, 2009）。

3 布魯斯．弗列德瑞契的估算，是根據美國政府與學術資源。

4 葛蘭特．弗瑞特（Grant Ferrett），〈生物燃料之罪行違反人道〉（Biofuels' crime against humanity），*BBC News*, October 27, 2007, http://news.bbc.co.uk/2/hi/americas/7065061.stm（accessed July 28, 2009）。

5 〈全球糧食供求簡報〉（Global cereal supply and demand brief），聯合國糧食及農業組織，April, 2008, http://www.fao.org/docrep/010/ai465e/ai465e04.htm（accessed July 28, 2009）。

6 〈新數據指出十四億人口每日生活費用不及一．二五美金〉（New Data Show 1.4 Billion Live on Less Than US$1.25 a Day），World Bank, August 26, 2008, http://web.worldbank.org/WBSITE/EXTERNAL/TOPICS/EXTPOVERTY/0, content MDK:21883042~menuPK:2643747~pagePK:64020865~piPK:149114~theSitePK:336992,00.html（accessed July 28, 2009）；彼得．辛格（Peter Singer），《拯救生命：即刻行動終結全球貧困》（*The Life You Can Save: Acting Now to End World Poverty*. New York: Random House, 2009），頁一二一。

7 辛格，《拯救生命》，頁一二一。

8 帕喬里（R. K. Pachauri）博士部落格，June 15, 2009, www.rkpachauri.org（accessed July 28, 2009）。

9 布魯斯．弗列德瑞契引用達爾文的《人類始源》（*The Descent of Man*）一書：「人類與高等動物心智並無差異……低等動物跟人一樣也會有喜悅與痛苦、快樂和悲傷。」引自柏納德．羅林，《忽略的哭喊：動物的意識、痛苦與科學》（*The Unheeded Cry: Animal Consciousness, Animal Pain, and Science*. New York: Oxford University Press, 1989），頁三三。

10 天寶．葛蘭汀與凱薩琳．強森（Catherine Johnson），《動物成就人類》（*Animals Make Us Human*. Boston: Houghton Miffl in

Harcourt, 2009）；天寶・葛蘭汀與凱薩琳・強森，《翻譯動物》（*Animals in Translation*. Fort Washington, PA: Harvest Books, 2006）；麥克・貝克夫，《動物的情感生活》。

11 以薩・辛格（Isaac Bashevis Singer），《偽情半生》（*Enemies, a Love Story*. New York: Farrar, Straus and Giroux, 1988），頁一四五。

12 布魯斯・斐德瑞克與麥可・波倫的私人信件，July 2009。艾瑞克・西洛瑟在電影《美味代價》（*Food, Inc.*）中食用工廠化農場生產的肉品製作成的漢堡。

13 皮門特爾，《食物、能源與社會》（*Food, Energy and Society*, 3rd ed. Florence, KY: CRC Press, 2008），頁五七。

14 同前出處。

15 犁田與種植作物破壞森林植群的根部結構，導致水資源受汙染，成為導致美國土壤養分流失的主因。丘陵地的表土細薄，格外影響作物生長。相對來說，這類土地適合牲畜放牧，若管理得宜，甚至能維護表土與森林植群結構。

16 私人信件。

17 尼曼（B. Niman）與弗萊契（J. Fletcher），《尼曼農場食譜》（*Niman Ranch Cookbook*. New York: Ten Speed Press, 2008），頁三七。

18 米契爾（G. Mitchell）等，〈牛隻經過搬運、運送與屠宰時的壓力評估〉（Stress in cattle assessed after handling, after transport and after slaughter），*Veterinary Record* 123, no. 8（1988），頁二〇一—二〇五，http://veterinaryrecord.bvapublications.com/cgi/content/abstract/123/8/201（accessed July 28, 2009）。

19 同前出處。〈製成牛肉的牛隻福祉〉（The Welfare of Cattle in Beef Production），農場動物庇護所（Farm Sanctuary），2006, http://www.farmsanctuary.org/mediacenter/beef_report.html（accessed July 28, 2009）。

20 牛隻可記憶多達十七個個體，公牛與母牛有各自的社會階級之分（母牛的社會階級較為穩定），選擇與特定的牛群友好，對其他牛群帶有敵意。「選擇」作為領袖的條件必須同時具有「社會影響力」以及對於土地資源的瞭解。有些牛群幾乎隨時跟在領袖身邊，其餘則較具獨立性（或者不憑恃組織），只有少數時間追隨領袖身旁。〈停、看、聽：辨認農場動物的認知力〉（Stop, Look, Listen: Recognising the Sentience of Farm Animals），Compassion in World Farming Trust, 2006, http://www.ciwf.org.uk/includes/documents/cm_docs/2008/s/stop_look_listen_2006.pdf（accessed July 28, 2009）；包伊蘇（M. F. Bouissou）等，〈牛隻的社會行為〉（The Social Behaviour of Cattle），收錄於《農場動物的社會行為》（*Social Behaviour in Farm Animals*. Oxford: CABI Publishing, 2001），基林（L. J. Keeling）與岡育（H. W. Gonyou）編；弗瑞賽（A. F. Fraser）與布盧姆（D. M. Broom），《農場動物行為與福祉》（*Farm Animal Behaviour and Welfare*. Oxford: CABI Publishing, 1997）；古許（D. Wood-Gush），《動物行為學基礎：畜牧系與獸醫系學生教科書》（*Elements of Ethology; A Textbook of Agricultural and Veterinary Students*. New York: Springer, 1983）；路特（P. K. Rout），〈賈姆納巴里山羊的行為模式研究〉（Studies on behavioural patterns in Jamunapari goats），*Small Ruminant Research* 43, no. 2（2002），頁一八五—一八八；葛林伍德（P. T. Greenwood）與瑞登豪斯（L. R. Rittenhouse），〈餵食區選擇：領袖追隨現象〉（Feeding area selection: The leader-follower phenomena），*Proc. West. Sect. Am. Soc. Anim. Sci.* 48（1997），頁二六七—二六九；杜蒙特（B. Dumont）等，〈持續性動物自發團體行動，作為群聚放牧母牛領袖辨識之判定〉（Consistency of animal order in spontaneous group movements allows the measurement of leadership in a group of grazing heifers），《應用動物行為學》95, no. 1–2（2005），頁五五—六六（特別是六四頁）；瑞恩哈德（V. Reinhardt），〈半放牧牛群活動指示與領袖〉（Movement orders and leadership in a semi-wild cattle herd），*Behaviour* 83（1983），頁二五一—二六四。

21 〈製成牛肉的牛隻福祉〉。

22 諾列斯等，〈牛隻運送達三十一小時之影響〉（Effects on cattle of transportation by road for up to 31 hours），*Veterinary Record* 145（1999），頁五七五—五八二。

23 麥可・波倫，《到底要吃什麼？》，頁三〇四。

24 同前出處，頁三〇四—三〇五。

25 同前出處，頁八四。

26 麥爾斯（B. R. Myers，譯註：南韓釜山東西大學〔Dongseo University〕研究員，朝鮮問題專家），〈難以下嚥〉（Hard to Swallow），*Atlantic Monthly*; September 2007, www.theatlantic.com/doc/200709/omnivore（accessed September 10, 2009）。

27 艾斯尼茲《屠宰場》，頁一二二。

28 裘比．瓦瑞克（Joby Warrick），〈牠們一塊塊死去〉（They Die Piece by Piece），《華盛頓郵報》，April 10, 2001；索倫．魯巴席金（Sholom Mordechai Rubashkin），〈魯巴席金對於「猶太屠宰」之回應〉（Rubashkin's response to the 'attack on Shechita'），shmais.com, December 7, 2004, http://www.shmais.com/jnewsdetail.cfm?ID=148（accessed November 28, 2007）。

29 天寶．葛蘭汀，〈聯邦審查牛肉、小牛肉、豬肉及羊隻屠宰場之電擊與搬運過程調查〉（Survey of Stunning and Handling in Federally Inspected Beef,Veal, Pork, and Sheep Slaughter Plants），Agricultural Research Service, U.S. Department of Agriculture, Project Number 3602-32000-002-08G, http://www.grandin.com/survey/usdarpt.html（accessed August 18, 2009）。

30 瓦瑞克，〈牠們一塊塊死去〉。

31 天寶．葛蘭汀，二〇〇二年更新〈聯邦審查牛肉、小牛肉、豬肉及羊隻屠宰場之電擊與搬運過程調查〉。

32 科特．弗吉爾（Kurt Vogel）與天寶．葛蘭汀，〈二〇〇八年餐廳動物福祉與人道屠殺稽查：美國與加拿大之聯邦審查牛肉、小牛肉、豬肉及羊隻屠宰場〉（2008 Restaurant Animal Welfare and Humane Slaughter Audits in Federally Inspected Beef and Pork Slaughter Plants in the U.S. and Canada），科羅拉多州立大學（Colorado State University），動物科學系，http://www.grandin.com/survey/2008.restaurant.audits.html（accessed August 18, 2009）。

33 屠宰場員工（Chris O'Day），引自艾斯尼茲《屠宰場》，頁一二八。

34 瓦瑞克（Joby Warrick），〈牠們一塊塊死去〉。

35 同前出處。

36 天寶．葛蘭汀，〈評論：屠宰場與拍賣場員工對待動物之行為〉（Commentary: Behavior of Slaughter Plant and Auction Employees Toward the Animals），*Anthrozoös* 1, no. 4（1988），頁二〇五—二一三，http://www.grandin.com/references/behavior.employees.html（accessed July 14, 2009）。

37 瓦瑞克（Joby Warrick），〈牠們一塊塊死去〉。

38 同前出處。

39 屠宰場員工肯．伯戴特（Ken Burdette），引自艾斯尼茲《屠宰場》，頁一三一。

40 瓦瑞克（Joby Warrick），〈牠們一塊塊死去〉。

41 莫妮卡．雷諾茲（Monica Reynolds），〈利用T-1824血容計法測量牛隻血漿與血液量〉（Plasma and Blood Volume in the Cow Using the T-1824 Hematocrit Method），*American Journal of Physiology* 173（1953），頁四二一—四二七。

42 屠宰場員工提摩西．沃克（Timothy Walker），引自艾斯尼茲《屠宰場》，頁二八—二九。

43 屠宰場員工提摩西．沃克，引自艾斯尼茲《屠宰場》，頁二九。

44 屠宰場員工克里斯．歐戴（Chris O'Day），引自艾斯尼茲《屠宰場》，頁一二八。

45 美國人道協會，〈美國慈善協會報告：運送出生一天仔雞的福利問題〉（An HSUS Report: Welfare Issues with Transport of Day-Old Chicks），December 3, 2008, http://www.hsus.org/farm/resources/research/practices/chick_transport.html（accessed Sept 9, 2009）。

46 美國人道協會，〈美國慈善協會報告：養雞場的動物福祉〉（An HSUS Report: The Welfare of Animals in the Chicken Industry），December 2, 2008, http://www.hsus.org/farm/resources/research/welfare/broiler_industry.html（accessed August 18, 2009）。

47 溫德爾．貝瑞，《公民權益報告》（*Citizenship Papers*. Berkeley, CA: Counterpoint, 2004），頁一六七。

48 「美國家畜品種保存委員會」形容他們為，「非營利會員組織旨在保存超過一百五十種瀕臨絕種的畜禽。」美國家畜品種保存委員會，2009, http://www.albc-usa.org/（accessed July 28, 2009）。

49 瑪莉蓮．哈佛森，〈畜牧業者選擇實踐「高度福祉」方式飼養農場牲畜之觀察〉（Viewpoints of agricultural producers who have made ethical choices to practice a 'high welfare' approach to raising farm animals），EurSafe 2006, the 6th Congress of the European Society for Agricultural and Food Ethics, Oslo, June 22–24, 2006。

第八章｜故事續篇

1 〈感恩節歷史：第一個感恩節〉（The History of Thanksgiving: The First Thanksgiving），history.com, http://www.history.

com/content/thanksgiving/the-first-thanksgiving（accessed July 28, 2009）；〈感恩節歷史：清教徒的菜單〉（The History of Thanksgiving: The Pilgrims' Menu），history.com, http://www.history.com/content/thanksgiving/the-first-thanksgiving/the-pilgrims-menu（accessed July 28, 2009）。

2 瑞克．申克曼（Rick Schenkman），〈感恩節十大迷思〉（Top 10 Myths About Thanksgiving），History News Network, November 21, 2001, http://hnn.us/articles/406.html（accessed July 28, 2009）。

3 麥可．甘農（Michael V. Gannon），《橫渡沙漠》（*The Cross in the Sand*. Gainesville: University Press of Florida, 1965），頁二六－二七。

4 奎格．威爾森（Craig Wilson），〈佛羅里達教師瓦解普里茅斯岩之感恩節神話〉（Florida Teacher Chips Away at Plymouth Rock Thanksgiving Myth），*USAToday*, November 21, 2007, http://www.usatoday.com/life/lifestyle/2007-11-20-first-thanksgiving_N.htm（accessed July 28, 2009）。

5 「聯合國糧食及農業組織、家畜、環境與發展初步」，〈家畜籠罩的陰影：環境議題與選擇〉，羅馬，頁xxi、一一二、一二六，2006, ftp://ftp.fao.org/docrep/fao/010/a0701e/a0701e00.pdf（accessed August 11, 2009）。

6 「皮優慈善基金會」、「約翰霍普金斯大學彭博公共衛生學院」與「皮優工業畜產委員會」，〈把肉放上檯面：美國工業畜產農場〉，頁五七－五九，2008, http://www.ncifap.org。

7 美國人道協會，〈科羅拉多農場動物福祉法案通過之里程碑〉（Landmark Farm Animal Welfare Bill Approved in Colorado），http://www.hsus.org/farm/news/ournews/colo_gestation_crate_veal_crate_bill_051408.html（August 19, 2009）。

8 約翰．麥克奇（John Mackey），致賭金保管者信件，Whole Foods Market, http://www.wholefoodsmarket.com/company/pdfs/ar08_letter.pdf（accessed August 19, 2009）。

9 〈農場噩夢〉（The Worst Way to Farm），《紐約時報》，May 31, 2008。

10 天寶．葛蘭汀，二〇〇一年更新〈聯邦審查牛肉、小牛肉、豬肉及羊隻屠宰場之電擊與搬運過程調查〉，Agricultural Research Service, U.S. Department of Agriculture, Project Number 3602-32000-002-08G, http://www.grandin.com/survey/usdarpt.html（accessed August 18, 2009）。

11 屠宰場員工史迪夫·帕瑞許（Steve Parrish），引自艾斯尼茲《屠宰場》，頁一四五。

12 屠宰場員工愛德凡·溫克（Ed Van Winkle），引自艾斯尼茲《屠宰場》，頁八一。

13 屠宰場員工東尼·提斯（Donny Tice），引自艾斯尼茲《屠宰場》，頁九二—九四。

14 《血、汗與恐懼：美國肉品與家禽工廠的員工權益》，頁二。

15 屠宰場員工（Ed Van Winkle），引自艾斯尼茲《屠宰場》，頁八七。

16 麥可·波倫，《到底要吃什麼？》，頁三六二。

17 天寶·葛蘭汀，〈評論：屠宰場與拍賣場員工對待動物之行為〉，Anthrozoos 1, no. 4（1988），頁二〇五，http://www.grandin.com/references/behavior.employees.html（accessed July 28, 2009）。

18 天寶·葛蘭汀，〈二〇〇五年家禽福祉稽查：全美養雞理事會家禽動物福祉稽核之評分方式過寬，致使屠宰場濫用規範通過審核〉（2005 Poultry Welfare Audits: National Chicken Council Animal Welfare Audit for Poultry Has a Scoring System That Is Too Lax and Allows Slaughter Plants with Abusive Practices to Pass），科羅拉多州立大學，動物科學系，http://www.grandin.com/survey/2005.poultry.audits.html（accessed July 28, 2009）。

19 同前出處。

20 弗吉爾與葛蘭汀，〈二〇〇八年餐廳動物福祉與人道屠殺稽查：美國與加拿大之聯邦審查牛肉、小牛肉、豬肉及羊隻屠宰場〉，科羅拉多州立大學，動物科學系，http://www.grandin.com/survey/2008.restaurant.audits.html（accessed July 28, 2009）。

21 葛蘭汀描述屠宰場「在切除意識清楚動物腿部的情況下，自動喪失評分資格。」天寶·葛蘭汀，〈二〇〇七年餐廳動物福祉與人道屠殺稽查：美國與加拿大之聯邦審查牛肉、小牛肉、豬肉及羊隻屠宰場〉，科羅拉多州立大學，動物科學系，http://www.grandin.com/survey/2007.restaurant.audits.html（accessed July 28, 2009）。

22 天寶·葛蘭汀，〈二〇〇六年餐廳動物福祉與人道屠殺稽查：美國之聯邦審查牛肉、小牛肉、豬肉及羊隻屠宰場〉，科羅拉多州立大學，動物科學系，http://www.grandin.com/survey/2006.restaurant.audits.html（accessed July 28, 2009）；弗吉爾與葛蘭汀，〈二〇〇八年餐廳動物福祉與人道屠殺稽查：美國與加拿大之聯邦審查牛肉、小牛肉、豬肉及羊隻屠宰場〉。

23 葛蘭汀，〈二〇〇七年餐廳動物福祉與人道屠殺稽查：美國與加拿大之聯邦審查牛肉、小牛肉、豬肉及羊隻屠宰場〉。

24 美國八十億隻肉雞中，約莫百分之零點零六不以工廠化農場方式飼養。假使每個人一年吃掉二十七隻左右，這意味非工廠化農場生產的雞肉供應的人口數不到二十萬人。同樣地，全國一億一千八百萬隻豬，約莫百分之四點九五不以工廠化農場方式飼養。假設每人平均一年吃掉零點九隻豬，非工廠化農場生產的豬肉可以餵養近六百萬人。（工廠化農場飼養動物的比例參閱第一章，註釋2。）動物每年屠宰數據根據美國農業部的資料，美國人一年平均食用雞肉與豬肉的統計數據則由美國農業部的諾姆．摩爾提供。

25 譯註：一九五五年，美國阿拉巴馬州一位黑人女性羅莎．帕克斯（Rosa Louise McCauley Parks），在搭乘巴士時拒絕聽從司機指示讓座給一位白人乘客，這起針對種族隔離政策的非暴力反抗行為，引發聯合抵制蒙哥馬利巴士運動。

26 譯註：原文為Whilst there are slaughterhouses, there will be battlefields，只要哪裡有屠宰場，哪裡就有戰爭。

27 希特勒吃素的傳言流傳甚廣，只是我不確定其中的真實性。有許多資料指出希特勒食用臘腸一類食物，例如，艾伯（H. Eberle）與厄爾（M. Uhl），《希特勒之書》（*The Hitler Book*. Jackson, TN: PublicAffairs, 2006），頁一三六。

28 這裡引述小馬丁．路德．金的文句在網路廣為張貼。參閱Quotiki.com, http://www.quotiki.com/quotes/3450（accessed August 19, 2009）。

29 〈世界主要宗教擁護者〉（Major Religions of the World Ranked by Number of Adherents），Adherents.com, August 9, 2007, http://www.adherents.com/Religions_By_Adherents.html（accessed July 29, 2009）；〈宗教、性別與都市／鄉村人口分布：各項調查，一九八四－二〇〇四年〉（Population by religion, sex and urban/rural residence: Each census, 1984–2004），un.org, http://unstats.un.org/unsd/demographic/products/dyb/dybcensus/V2_table6.pdf（accessed July 28, 2009）。

30 二〇〇六年全球肥胖人口數比例較營養不足者多。〈過胖者「世界最飢餓的人」〉（Overweight'Top World's Hungry'），*BBC News*, August 15, 2006, http://news.bbc.co.uk/2/hi/health/4793455.stm（accessed July 28, 2009）。

31 麥爾史東（E. Millstone）與連恩（T. Lang），《企鵝出版世界飲食地圖》（*The Penguin Atlas of Food*. New York: Penguin, 2003），頁三四。

32 全世界茹素者的確切數字沒有一定，甚至連茹素者的標準也不一致（在印度，舉例來說，吃雞蛋者不被視為茹素者。印度十二億人口中，約莫五百萬人，約占百分之四十二比例的人吃素。〈牲畜飼養工業化、貿易及社會與衛生環境對發展中國家之衝擊〉（Project on Livestock Industrialization, Trade and Social-Health-Environment Impacts in Developing Countries），聯合國糧食及農業組織，July 24, 2003, http://www.fao.org/WAIRDOCS/LEAD/X6170E/x6170e00.htm#Contents: section2.3（accessed July 29, 2009）。如果全世界約有百分之三比例的人吃素，的確可在圓桌占一個位置。這個假設十分合理。在美國，茹素人口介於百分之二點三到六點七的比例，端賴你如何界定吃素。查爾斯．史塔勒（Charles Stahler），〈茹素者有多少？〉（How Many Adults Are Vegetarian?），*Vegetarian Journal* 4（2006）, http://www.vrg.org/journal/vj2006issue4/vj2006issue4poll.htm（accessed July 29, 2009）。

33 聯合國糧食及農業組織，〈家畜政策簡報 01：「家畜改革」回應〉（Livestock Policy Brief 01: Responding to the 'Livestock Revolution'），ftp://ftp.fao.org/docrep/fao/010/a0260e/a0260e00.pdf（accessed July 28, 2009）。

34 同前出處。

35 伊凡．喬治（Evan George），〈歡迎到這座城市〉（Welcome to $oy City），《洛杉磯商業新聞》（*Los Angeles Downtown News*），November 22, 2006, http://www.downtownnews.com/articles/2006/11/27/news/news03.txt（accessed July 28, 2009）。

36 馬克．布蘭道（Mark Brandau），〈印城閒話：艾瑞克．布勞伯格，餐廳救星〉（Indy Talk: Eric Blauberg, the Restaurant Fixer），October 22, 2008, *Nation's Restaurant News*, Independent Thinking, http://nrnindependentthinking.blogspot.com/2008/10/indy-talk-erik-blauberg-restaurant.html（accessed July 28, 2009）。另參閱〈艾瑞克．布勞伯格訪談：EKB餐廳總執行顧問〉（Having Words with Erik Blauberg: Chief Executive, EKB Restaurant Consulting, bnet.com, November 24, 2008, http://findarticles.com/p/articles/mi_m3190/is_46_42/ai_n31044068/（accessed July 28, 2009）。

37 米亞．麥唐諾（Mia McDonald），〈技術問題：中國遇上工廠化農場挑戰〉（Skillful Means: The Challenges of China's Encounter with Factory Farming），Brighter-Green, http://www.brightergreen.org/files/brightergreen_china_print.pdf（accessed July 28, 2009）。

38 瑞士聯邦研究所（Swiss Federal Institute of Aquatic Science and Technology），劉俊國（Junguo Liu）引自席德．派金斯（Sid Perkins），〈渴望吃肉：飲食改變與人口膨脹使中國用水吃緊〉（A thirst for meat: Changes in diet, rising population may strain China's water supply），*Science News*, January 19, 2008。

39 柯林·圖吉（Colin Tudge），《是否該刈獲》（*So Shall We Reap*. New York: Penguin, 2003），引自拉摩納·艾力（Ramona Cristina Ilea），〈家畜集中飼養：全球趨勢、環境問題銳增與倫理解答〉（Intensive Livestock Farming: Global Trends, Increased Environmental Concerns, and Ethical Solutions），*Journal of Agricultural Environmental Ethics* 22（2009），頁一五三—一六七。

40 〈飢餓難民人數前所未見〉（More people than ever are victims of hunger），聯合國糧食及農業組織，http://www.fao.org/fileadmin/user_upload/newsroom/docs/Press%20release%20june-en.pdf（accessed July 28, 2009）。

41 全球肥胖人數迅速激增。約克（D. A. York）等，〈防治會議VII：全球肥胖者激增導致心臟與中風病例增加。群組一：世界肥胖人口統計〉（Prevention Conference VII: Obesity, a Worldwide Epidemic Related to Heart Disease and Stroke: Group 1: Worldwide Demographics of Obesity），*Circulation: Journal of the American Heart Association* 110（2004），頁四六三—四七〇，http://www.circ.ahajournals.org/cgi/reprint/110/18/e463（accessed July 28, 2009）。

42 班傑明·富蘭克林（Benjamin Franklin），《自傳》（*The Compleated Autobiography*. Washington, DC: Regnery Publishing, 2006），馬克·史考森（Mark Skousen）編，頁三三一。

43 詹姆士·麥克威廉斯（James E. McWilliams），《飲食革命：飲食如何形塑美國》（*A Revolution in Eating: How the Quest for Food Shaped America*. New York: Columbia University Press, 2005），頁七、八。「殖民者遭遇眾多挑戰，卻少有挨餓。這群英國造訪者驚訝美國物資之豐富。」

44 〈慈悲莫殺組織報告：火雞養殖場動物受虐〉（A COK Report: Animal Suffering in the Turkey Industry），慈悲莫殺組織（Compassion over Killing），http://www.cok.net/lit/turkey/disease.php（accessed July 28, 2009）。這篇文章引自鮑希（A. R. Y. El Boushy）與普爾（A. F. B. van der Poel），《家禽餵食糞肥：加工與利用》（*Poultry Feed from Waste — Processing and Use*. New York: Chapman and Hall, 1994）。

45 詹姆士·鮑德溫（James Baldwin），《亞伯拉罕·林肯：真實故事》（*Abraham Lincoln: A True Life*. New York: American Book Company, 1904），頁一三〇—一三一。

名詞對照

A

Abu Ghraib torture scandal	阿布格萊布監獄虐囚醜聞
activists, animal	動物擁護者
ADA（American Dietetic Association）	美國飲食協會
agribusiness	養殖業
Agricultural Research	《農業研究》
Agriprocessors（Postville, Iowa）	亞格里加工（波斯特維爾，愛荷華）
AIDS（acquired immunodeficiency syndrome）	愛滋病
American Livestock Breeds Conservancy	美國家畜品種保存委員會
American Meat Science Association	美國肉品協會
American Medical Association	美國醫學協會
American Public Health Association	美國公共衛生協會
Amundsen, Roald	羅爾德．亞孟森
Anderson, Pamela	潘蜜拉．安德森
animal（s）	動物
animal agriculture	動物養殖
animal ethics	動物倫理
animal experience	動物經驗
Animal Farm（Orwell）	《動物農莊》（歐威爾）
animal rights	動物權益
animal science departments	動物科學系
animal welfare	動物福祉
Animal Welfare Guidelines	動物福利指導方針
Animal Welfare Institute	動物福利組織
anthropocentrism	人類本位說
anthropodenial	人類否定說
anthropomorphism	擬人論
antibiotic use	抗生素使用
Applied Animal Behaviour Science	《應用動物行為學》
Aquaculture	水產養殖
Art of the Commonplace	《日常生活藝術》
Atlanta Journal-Constitution	《亞特蘭大新聞憲政報》
Aztecs	阿茲特克人

B

Barber, Dan	丹．巴勃
Bar Ilan University（Israel）	以色列巴伊蘭大學
Batali, Mario	馬里歐．巴塔立
battery cage	層架式雞籠
Baur, Gene	吉恩．鮑爾
Benjamin, Walter	班雅明
Berry, Wendell	溫德爾．貝瑞
Bible stories	《聖經》
bird brains	鳥類的腦袋
bird flu	禽流感
Boston Tea Party	波士頓茶葉事件

F

factory farming	工廠化農場
FADs（fish-attracting devices）	魚群追蹤裝置
family farms	家庭化農場
Fantasma, Mario	馬里歐・范特斯馬
Farmer and Stockbreeder	《農人與畜牧業者》
Farm Forward organization	前進農場組織
Farm Sanctuary（Watkins Glen, NY）	農場庇護所（瓦金斯葛倫，紐約）
FDA（Food and Drug Administration）	食品藥物管理局
Fish and Fisheries	《魚類與漁業》
Food and Agriculture Organization	農業及糧食組織
Food, Energy, and Society（Pimentel）	《食物、能源與社會》（皮門特爾）
Franklin, Benjamin	班傑明・富蘭克林
Freedom of Information Act	信息自由法
free-range	放養
Friedrich, Bruce	布魯斯・弗列德瑞契

G

Gabriel, Sigmar	西格馬・加布里爾
GAO（General Accounting Office）	審計總署
Government Accountability Project	政府職責促進會
Grandin, Temple	天寶・葛蘭汀
greenhouse gases	溫室氣體
Gross, Aaron	亞倫・葛羅斯
GWP（global warming potential）	全球暖化潛勢

H

Halverson, Diane and Marlene	黛安與瑪莉蓮・哈佛森
Handbook of Salmon Farming	《鮭魚飼育手冊》
Hemagglutinin	紅血球凝集素
Heritage Foods	傳統美食
Hitler, Adolf	希特勒
Hoover, Herbert	胡佛
Houston, Lorri	蘿莉・休斯頓
HSUS（Humane Society of the United States）	美國慈善協會
Hultin, Johan	喬漢・胡爾汀
Humane Methods of Slaughter Act	人道屠殺法案
Human Rights Watch	人權觀察組織

I

influenza pandemics	流感爆發
Ingold, Tim	提姆・英格爾德
Intergovernmental Panel on Climate Change	政府間氣候變遷委員會

K

Kafka, Franz	卡夫卡
Kephart, Ken	肯・凱法特
KFC（Kentucky Fried Chicken）	肯德基
King, Martin Luther Jr.	小馬丁・路德・金
Knut（German polar bear）	努特（德國動物園北極熊）
Kopperud, Steve	史提夫・寇普魯
kosher food	潔淨食物
Kristof, Nicholas	尼古拉斯・克里斯多夫

Pimentel, David	大衛・皮門特爾
Pollan, Michael	麥可・波倫

R

Rabbinical Assembly of the Conservative Movement	保守派拉比集會
Ramsay, Gordon	戈登・拉姆齊
Reese, Frank	法蘭克・瑞茲
Reform Central Conference of American Rabbis	改革派美國拉比中心會議
Rogers, Lesley	萊斯莉・羅潔斯
Rollin, Bernie	柏尼・羅林
Rolling Stone magazine	《滾石》雜誌

S

Salatin, Joel	喬爾・薩拉汀
salmonella infection	沙門氏菌感染
Scarry, Elaine	伊蓮・思卡瑞
Schlosser, Eric	艾瑞克・西洛瑟
sea horses	海馬
shame	羞恥
shrimp trawling	魚蝦拖網
Sierra Club	山脊俱樂部
Singer, Isaac Bashevis	以薩・辛格
Slaughterhouse（Eisnitz）	《屠宰場》（艾斯尼茲）
Smithfield factory	史密斯菲爾德工廠
Spada, Emanuela Cenami	賽納米・斯巴達
"Spanish flu", 1918	一九一八年西班牙流感
Steele, Celia	西莉亞・史迪爾
Stewart, Martha	瑪莎・史都華
swine flu	豬流感

T

table fellowship	桌邊情誼
Tagesspiegel, Der（Berlin newspaper）	《每日鏡報》（柏林報紙）
Taubenberger, Jeffery	傑佛瑞・陶本伯格
Thanksgiving	感恩節
Thomas, Sir Keith	基斯・湯瑪士
Tietz, Jeff	傑夫・提茲
Tolstoy, Leo	托爾斯泰
Trial, The（Kafka）	《審判》（卡夫卡）
turkeys and Thanksgiving	火雞與感恩節
Tyson, John	約翰・泰森
Tyson Foods	泰森食品

U

UCS（Union of Concerned Scientists）	環保科學家聯盟
UN（United Nations）	聯合國
United Farm Workers	農場勞工聯會
University of British Columbia Fisheries Centre	英屬哥倫比亞大學漁業中心
University of Guelph, Animal Welfare Chair	貴湖大學動物福祉榮譽主席
USDA（United States Department of Agriculture）	美國農業部
U.S. Geological Survey	美國地質調查局

人文

吃動物：大口咬下的真相

Eating Animals

作　　者—強納森・薩法蘭・弗耳（Jonathan Safran Foer）
譯　　者—盧相如
發 行 人—王春申
總 編 輯—張曉蕊
主　　編—邱靖絨
封面設計—羅心梅

出版發行—臺灣商務印書館股份有限公司
23141 新北市新店區民權路 108-3 號 5 樓（同門市地址）
電話：(02)8667-3712　傳真：(02)8667-3709
讀者服務專線：0800056196
郵撥：0000165-1
E-mail：ecptw@cptw.com.tw
網路書店網址：www.cptw.com.tw
Facebook：facebook.com.tw/ecptw

EATING ANIMALS by JONATHAN SAFRAN FOER
Copyright: © 2009 BY JONATHAN SAFRAN FOER
This edition arranged with THE MARSH AGENCY LTD and Aragi Inc.
through BIG APPLE AGENCY, INC., LABUAN, MALAYSIA.
Traditional Chinese edition copyright © 2020 by The Commercial Press, Ltd.
All rights reserved.

局版北市業字第 993 號
二版一刷：2020 年 3 月
印刷：鴻霖印刷傳媒股份有限公司
定價：新台幣 430 元

法律顧問—何一芃律師事務所
有著作權・翻版必究
如有破損或裝訂錯誤，請寄回本公司更換

國家圖書館出版品預行編目 (CIP) 資料

吃動物：大口咬下的真相 / 強納森.薩法蘭.弗耳
(Jonathan Safran Foer)著 ; 盧相如譯. -- 二版. -- 新
北市 : 臺灣商務, 2020.03
面；　公分. -- (人文)
譯自 : Eating animals
ISBN 978-957-05-3257-9(平裝)

1.素食主義 2.環境科學 3.生態平衡

411.371　　109001827